博雅

Liberal Arts

文质彬彬　然后君子

博雅经典

章宏伟 主编

食疗本草

〔唐〕孟诜 撰 〔唐〕张鼎 增补
曹明 注译

中州古籍出版社
·郑州·

图书在版编目(CIP)数据

食疗本草 /(唐)孟诜,(唐)张鼎编著;曹明注译. —郑州:中州古籍出版社,2013.10(2025.6重印)
(博雅经典 / 章宏伟主编)
ISBN 978-7-5348-4452-2

Ⅰ.①食… Ⅱ.①孟…②张…③曹… Ⅲ.①食物本草 Ⅳ.①R281.5

中国版本图书馆CIP数据核字(2013)第244030号

SHILIAO BENCAO

食疗本草

责任编辑	何慧婷
责任校对	李接力
装帧设计	曾晶晶

出 版 社	中州古籍出版社
地　　址	河南自贸试验区郑州片区(郑东)祥盛街27号6层
	邮编:450016　电话:0371-65788693
发行单位	河南省新华书店发行集团有限公司
承印单位	河南瑞之光印刷股份有限公司
开　　本	640 mm×960 mm　1/16
印　　张	22.25
印　　数	14 001—17 000 册
版　　次	2013年10月第1版
印　　次	2025年6月第6次印刷
定　　价	32.00元

本书如有印装质量问题,请联系出版社调换。

目 录

导读 ·· 1
注译说明 ·· 9

卷上

盐/12
石燕/14
黄精/15
甘菊/16
天门冬/18
地黄/19
薯蓣(山药)/20
白蒿/21
决明子/23
生姜/24
苍耳/26
葛根/28
栝楼(瓜蒌)/29
燕覆子(通草)/30
百合/31

艾叶/33
蓟菜(小蓟)/34
恶食(牛蒡)/36
海藻/38
昆布/39
紫菜/40
船底苔/41
干苔/42
藿香(小茴香)/43
荠苨/44
蒟酱/45
青蒿(草蒿)/46
菌子/47
牵牛子/48
羊蹄/49

菰菜、菱首/50
萹竹(萹蓄)/51
甘蕉/53
蛇莓/54
苦芙/55
槐实/56
枸杞/57
榆荚/59
酸枣/60
木耳/61
桑/62
竹/63
吴茱萸/66
槟榔/68
栀子/69

食疗本草 1

芜荑/70	干枣/91	甘蔗/114
茗(茶)/72	软枣/93	石蜜(乳糖)/115
蜀椒、秦椒/73	蒲桃(葡萄)/94	沙糖/116
蔓椒/75	栗子/96	桃人(仁)/117
椿/76	覆盆子/97	樱桃/119
樗/78	芰实(菱实)/99	杏/121
郁李人(仁)/78	鸡头子(芡实)/100	石榴/123
胡椒/79	梅实(乌梅)/101	梨/124
橡实/80	木瓜/103	林檎/126
鼠李/81	楂子/104	李/128
枳椇/82	柿/106	羊(杨)梅/129
棐(榧)子/83	芋/107	胡桃/130
藕/84	茈茨(乌芋、荸荠)/108	藤梨(猕猴桃)/132
莲子/86	茨菰(慈姑)/109	奈/133
橘/87	枇杷/110	橄棪(橄榄)/133
柚/89	荔枝/112	
橙/90	柑子(乳柑子)/113	

卷中

麝香/136	醍醐/146	虎/160
熊/137	乳腐/147	兔/161
牛/138	马/147	狸/163
牛乳/140	鹿/151	獐/164
羊/141	黄明胶(白胶)/154	豹/166
羊乳/144	犀角/155	猪(豚)/167
酥/145	犬(狗)/156	麋/168
酪/146	羚羊/158	驴/169

狐/171	鳢鱼(蠡鱼)/201	鲎/226
獭/173	鲇鱼(鳀鱼)、鳠(鮠鱼)/202	时鱼(鲥鱼)/227
猯/175		黄赖鱼(黄颡鱼)/227
野猪/176	鲫鱼/203	比目鱼/228
豺/177	鳝鱼(黄鳝)/205	鲂鱼/229
鸡/178	鲤鱼/206	鯸鲗鱼(河豚)/229
鹅/183	鲟鱼/208	鲸鱼/230
野鸭(鹜)、鸭/184	猬/209	黄鱼(鳣鱼)/231
鹧鸪/186	鳖/211	鲂鱼/232
雁/187	蟹/212	牡鼠(鼠)/233
雀/188	乌贼鱼/214	蚌(蚌蛤)/234
山鸡、野鸡(雉)/189	鳗鲡鱼/215	车螯/235
鹌/190	鼍(鮀鱼)/217	蚶/235
鸲/192	鼋/218	蛏/236
鸲鹆(八哥)肉/193	鲛鱼/218	淡菜/238
慈鸦/194	白鱼/220	虾/239
鸳鸯/195	鳜鱼/221	蚺蛇/240
蜜/196	青鱼/222	蛇蜕皮/242
牡蛎/197	石首鱼(黄花鱼)/223	蝮蛇/242
龟甲/199	嘉鱼/224	田螺/243
魁蛤/200	鲈鱼/225	海月/244

卷下

胡麻/246	大豆/251	酒/257
白油麻/247	薏苡仁/254	粟米/259
麻蕡(麻子)/248	赤小豆/255	秫米/260
饴糖/250	青小豆/256	穬麦/261

食疗本草　3

粳米/261
青粱米/264
白粱米/265
黍米/265
稷/267
小麦/268
大麦/270
曲/271
荞麦/272
藊豆（扁豆）/273
豉/275
菉豆（绿豆）/276
白豆/276
醋（酢酒）/277
糯米/279
酱/280
葵（冬葵）/280
苋（苋菜）/283
胡荽/284
邪蒿/287
同蒿/288
罗勒/289
石胡荽/290
蔓菁（芜菁）/291

冬瓜/293
濮瓜/295
甜瓜/296
胡瓜/298
越瓜/300
芥/301
萝卜（莱菔）/303
菘菜/304
荏子/305
龙葵/306
苜蓿/307
荠/308
蕨/309
翘摇（小巢菜）/311
蓼子（蓼实）/312
葱/313
韭/314
薤/316
荆芥（假苏）/318
荠菜/319
紫苏/320
鸡苏（水苏）/321
香菜（香薷）/322
薄荷/323

秦荻梨/324
瓠子/324
大蒜（葫）/326
小蒜/327
胡葱/328
莼菜/329
水芹/330
马齿苋/331
落苏（茄子）/333
蘩蒌/334
白苣/336
落葵/337
堇菜/338
蕺菜（鱼腥草）/339
马芹子/340
芸薹（油菜）/341
雍菜/342
菠稜（菠菜）/344
苦荬/345
鹿角菜/346
莙荙（甜菜）/347
附馀/347

导　读

秦汉时期，崇尚方士和养生之风盛行。一些方士、医家对饮食营养、卫生、医药都有相当深入的研究，其中虽有不合理的成分，但对食治食养却有很大的贡献。到了晋唐时期，在前代饮食营养学理论指导下，食养食疗实践和经验的积累更为广泛和丰富，特别是对一些营养缺乏性疾病的认识和治疗取得较大成就。若干由营养素缺乏所导致的疾病，如甲状腺肿、脚气病、夜盲症等都能认识，并用有关食物来进行治疗。食疗已被医家们充分重视，孙思邈在《备急千金要方》中就强调"若能用食平疴，释情遣疾者，可谓良工，长年饵生之奇法，极养生之术也。夫为医者，当需先洞晓病源，知其所犯，以食治之，食乃不愈，然后命药"。他还引扁鹊的话说："不知食宜者，不足以存生也，不明药忌者，不能以除病也。"与此同时，在理论总结上，食疗开始逐渐从各门学科中分化出来，出现了专门论述食疗的专卷，标志着食疗专门研究的开始。在我国古代众多的养生家中，最负盛名的要数唐代的著名医药学家孟诜。

《食疗本草》作者孟诜

孟诜，汝州梁（今河南省汝州市，唐代以梁县为治所，明代省县入州）人，生于621年，卒于713年，享年93岁。进士及第，是著名学者、医药学家、饮食家。其著作《食疗本草》是世界上现存最早的食疗专著。

孟诜701~704年任同州刺史，故世称孟同州。曾于685~688年在朝廷中任凤阁舍人（中书省官员），掌官进奏，参议表章，起草诏书，劳问有功将帅，察平冤狱等事。有一天，凤阁侍郎刘祎之患病卧床，孟诜去问候，和刘祎之一起吃饭，用金碗盛乳酪。孟诜看到很惊奇地说："这碗是用药金做的，不是矿石头冶炼出的。"刘祎之说："此乃皇上所赐之物，怎么会是假的？"孟诜说："药金是用仙方配制的。"刘祎之说："你怎么知道？"孟诜说："你用火烧一下，能出现五色气。"马上烧之，果然有五色气，刘祎之这才明白了。武则天执政时，孟诜曾在宫廷做近臣，后来朝廷认为他搞旁门异术，被降为台州司马。他每到一处为官，为政烦琐杂乱，官民都不堪忍受。他对妻室也很轻视。他常说，妻室可以用来做菜肴，招待客人。太子相王李旦仰慕孟诜的才学，招他为侍读，负责讲解经学。705年退休，回到伊阳山（位于今河南嵩县）中居住，专心研究药物食疗之方。他精通医药、养生之术，在家居住期间，常去伊阳山里采集草药，按方炮制，济世救人。他年纪虽大，但力如壮年。他常告诫亲友："如要修身养性，保身体健康，必须善言莫离口，良药莫离手。"唐睿宗即位以后，又召他回京城，欲重新起用，但孟诜托词年老，固辞不肯。景云二年（711年），诏赐锦帛一百匹，每年春秋两季赐予美酒食物等。

孟诜青年时即好医药、养生之术，与名医孙思邈关系甚密。上元元年（674年），孙思邈辞官请归，朝廷恩赐良马、府邸。孟诜和当时的许多知名人士如宋令文、卢照邻等，都以对待师长的礼节对待孙思邈。

孟诜在当时不但社会地位很高，而且影响也很大，著述丰富。《旧唐书》卷一百四十一《名伎传》记载孟诜撰《家》《祭祀》各一卷、《丧服要》二卷、《补养方》《必效方》各三卷等。《旧唐书》卷四十七《经籍志》记载孟诜撰《补养方》三卷、《孟氏必效方》十卷。《新唐书》卷五十八《艺文志》二记载《孟诜丧服正要》二卷、《孟诜食疗本草》三卷。孟诜的这些著作，当时就得到了史学家的重视。但是，今天已多不存在，唯有《食疗本草》部分尚存。

《食疗本草》的内容和特点

《食疗本草》撰成于唐长安年间（701～704年），开元年间（721～739年）予以增补。此书系孟诜所撰《补养方》，后经张鼎补订而成，改名为《食疗本草》，孟氏原书收载本草138种，张氏补入89条，合为227条。它是我国早期食疗发展史上内容最全面丰富、收载药用食物品种最多的食疗专著。

《食疗本草》收录了许多唐初本草书中未载的食药，书中收有许多卓有疗效的药物和单方。敦煌所出孟诜《食疗本草》残卷137行，每行20余字，共2774字，收药26味，朱墨分书。药名朱书于首，右下以小字注明药性（温、平、寒、冷四种），不注药味。下述该药的主治、功效、服食宜忌、单方验方，部分药物还记述了采集、修治、地域差别及生活用途等。如"木瓜"条介绍木瓜性温，主治"霍乱呕哕，涩痹风气"，又谓"脐下绞痛，可以木瓜一片，桑叶七枚炙，大枣三个中破，以水二大升，煮取半大升，顿服之即瘥"，等等。敦煌所出《食疗本草》，是我国古代研究医药学的重要资料，同时也是研究孟诜不可多得的史料。从现有残存佚文看，有不少为《新修本草》失载的药物。如荞麦、绿豆、菠菜、白苣、胡荽、鲈鱼、鳜鱼、石首鱼等，都是首次记载。

《食疗本草》为后世食忌文化的阐释与发展奠定了重要的基础。这本历史上第一次用"食疗"二字名书的食疗学著作，集食宜、食忌、食方于一书，所载药用食物条文之多为当时同类文献之冠。对于食疗的研究，前人多集中在食宜、食方两个方面，而对食忌却似乎未能给予足够重视，这应视为食忌研究的最大缺憾。食忌产生的背景非常复杂，有来自原始采集渔猎、农牧业生产的经验积累，有传统中医药理论的阐发，还与宗教、神仙学说密切相关。纵观食忌，千百年来的演化发展已使它成为超越食疗理论束缚的另类文化现象。《食疗本草》是唐以前食物禁忌之集大成者，所涉条目虽然只有200多种，但影响极大，被辗转传抄了十几个世纪，是中国古代最具代表性的食忌著作之一。

《食疗本草》对于不同地域新产食材也广为收载，同时还比较了南北方不同的饮食习惯及食用同一物的不同效果，充分注意到食疗法的地域性。秦唐时期，人们为了追求长生不老，养成了服石的习惯，即服食矿物类药物，如硫黄、钟乳石、紫石英等，服用后能够得到短暂的阳气，感觉有劲。但长此以往，会造成慢性中毒，表现为发热、发癫发狂等，并导致对肾功能和肝功能的伤害。当时，服石的副作用在较长一个时期内困扰着很多医学家。孟诜攻克了这个难题，在《食疗本草》中记载了用海藻、海带进行治疗的方法，并提出"海族之流，皆下丹石"。同时，他又指出"南北有别"。南方人特别是海滨城市的人服食后多有效果，但"北人食之，倍生诸病，更不宜矣"。他分析，这是水土不同的结果。南北水土不一，人们禀赋不同。所以，同样的药物治疗同样的病，就有不同的结果。

孟诜还注意到药食服用时间的差异。他在"芋"这一条记载："十月已后收之，曝干。冬蒸服则不发病，余外不可服。"也就是说，芋在十月以后收了要晒干，冬天一定要蒸熟之后吃，才能既充饥，又不生病。"余外不可服。"此外，他也注意到了服用药食时性别等的差异。比如莲藕，"凡产后诸忌，生冷物不食，唯藕不同生类也。为能散血之故"。产后妇女忌生冷食物，但莲藕是例外，因为可以散血。《食疗本草》中还有很多详细的记载和经验。虽然医书《黄帝内经》中已经注意到药物在地域、性别、时间方面的差异，但在食疗方面，孟诜还是第一个提出的。

书中还提出了孕、产妇应注意的饮食问题，提出了一些影响小儿发育以及不适合小儿食用之品，对某些药物注明了多食久食产生的副作用，此外，还指出了食品因久贮陈坏及加工时夹入杂质的危害，因而引起了历代医学家的重视，并在其著作中多有引用。最早注明引用《食疗本草》原文的有唐代陈藏器的《本草拾遗》、日本丹波康赖的《医心方》、北宋的《嘉祐本草》《证类本草》等。

孟诜的《食疗本草》中记载了许多常见的食疗品及其制作方法和疗效，如：鸡：光粉诸石为末，和饭与鸡食之。后取鸡食之，甚补益。人热毒发，可取三颗鸡子白（蛋清），和蜜一合，服之瘥。黄雌鸡，补丈夫阳气，治冷气。瘦著床者，渐渐食之良。鸭：主补中益气，消食。消十二种虫。白鸭肉补虚。鹅：卵，补五藏，亦补中益气。多发痼疾。鲫鱼：食之平胃气，调中，益五藏。黑豆：令人长生，又益阳道（增强性功能）。

食盐是人们生活中必需的调味品，《食疗本草》中将盐列入首位，详细讲述了它的功用。如治蠼螋尿疮，"盐三升，水一斗，煮取六升，以绵浸汤，淹疮上"。此外，"取盐三升，蒸，候热分裹；近壁，脚踏之，令脚心热"，或者"和槐白皮蒸用"，可治疗脚气。《食疗本草》中还提到，萝卜不仅"轻身益气"，还有美容作用，"根：消食下气。甚利关节，除五藏中风，练五藏中恶气。服之令人白净肌细"。

关于《食疗本草》的研究及辑本

由于原本早佚，后人只能从《医心方》及《证类本草》中窥知《食疗本草》的一些佚文。然而各本所存佚文出入很大。值得庆幸的是，清光绪三十三年（1907年）敦煌莫高窟藏经洞出土五代手抄本《食疗本草》残卷，纸本，卷轴。该残卷本原件无书名，经与《大观本草》《政和本草》等书对校，可确认为《食疗本草》残卷。此卷共6页，26味药材，楷体字，竖写25行，每行20个字左右。药材名字体略大于正文，朱墨分书，药名及各方前的"又""又方"用朱书，若干段落之前有时用朱点分隔。其朱书原意利于识别。此珍贵的写本被英国人斯坦因窃去，现藏于英国大英博物馆，编号为S.0076。此后，有学者对该书进行了一些辑校复原等工作。如：日本狩野直喜首先抄录了这一残卷。1924年，罗振玉又将这一抄件编入他主编的《敦煌石室碎金》。次年，东方学会根据罗氏重抄本影印刊行了单行本《食疗本草残卷》，并附有王国维、唐兰及罗振玉的跋文，这些跋文是近代国人对《食疗本草》的早期研究心得，也启发了后人对该书的进一步关注。1930年，日本中尾万三考察、校订了该书，以《〈食疗本草〉考察》为名。全书分两编，载药241种，是近代最早的一种辑本。1931年，范凤源又将日本人中尾万三整理的《食疗本草》辑本，以《敦煌石室古本草》为名，由大东书局铅印发行。1980年秋，人民卫生出版社约请谢海洲、翁维健、马继兴、郑金生等专家学者，根据罗振玉主编的《敦煌石室碎金》中转抄的《食疗本草残卷》及所收的其他资料，重新进行辑校，1984年书成，7月第一次印刷，终使世界上现存最早、在本草史上占有较高地位的食疗专著以崭新的面貌，重新与世人见面。概括起来看，《食疗本草》主要辑本有：1930年，日本著名本草学者中尾万三在1930年《上海自然科学研究所汇报》第一集3号中发表的《〈食疗本草〉考察》专论，全书分两编；1931年，大东书局铅印的《敦煌石室古本草》，该本由范凤源根据日本人中尾万三辑本，删去校注及日文假名旁注，钩稽正文而成；1984年7月，人民卫生出版社出版，孟诜、张鼎撰的《食疗本草》一册；2003年9月，安徽科学技术出版社出版，皖南医学院老中医尚志钧教授辑校的《食疗本草》考异本；2007年12月，上海古籍出版社出版，中国古代科技名著译注丛书之一的《食疗本草》译注本，此书由郑金生、张同君译注，精装硬皮。

《食疗本草》在中医发展史上占有重要的历史地位

　　《食疗本草》是我国现存最早的食疗专著，也是世界上现存最早的食疗专著，后世多有引用，是一部研究食疗和营养学的重要文献。它与《黄帝内经》《伤寒杂病论》《千金要方》《本草纲目》等一样，都是中华医学典籍中的瑰宝。它集古代食疗之大成，与现代营养学的原理相一致，在我国和世界医学的发展中有深远影响。虽然原书曾经亡佚，但在成书后很短暂的时间里，就被医学家广为重视。最早引用《食疗本草》的是陈藏器在开元二十七年（739年）所著的《本草拾遗》。北宋时期，日本一位叫丹波康赖的医生写了一本《医心方》，多处引用了《食疗本草》的原文。《重修政和经史证类备用本草》（即《证类本草》）是中医史上一本具有划时代意义的药书，其中多处内容引自《食疗本草》。明代大医学家李时珍在撰写《本草纲目》时，也大量引用了《食疗本草》的原文。这说明《食疗本草》成书后，对唐末、宋代、明代乃至清代的众多医家产生了重要而深远的影响。迄今为止，它也是研究食疗、饮食养生的必不可少的一部著作。当今很多医学家对它进行了辑佚活动。目前很多中医营养食疗的专家也都在研究《食疗本草》，足见它对后世的影响之深远。

《食疗本草》与其他医药古籍的不同之处，还在于它具有承前启后的作用。它是我国最早的一部专门研究食养食治的著作，后世的作品可能有很多比它更为全面、更为细致，但它具有承前启后之功，既吸收了《黄帝内经》的食养思想，又发扬了《千金要方》中食治的精髓。后世引用孙思邈《千金要方》的不多，但引用《食疗本草》的非常多。

研究《食疗本草》具有积极的现实意义

虽然《食疗本草》成书于唐代，是古代一部养生著作，但对它的研究仍具有非常积极的现实意义。当今，随着大众生活水平的提高，人们在饮食上也非常注重养生。因为，很多疾病就是由于生活方式不当尤其是饮食不当引起的。现在，人们注意到要挖掘中医的养生方法，尤其是饮食养生方法以及食疗方法，所以人们开始普遍关注健康，关注饮食与健康的关系。可见，研究《食疗本草》具有积极的现实意义。

注译说明

本书以人民卫生出版社1984年7月第一次出版的唐代孟诜、张鼎撰《食疗本草》为底本，参照上海古籍出版社出版的《食疗本草译注》（2007年12月第一版，郑金生、张同君译注）等众多辑本和本草类著作进行注释、翻译，并配以精美的实物图片，结合现代的医学和营养学知识对其进行评述。在忠实底本正文的基础上，个别地方略加改动。一、为行文简洁，底本各条目下序号一概省略。二、原译注者增补的正文字句，本书一般加以采纳作为正文内容，不另作括注。三、原正文中个别言辞晦涩、无法联系前后文语义加以合理注解的字词，略加改动和增删。四、个别地方根据原译注者所提供的线索，对原正文字词加以合理调整。后两种情形，在书中数量甚少，不逐一列举，只在该处加以脚注说明。为便于读者阅读理解，原书中部分异体字、繁体字改为简体字，不另作注；一些近世已有广为熟知的对应名词的术语，在翻译时采用现在流行的名词。

由于时间仓促，水平有限，译注中难免有不少纰漏和不足之处，欢迎各位读者不吝赐教。

曹　明
2013年7月于郑州

卷上

盐

蠷螋尿疮①：盐三升②，水一斗③，煮取六升，以绵浸汤，淹④疮上。

又，治脚气⑤：取盐三升，蒸，候热分裹；近壁，脚踏之，令脚心热。

又，和槐白皮⑥蒸用，亦治脚气，夜夜与之良。

又，以皂荚⑦两梃，盐半两⑧，同烧令通赤，细研。夜夜用揩齿。一月后，有动者齿及血蟨齿⑨，并瘥⑩，其齿牢固。

[注释]

①蠷（qú）螋（sōu）尿疮：中医病名。蠷螋，昆虫名，有翅亚纲革翅目，体长0.5~5厘米，尾端有双须如剪，俗名夹板子、夹板虫、剪刀虫，或"耳夹子虫"。《诸病源候论》卷三十六有"蠷螋尿候"云："蠷螋虫，云能尿人影，即令所尿之处，惨痛如芒刺，亦如蚝虫所螫，然后起细瘖瘰，作聚如茱萸子状。其瘖瘰遍赤，中央有白脓如粟粒，亦令人皮肉拘急，恶寒壮热。极者连起，多着腰胁及胸，若绕腰匝遍者，重也。"厥后医书多载蠷螋尿疮一候。按其症状颇似被有毒昆虫叮咬或接触昆虫毒液而引起的皮肤症状。夏秋草丛阴湿处常有隐翅虫，体似蠷螋而略小，夜间趋光入室，体内有毒液，即使不与人体发生直接接触，其挥发的气味即可使部分人皮肤过敏溃烂，古人莫能辨，故有蠷螋尿影生疮之说。

②升：我国传统量器名，又作量词使用，十升为一斗。中医古籍常用作计量单位。按：历代升、斗容量有异，唐升容量比今天小，约合今0.6升。斗制亦如之。

③斗：我国传统量器名，又作量词使用，见注释②。

④淹：即"罨"。中医治疗方法，分冷罨法和热罨法，或谓冷敷法和热

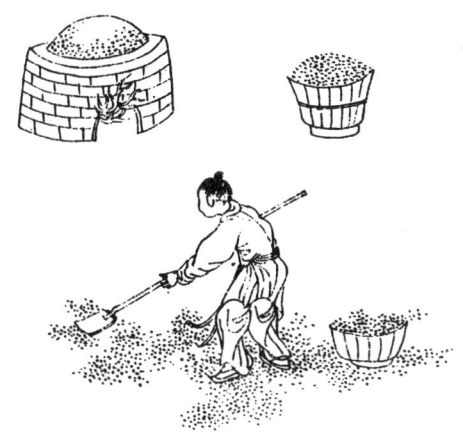

制盐

敷法。

⑤治脚气：原文作"治一切气及脚气"。脚气，中医病名，又称脚弱、脚痹。症状以足胫麻木、肿胀、酸痛、软弱无力为主，不同于俗称"脚气"的脚癣病。

⑥槐白皮：为豆科植物槐的树皮或根皮的韧皮部。中医认为有祛风除湿、消肿止痛之效。

⑦皂荚：苏木科皂荚树所结之荚。中医认为有除死肌、祛风痹邪气之效。

⑧两：隋制"两"有大小之别，唐代以大两为主，民间也有沿用小两。按唐制一大两约为今制40克上下。

⑨血䘌（nì）齿：血齿和䘌齿。血齿，出血的牙病；䘌齿，即龋齿虫吃牙。䘌，古书谓极小的虫名，也指因䘌侵犯所致的疾病。古人认为龋齿是由䘌虫蚀咬所致。

⑩瘥（chài）：病愈。原作"差"，为方便阅读，现改用通用字"瘥"，全书下同。

[译文]

（治）蠼螋尿疮：盐三升，加水一斗，煮至剩下六升溶液，用绵帛浸蘸盐水，敷于疮上。

又，治脚气病：取盐三升，蒸热后分开包裹，患者靠墙壁站立，脚踩在盐包上，让脚板心热起来。

又，加槐白皮同蒸后施用，也治脚气病。每夜坚持治疗效果很好。

又，以皂荚两枚，加盐半两，一同火烧至通红，研成细末，每晚用来擦拭牙齿。一个月后，原来的牙齿松动及牙龈出血、龋齿等病症都会痊愈，牙齿变得牢固。

石 燕①

在乳穴石洞中者，冬月②采之，堪食。余月采者只堪治病，不堪食也。食如常法。

又，治法：取石燕二十枚，和五味炒令熟，以酒一斗，浸三日，即每夜卧时饮一两盏，随性也。甚能补益，能吃食，令人健力也。

[注释]

①石燕：石燕有二。一为古生代腕足类石燕子科动物中华弓石燕及近缘动物的化石；一为一种生活于岩石溶洞中的小动物，科属不详，疑似蝙蝠的一种。古医书谓石燕似蝙蝠，口方，食石乳汁，能飞，又名禽石燕、土燕，中医认为有补益之功效，故此处石燕当指此动物禽石燕。

②冬月：即农历十一月，也可泛指冬季。

[译文]

生活在钟乳石洞中的禽石燕，冬月采到的可以食用。其他月份采到的只能用来治病，不能用作食物。作食物时按照一般的食用方法即可。

又，作药用的方法：取禽石燕二十只，加调味品炒熟，放入一斗酒内，浸泡三天。每晚临睡前喝一两盏，依照自己的情况来决定用量多少。此法很有补益作用，能增加饭量，使人强健有力。

黄　精①

饵②黄精，能③老不饥。其法：可取瓮子去底，釜上安置令得，所盛黄精令满；密盖，蒸之。令气溜，即暴④之。第二遍蒸之亦如此。九蒸九暴。凡生时有一硕⑤，熟有三四斗。蒸之若生，则刺人咽喉。暴使干，不尔朽坏。

其生者，若初服，只可一寸⑥半，渐渐增之。十日不食。能长服之，止三尺⑦五寸。服三百日后，尽见鬼神。饵必升天。

根、叶、花、实，皆可食之。但相对者是，不对者名偏精。

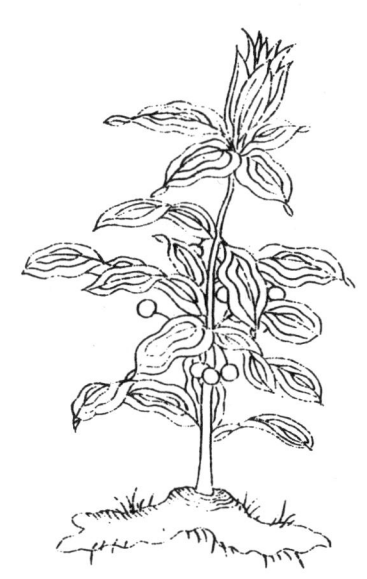

黄精

[注释]

①黄精：为百合科植物黄精及其同属多种植物的根茎。中医认为有补气养阴、健脾、润肺、益肾等功能。

②饵：以之为饵，服用的意思。

③能：同"耐"，耐受。

④暴：同"曝"（pù），日晒。

⑤硕：同"石"，我国传统计量单位，十斗为一石，今读dàn。

⑥寸：古代长度单位。唐寸较今制为小，约相当于今0.92市寸。

⑦尺：古代长度单位。一尺等于十寸。

[译文]

服食黄精，有延缓衰老、不易饥饿的功效。具体方法：取一只瓮去底，在锅上安放停当，里面装满黄精，上面加盖密封起来蒸。等有大量蒸气上冲时，即取出黄精放在日光下曝晒。第二遍也用这种方法来蒸，如此九蒸九曝。大凡有生黄精一石，至炮制成熟可得三四斗。如果蒸得带生，服用时会刺激人的咽喉。晒干是为了不让它腐败变质。

鲜黄精初次服用每日只能吃一寸半，以后逐渐增大服用量。至十日后可不用吃饭。黄精可以长期服用，（一日）最大剂量为三尺五寸长。服食三百天后，可以看见鬼神。长期服用定会成仙升天。

黄精的根、叶、花、果实都可以食用。植株叶片对生的是黄精，叶片不相对而是互生的类似植物叫做"偏精"。

甘 菊①

平。

其叶，正月采，可作羹。茎，五月五日采。花，九月九日采。并主②头风③、目眩、泪出，去烦热④，利五藏⑤。野生苦菊不堪用。

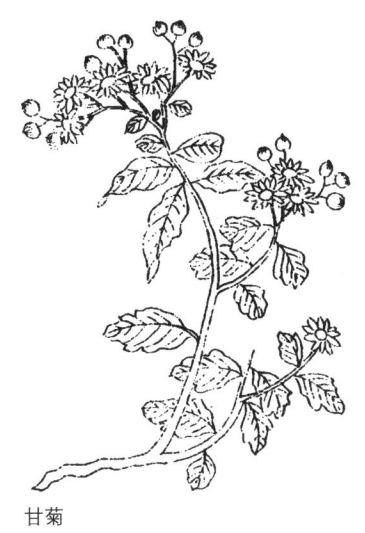

甘菊

[注释]

①甘菊：菊科植物，即今杭白菊。

②主：主治。

③头风：中医病名。证见头痛经久不愈，反复发作。分正头风和偏头风，疼在头之当中的为正头风，疼在单侧的为偏头风。现代所谓青光眼、血管性头痛、鼻炎、脑肿瘤、神经性头痛等都可出现头风征象。

④烦热：发热同时又有心烦，或者烦躁而有闷热的感觉。中医认为由里热过盛、气阴受损所致。

⑤五藏（zàng）：即五脏，中医名词。指心、肝、脾、肺、肾五种脏器，尤指与此五种脏器相关联的人体器官系统的功能或活动。有时加上心包络，合称"六藏"。

[译文]

性平。

叶片农历正月采摘，可用来做羹汤。茎五月五日采，花九月九日采。三者都主治头风、目眩、流泪，去烦热，利五脏。野生的苦菊不足药用。

天门冬①

补虚劳②,治肺劳③,止渴④,去热风⑤。可去皮心,入蜜煮之,食后服之。若曝干,入蜜丸尤佳。

亦用洗面,甚佳。

[注释]

①天门冬:药用为百合科植物天门冬的块根,亦名天冬。

②虚劳:中医病名,又名虚痨。中医认为是五脏诸虚不足而产生的多种证候的概括。凡先天不足、后天失调、病久失养、正气损伤、久虚不复等所致的虚弱证,皆属虚劳。

③肺劳:中医所说"五劳"之一,由肺气损伤所致。证见咳嗽、胸闷、背痛、怕冷、面容枯槁等。又指肺痨,即今肺结核。

④渴:即消渴,口渴多饮一类的症状,常见于糖尿病等疾病。

⑤热风:中医病名,又名风热。中医指风邪挟热所致的证候,证见头疼、发热、恶风、浑身无力等,类似今风热感冒。

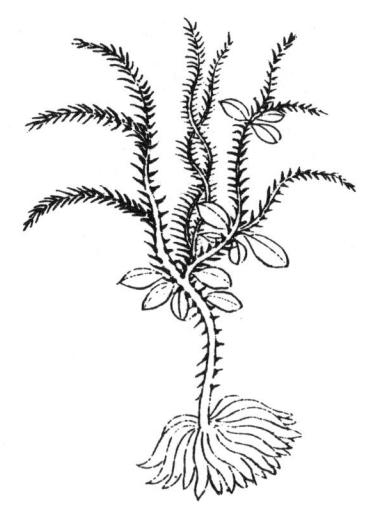

天门冬

[译文]

补益虚劳，治肺劳，止消渴，去热风。可除去其外皮和髓心，入蜜液中煮制，饭后服用。如果曝干制成蜜丸效果更好。

也可用来泡水洗脸，效果也很好。

地　黄①

微寒。

以少蜜煎，或浸食之；或煎汤，或入酒饮，并妙。

生则寒，主齿痛，唾血，折伤。叶可以羹。

[注释]

①地黄：为玄参科植物地黄的块根。鲜用称"鲜地黄"；缓缓烘焙至八成干称"生地黄"；蒸或酒炖加工后称"熟地黄"。

[译文]

性微寒。

用少量的蜂蜜煎制，或浸制服用；或加水煎汤，或泡酒饮用，效果都很好。

生地黄性寒，主治牙齿疼，唾血，骨折伤损。叶可以做成羹汤食用。

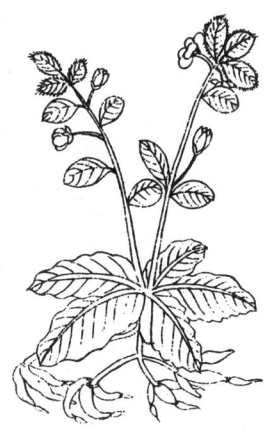

地黄

薯蓣^①(山药)

治头疼,利丈夫^②,助阴力^③。和面作馎饦^④,则微动气^⑤,为不能制面毒^⑥也。熟煮和蜜,或为汤煎^⑦,或为粉,并佳。干之入药更妙也。

[注释]

①薯蓣:为薯蓣科植物薯蓣的块茎,又名山药。具有补脾养胃、生津益肺、固肾益精的作用。

②丈夫:成年男子。

③阴力:男子性能力。

④馎饦(bó tuō):古代面食名。

⑤动气:中医的"气",指体内流动着的营养全身的精微物质,也指脏腑系统的机能,动气则指体内的"气"受到侵扰。动气引起"气"的运行失调,则形成各种气病证候。

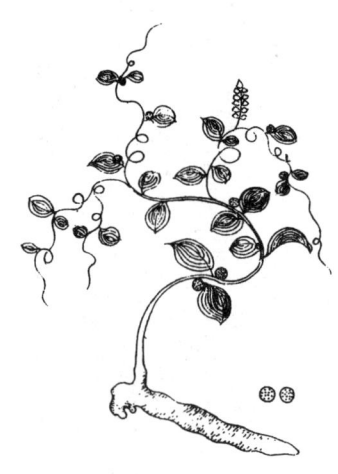

薯蓣

⑥面毒：面即小麦磨成的面粉。面毒指面粉所具有的毒性，古医书认为新小麦磨成的面粉性热，也有人认为南方产者性热，容易壅塞气运。我国民间也有小麦以陈为贵的说法。

⑦汤煎：汤剂和膏剂。汤，液体药汤；膏，即煎膏，半凝固的药剂。

[译文]

能治头疼，有益于男子，能增强男子的性能力。和上面粉做成傅饦食用，则会轻微动气，因为薯蓣不能克制面粉的热毒。煮熟透后和以蜂蜜，或者做成汤剂和膏剂，或者制成粉剂，效果都很好。干燥后入药更妙。

白 蒿①

寒。

春初此蒿前诸草生。捣汁去热黄②及心痛。其叶生授③，醋淹之为菹④，甚益人。

又，叶干为末，夏日暴水痢⑤，以米饮⑥和一匙，空腹服之。

子：主鬼气⑦，末和酒服之良。

又，烧淋灰煎，治淋沥⑧疾。

[注释]

①白蒿：为菊科植物大籽蒿和小白蒿等的全草。

②热黄：湿热型黄疸，中医黄病的一种。证见发热，口渴不欲饮，身、目呈橘黄色，小便黄如浓茶汁，食欲减退，恶心呕吐，便秘，腹胀胁痛。包括今急性黄疸型肝炎、阻塞性胆囊炎等。

③授（ruó）：揉搓。

④菹（zū）：酸菜或者切碎的菜。

⑤暴水痢：急性腹泻痢疾。

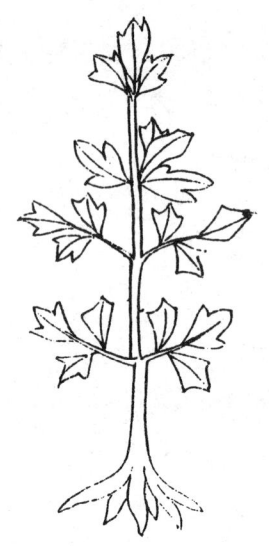

白蒿

⑥米饮：米汤。

⑦鬼气：中了鬼物邪气引起的疾病。古人将某些精神失调如神志昏乱、言语无度、行动失常等病证，归因于鬼气。类似今民间所谓的撞客或鬼神附体。

⑧淋沥：中医病名。证见小便涩痛不畅，尿频而少，尿不尽。

[译文]

性寒。

春初这种蒿草比其他草类先发芽。（全草）捣成汁可以治疗热黄和心痛病。它的叶新鲜时加以揉搓，用醋腌成酸菜，吃了对人体很有好处。

又，它的叶片干燥后研成末，夏天突发腹泻或痢疾的，用米汤调和药末一药匙，空腹服下。

种子：主治鬼气。籽粒研末调和在酒里同服，效果好。

又，烧成灰后淋出汁来煎汤，治淋沥。

决明子[1]

平。

叶:主明目,利五藏,食之甚良。

子:主肝家热毒[2]气,风眼赤泪[3]。每日取一匙,挼去尘埃,空腹水吞之。百日后,夜见物光也。

[注释]

[1]决明子:为豆科植物决明或者小决明的干燥成熟种子。有清热明目、润肠通便的功效。

[2]肝家热毒:肝家,即肝脏。热毒,指火热郁结成毒及其导致的痈疮肿毒等各种病证。

[3]风眼赤泪:指风热犯眼所致的眼睑肿胀、流泪等症状。

[译文]

性平。

决明叶:有明目的功效,能调理五脏,食用很有好处。

种子:能治疗肝脏的热毒,风热眼肿、流泪等症。每天取一匙,揉搓去尘灰,(清晨)空腹以水送服。百日后,(眼睛明亮得)夜间能看见物体的光亮。

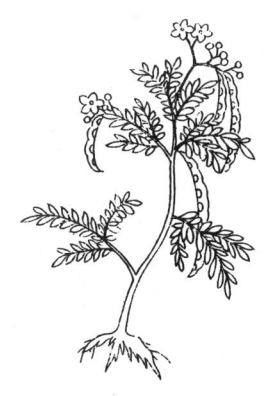

决明子

生 姜①

温。

去痰下气②。多食少心智③。八九月食，伤神④。

除壮热⑤，治转筋，心满。食之除鼻塞，去胸中臭气，通神明⑥。

又，冷痢⑦：取椒烙之为末，共干姜末等分，以醋和面，作小馄饨子，服二七枚。先以水煮，更之饮中重煮。出，停冷吞之。以粥饮下，空腹，日一度作之良。

谨按：止逆⑧，散烦闷，开胃气。

又，姜屑末和酒服之，除偏风⑨。汁作煎，下一切结实⑩，冲胸膈恶气，神验。

又，胃气虚⑪，风热，不能食：姜汁半鸡子壳，生地黄汁少许，蜜一匙头，和水三合⑫，顿服立瘥。

又，皮寒。姜性温。

又，姜汁和杏仁汁煎成煎，酒调服，或水调下，善下一切结实，冲胸膈。

[注释]

①生姜：为姜科植物姜的根茎。有解表散寒、温中止呕、化痰止咳的功效。

②下气：使体内上逆的气下行，或者疏通胃肠滞气。有时也指放屁。

③心智：智慧。中医认为心主智慧。

④神：精神，人的心理、感觉、行为等的无形主宰。

⑤壮热：实证引起的高烧不退。

⑥通神明：使心神通达。

⑦冷痢：痢疾的一种，又名寒痢。症见大便呈白冻状（黏液或脓液），

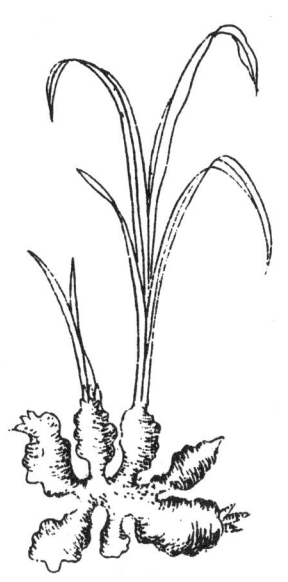

生姜

或色青，质稀气腥，伴里急后重，口不渴，吃生冷物会加重病情，小便清长，病程较久。

⑧逆：指体内脏器功能紊乱，本应下行的气反而上冲，如胃气逆，即胃胀、呕吐。

⑨偏风：中医病名。又称偏枯、半边风，即今偏瘫，或叫半身不遂。

⑩结实：中医指气食痰水等停积结聚于体内引起的各种症状。

⑪胃气虚：胃气虚弱导致消化不良，胃的受纳消化功能减弱。

⑫合（gě）：传统量具，十合为一升。唐制升、合都比今制小，详可参见注释"升"。

[译文]

性温。

能去除痰液，下逆气。食用过多损伤人的智力。八九月间进食，损伤人的精神。

能除壮热，治转筋、胸口满闷。食之能通鼻塞，去除胸腔中的腐臭之气，使人神清气爽。

又，治疗冷痢：取花椒焙干研末，加上等量的干姜末，用醋和面，一起做成小馄饨，一次吃二七一十四枚。先用水煮，再换到米汤里重煮。捞出来晾凉吞服，用粥送下。（早晨）空腹服用，每天一次为宜。

谨按：生姜可以止胃气逆，消除烦闷，开胃。

又，姜屑末，用酒调和服用，可治偏风。生姜汁煎成膏剂，可消解一切结实，上冲胸膈的恶气，有神效。

又，治疗因胃气虚弱、风热，没有食欲：半鸡蛋壳生姜汁，生地黄汁少许，蜂蜜一匙，加水三合，一次服下，立见痊愈。

又，生姜皮性寒，生姜性温。

又，生姜汁加上杏仁汁，煎成膏剂，以酒调服，或用水送服，善消解各种结实，上冲胸膈。

苍 耳①

温。

主中风、伤寒②头痛。

又，丁肿③困重，生捣苍耳根、叶，和小儿尿④绞取汁，冷服一升，日三度，甚验。

拔丁肿根脚⑤。

又，治一切风：取嫩叶一石，切，捣和五升麦蘖⑥，团作块，于蒿、艾中盛二十日，状成曲。取米一斗，炊作饭。看冷暖，入苍耳麦蘖曲，作三大升酿之。封一十四日成熟。取此酒，空心暖服之，神验。封此酒可两重布，不得全密，密则溢出。

又，不可和马肉食。

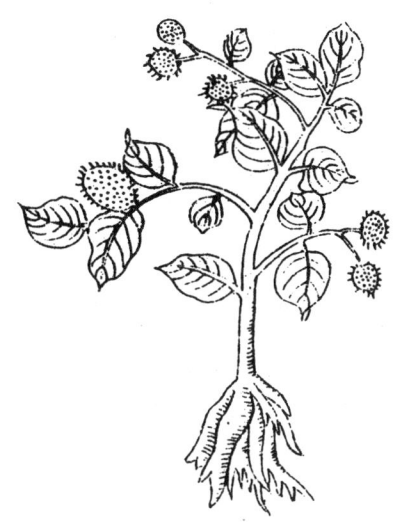

苍耳

[注释]

①苍耳：菊科植物，中药常用其干燥成熟带总苞的果实，名苍耳子。有散风去湿、通窍止疼之效。

②中风、伤寒：中医病名。中风，指外感风邪的病症；伤寒，指感受寒邪的病证。即今风热感冒、风寒感冒。

③丁肿：疔疮肿胀，尖端凸起如"丁"字。

④小儿尿：小儿晨起的尿液，又名童便、童子尿。中医认为其性寒，有降火滋阴之效。

⑤拔丁肿根脚：消除疔疮根部的病灶。

⑥麦蘖：麦芽，禾本科植物大麦的发芽颖果。

[译文]

性温。

主治伤风感冒引起的头痛。

又，患疗疮肿毒，病势困重，用捣烂的苍耳的新鲜根、叶，加入小儿尿一起绞取汁液，每次冷服一升，日服三次，很有效验。

苍耳还可拔除疗疮肿毒的根脚病灶。

又，治疗一切感受风邪所致的疾病：取嫩叶一石切碎，加上五升麦芽捣和在一起，团成块。在青蒿、艾中放置二十天，让它变成曲。取一斗米煮成饭，看看温度晾到合适的时候，放入苍耳麦芽曲三大升，以之酿酒。密封十四天后酿制成熟。用这种酒（清晨）空腹温服，有神效。封盖这种酒可用两层布，不能完全密封，封严则酒会溢出。

又，苍耳不可和马肉同时食用。

葛　根①

蒸食之，消酒毒②。其粉亦甚妙。

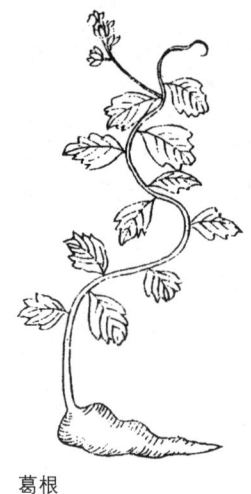

葛根

[注释]

①葛根：为豆科植物野葛或者甘葛藤的根。有解表退热、透疹生津、升阳止泻之效。

②酒毒：中医认为酒性大热，过量饮用会引起中毒，即今醉酒。

[译文]

葛根蒸熟食用，能解酒醉。葛根粉也有很奇妙的效果。

栝楼①（瓜蒌）

子：下乳汁。

又，治痈肿②：栝楼根苦酒③中熬燥，捣筛之。苦酒和，涂纸上，摊贴。服金石④人宜用。

[注释]

①栝楼：又名瓜蒌。为葫芦科植物栝楼，或双边栝楼，药用其果实、种子、果皮等。栝楼有清热涤痰、宽胸散结、润燥润肠之效。

②痈肿：肿胀化脓的感染性疾病。

③苦酒：醋。

④金石：或称丹石、丹药。指医家或道家用不同矿物质炼成的某些药物，这些矿物药剂往往具有一定的毒性，易使人发热、口渴，甚至狂躁。

[译文]

种子：能催乳。

又，治痈肿：栝楼根放进醋里熬干燥，捣成末过筛，再用醋调和涂在纸上，摊贴在患处。服食金石丹药的人适宜服用栝楼。

食疗本草　29

燕覆子①（通草）

平。

右②主利③肠胃，令人能食。下三焦④，除恶气。和子食更良⑤。江北人多不识此物，江南人多食⑥。

又，续五藏断绝气，使语声气足⑦。

又，取枝叶煮饮服之，治卒气奔绝⑧。亦通十二经脉⑨。其茎为通草，利关节拥塞不通之气。今北人只识通草，而不委子功。

煮饮之，通妇人血气。浓煎三五盏，即便通。

又，除寒热不通之气，消鼠瘘⑩、金疮⑪、踒折⑫。煮汁酿酒妙。

[注释]

①燕覆子：又名通草、木通，为木通科三叶木通。木通性凉味苦，有泻火行水、通利血脉等效。其始载《新修本草》云："此物大者径三寸，每节有二三枝，枝头有五叶，其子长三四寸，核黑穰白，食之甘美，南人谓之燕覆。"其茎即中药木通。按：此通草药用与五加科的植物通脱木的茎髓（通草）不同，不可混为一谈。

②右：古代书写竖行右起，右即指前面的文字。

③利：调养。

④三焦：中医对人体内各种脏腑的称谓。上焦包括心、肺，中焦包括脾、胃，下焦包括肝、肾、大小肠、膀胱等，合称三焦。

⑤良：或作"利"。

⑥江南人多食：原文作"即南方人食"。据原注改。

⑦原文作"又，主续五藏音声及气，使人足气力"。据原注改。

⑧卒气奔绝：突发的气奔和昏厥。气奔，体内的气在经脉中异常运行，或上冲胸咽，或侵扰脏腑，所谓"奔豚气"是也。

⑨十二经脉：人体的经络系统。

⑩鼠瘘：中医病名。多发于颈项、腋下等处的瘘管、窦道，疮口破溃经久难愈。又称瘰疬，相当于今淋巴结结核、慢性淋巴结炎等病。

⑪金疮：中医病名。又称金创，指由金属刃器、刀剑损伤所造成的各类创伤。

⑫踒（wō）折：肢体受力过大而造成的筋骨受伤。

[译文]

性平。

燕覆子有益于肠胃，能使人增加饭量。可以通顺三焦，消除脏腑间的不良之气。带种子一起吃效果更好。江北人多不知道这种东西，江南人常吃它。

又，能续五脏的断绝之气，使人说话声音洪亮底气充足。

又，取其枝叶煮汤服下，治突发的体内气奔昏厥。还可疏通人体十二经脉。它的茎即"通草"，能疏通关节间壅塞不通之气。现今的北方人只知道用通草茎，却不知道子实的功效。

煮汤饮用，可疏通妇女的经血。浓浓地煎上三五盏药汤，饮服后即刻便通畅了。

又，能消除体内寒热，疏通壅塞之气。治鼠瘘、金疮、踒折等创伤。煮汁液酿酒也很妙。

百　合①

平。

主心急黄②，以百合蒸过，蜜和食之。作粉尤佳。红花者名山丹，不堪食。

食疗本草　31

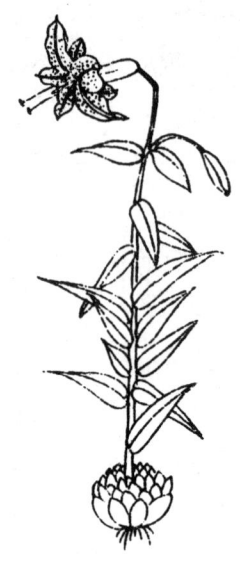

百合

[注释]

①百合：百合科植物卷丹、百合或细叶百合的干燥肉质鳞片。有润肺养阴、清心宁神之功效。

②心急黄：黄疸的一种，是由热毒骤盛，瘀血内阻所致的肝胆急证。证见高热烦渴，小便黄赤，面目全身突然发黄，胸满腹胀，或有神昏谵语等。甚至猝死后才见体表发黄。因初起急骤，心满气喘，危及生命，又称心黄。此病发病急骤，黄疸迅急常有急性肝细胞坏死，属黄疸病中的危重证。

[译文]

性平。

主治心急黄，可将百合蒸过，用蜂蜜调和一起吃下。制成百合粉食用效果尤其好。开红花的叫"山丹"，不能食用。

艾 叶[①]

干者并煎者,主金疮,崩中[②],霍乱[③];止胎漏[④]。春初采,为干饼子,入生姜煎服,止泻痢。三月三日,可采作煎,甚治冷[⑤]。若患冷气,取熟艾面裹作馄饨,可大如弹子许。

艾实:又治百恶气[⑥],取其子,和干姜捣作末,蜜丸如梧子[⑦]大,空心三十丸服,以饭三五匙压[⑧]之,日再服[⑨]。其鬼神速走出,颇消一切冷气。田野之人与此方相宜也。

又,产后泻血不止,取干艾叶半两炙[⑩]熟,老生姜半两,浓煎汤,一服便止,妙。

[注释]

①艾叶:菊科植物艾的叶片。有散寒止痛、温经止血、安胎之功效。

②崩中:中医病名,又名血崩。指妇女忽然阴道大量出血的病症。

③霍乱:中医病名。以起病急、有吐泻、烦闷不舒为特征,因其"挥霍之间,便致缭乱"得名。中医所称霍乱范围较广,除西医所称的霍乱、副霍乱外,还包括急性胃肠炎和细菌性食物中毒等。

④胎漏:中医病名。指妇女妊娠期间阴道不时少量出血,而腹部不疼痛的病证。

⑤冷:一为外部环境的寒冷,一为体内阳气虚弱产生的内寒。冷侵袭脏腑,便生冷气之症。

⑥百恶气:各种可以引起疾病的凶险邪气。

⑦梧子:梧桐树的子实,约绿豆粒大小。

⑧压:服药之后,吃些饭食以压制药气上涌避免引起不适。

⑨再服:服两次。

⑩炙:中药炮制方法,把药材放在容器里加酒等辅料炒。

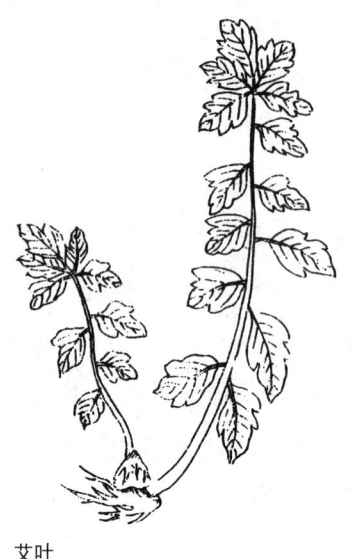

艾叶

[译文]

  干艾叶和艾叶制成的煎膏,都治金疮、崩中、霍乱,止胎漏。春初采叶,做成干饼子,加生姜煎服,能止腹泻和痢疾。三月三日,采叶制成煎膏,对冷气病很有效。有患冷气的,可用炒熟的艾叶面包裹,做成馄饨来吃,大小如游戏用的弹子那么大。

  艾的子实:可治各种邪恶之气。取其种子,加干姜捣成末,用蜜做成梧桐子大小的药丸,一次空腹服用三十粒,然后吃三五匙饭压住药气,日服两次。可使致病的鬼神之物迅速脱出体外,很有助于消除一切冷气。田间的劳动者适宜用这个方子。

  又,产后出血不止,用干艾叶半两炒熟,与老生姜半两一起煎成浓汤,吃一剂就可止住,效果奇妙。

蓟菜[①](小蓟)

  小蓟根:主养气。取生根叶,捣取自然汁,服一盏,立佳。

又，取菜煮食之，除风热。

根：主崩中。又，女子月候②伤过，捣汁半升服之。

叶：只堪煮羹食，甚除热风气。

又，金创血不止，挼叶封之即止。

夏月热，烦闷不止，捣叶取汁半升，服之立瘥。

[注释]

①蓟菜：又名小蓟。药用为菊科植物刺儿菜或者刻叶刺儿菜，有凉血止血、祛瘀消肿之效。

②月候：月信，女子经期。

[译文]

小蓟根：有养气的功效。用新鲜的根、叶捣烂，取其自然汁液服一盏，立见很好的效果。

又，取蓟菜煮食，可除风热。

根：主治女子崩中。又，女子月经过多，用小蓟捣汁半升服用。

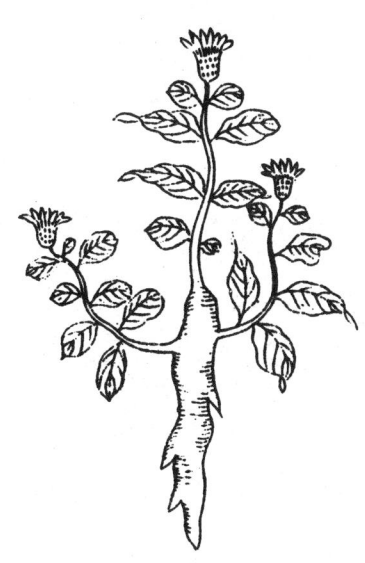

蓟菜

食疗本草　35

叶：只能供煮成羹食用，也很能去除风热。

又，金疮出血不止，用小蓟叶揉烂封在伤口上即止。

夏季炎热，如心胸烦闷不已，可捣小蓟叶取汁半升，服下马上就好。

恶食①（牛蒡）

根，作脯②食之良。

热毒肿③，捣根及叶封之。

杖疮④、金疮，取叶贴之，永不畏风⑤。

又瘫缓⑥及丹石风毒，石热发毒，明耳目，利腰膝：则取其子末之，投酒中浸经三日，每日饮三两盏，随性多少。

欲散支节⑦筋骨烦热毒，则食前取子三七粒，熟挼吞之，十服后甚良。

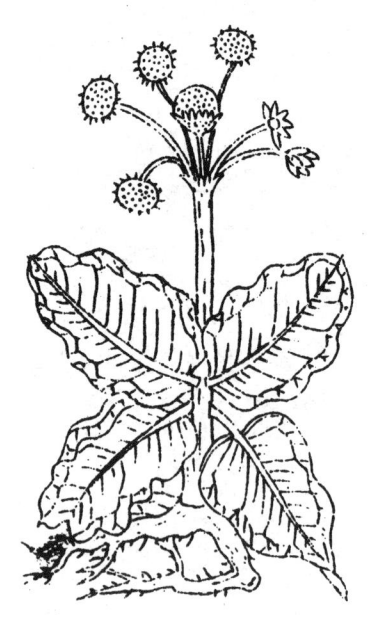

恶食

细切根如小豆大，拌面作饭煮食，消胀壅尤良。

又，皮毛间习习如虫行，煮根汁浴之。夏浴避风。却入其子炒过，末之如茶，煎三匕⑧，通利小便。

[注释]

①恶食：菊科植物牛蒡，其果实称牛蒡子。性凉，能疏散风热，宣肺透疹，解毒利咽。

②脯（fǔ）：水果类蜜渍后晾干的成品。

③热毒肿：热毒引起的痈肿。

④杖疮：古代因受杖刑而致的创伤。杖，古代惩罚犯人的五刑之一，即打板子。

⑤风：指能引起伤口感染或能通过伤口进入体内致病的风邪，也指由其引起的疾病，如破伤风等。

⑥瘫缓：即瘫痪，因神经机能发生障碍所致的躯体丧失运动能力的病症。

⑦支节：即肢节，肢体的关节。

⑧匕：古代量取药末的器具，也作容量单位。一匕约合今制二三克。

[译文]

根，制成果脯食用有好处。

治热毒痈肿，可用根、叶捣烂，封在患处。

治杖疮、金疮，用叶（揉烂）贴在伤口上，永远不会感染风毒。

又可以治疗瘫痪，以及丹石、风邪诸毒，丹石药热性引起的热毒，使耳聪目明，腰膝强健，可取牛蒡子研成末，投入酒中浸渍三日，每天饮三两盏，以各人酒量饮用。

要消散肢体关节、筋骨等处的热毒不适，可于饭前取牛蒡子三七二十一粒，反复搓揉后吞服，服十剂后效果很好。

将根细切如小豆大小，掺上面粉煮成饭食用，消腹胀壅满的效果尤其好。

又，感觉皮肤毛孔之间有如小虫缓缓爬动的，可用根煮水来洗。夏天用此汤洗浴可避风毒。将牛蒡子炒过，研成茶叶末那样，一次取三匕煎服，能通利小便。

海　藻①

主起男子阴气，常食之，消男子㿗疾②。南方人多食之，传于北人。北人食之，倍生诸病，更不宜矣。

瘦人，不可食之。

[注释]

①海藻：海生藻类植物，药用为马尾藻科植物羊栖菜或海蒿子的藻体。有软坚散结、消痰利水之效。

②㿗疾：男子睾丸肿大的疾患。

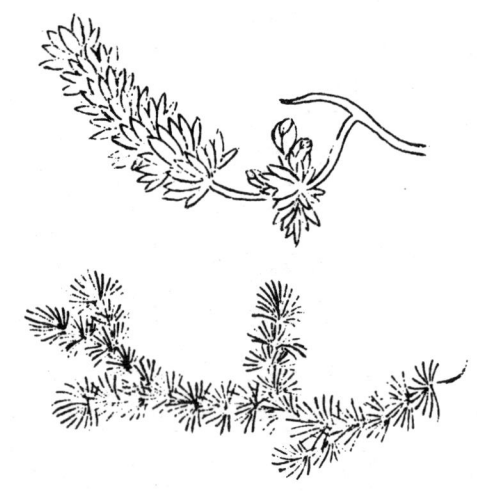

海藻

[译文]

能增强男子性能力,经常食用海藻,可消除男子的㿗疾。南方人经常食用。传至北方,北方人吃了,生出很多疾病,反而不相宜。

瘦人,不可食用。

昆 布①

下气②,久服瘦人。无此疾者,不可食。海岛之人爱食,为无好菜,只食此物。服久,病亦不生。遂传说其功于北人。北人食之,病皆生,是水土不宜尔。

[注释]

①昆布:为海带科植物海带或翅藻科植物昆布的叶状体及裙带菜的叶状物。有软坚散结、消痰利水的功效。

②下气:导气下行。

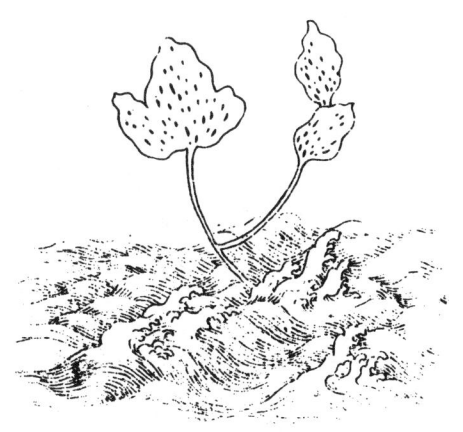

昆布

[译文]

　　有下气的作用,长期食用使人消瘦。无气滞不下的人,不可食用。南方海岛上的人爱吃,是因为当地没有别的好菜,只得食用它。吃习惯了,也不易生什么疾病。于是把它的功效传播给北方人。北方人吃了,却生出许多病,这是因为水土不相宜。

紫　菜①

　　下热气②,多食胀人。若热气塞咽喉,煎汁饮之。此是海中之物,味犹有毒性。凡是海中菜,所以有损人矣。

[注释]

　　①紫菜:为红毛菜科植物甘紫菜的叶状体。有化痰软坚、清热利水的作用。

　　②下热气:消体内的热毒之气。

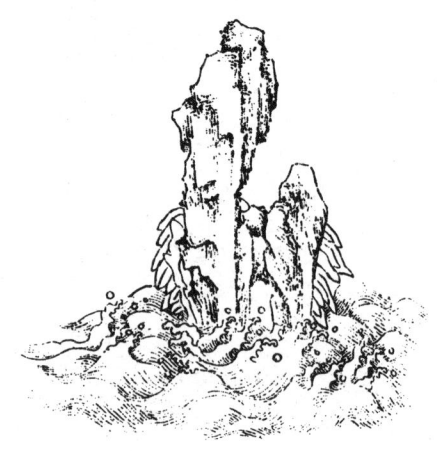

紫菜

[译文]

消热毒之气,多食使人腹胀。如有热气堵塞咽喉,可以煎紫菜汁饮服。紫菜是海里的东西,性味尚有毒性。凡是产自海里的菜蔬,都有些有损人体健康的地方。

船底苔①

冷,无毒。

治鼻洪②,吐血,淋疾:以炙甘草③并豉汁④浓煎汤,旋呷。

又,主五淋⑤:取一团鸭子大,煮服之。

又,水中细苔:主天行病⑥,心闷,捣绞汁服。

[注释]

①船底苔:指生长在船身底部浸水处由某些藻类植物组成的青苔。

②鼻洪:鼻腔大量出血。

③炙甘草:用蜜炒炙过的甘草,有补脾和胃、益气复脉之效。

④豉汁:豆豉加工后的汁液。

⑤五淋:淋疾的五种表现形式,即石淋、气淋、膏淋、劳淋、血淋。淋疾,即以小便排泄不畅,尿频而少,尿道涩疼等为表现的泌尿系统疾病。与今淋病有异。

⑥天行病:大范围流行的季节性传染病。也称时疫,如流行性感冒。

[译文]

性冷,无毒。

治鼻腔大出血,吐血,淋疾:用船底苔、炙甘草与豆豉汁一起煎成浓汤,趁热小口呷服。

又,治疗五淋:取鸭蛋大的一团船底苔,煮汤服用。

又,水中的细小青苔:主治季节性传染病引起的心中胀闷,可将船底苔

食疗本草

捣烂绞汁饮服。

干 苔①

味咸，寒（一云温）。

主痔，杀虫，及霍乱呕吐不止，煮汁服之。

又，心腹烦闷者，冷水研如泥，饮之即止。

又，发②诸疮疥，下一切丹石，杀③诸药毒。

不可多食，令人痿黄，少血色。

杀木蠹虫④，内⑤木孔中。

但是海族之流，皆下丹石。

[注释]

①干苔：干燥的藻类植物。

②发：引发。

③杀：减杀，消减。

④木蠹虫：木材里的蛀虫。

⑤内：同"纳"，放入。

[译文]

味咸，性寒（一说性温）。

治痔疮、杀虫，及治霍乱呕吐不止，煮汁服用。

又，心腹烦躁闷胀的，用干苔和上冷水研成泥，饮下即可消除。

又，干苔能引发各种疮疥，消丹石药的热性，消减各种药物的毒性。

不可多食，多食令人面色痿黄，缺少血色。

杀木蠹虫，将干苔放进虫蛀的木材孔中。

凡是生活在海里的生物，都能消丹石药的热性。

蘹香①(小茴香)

恶心,取蘹香华②、叶煮服之。

国人重之,云有助阳道③,用之未得其方法也。生捣茎叶汁一合,投热酒一合,服之治卒肾气冲胁、如刀刺痛,喘息不得。亦甚理小肠气④。

[注释]

①蘹香:即小茴香,为伞形科植物茴香的果实。常用作调味品。性温,味辛,气芳香。有温肾散寒、和胃理气之效。

②华:同"花"。

③阳道:男子性器官,或指男子性功能。

④小肠气:即疝气,俗称"小肠串气"。

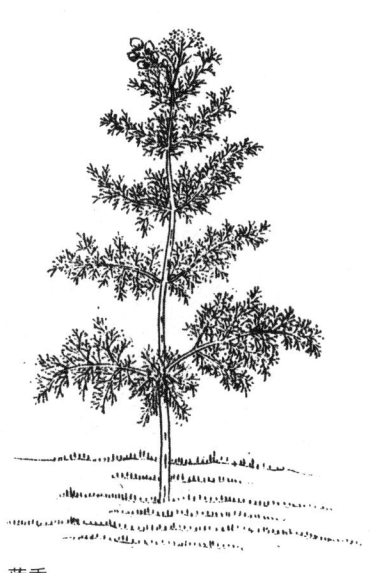

蘹香

[译文]

治恶心，取藿香花、叶煮汤饮服。

国人看重藿香，说它有助于男子性能力，实践上却没有什么有效的用法。新鲜的藿香茎、叶捣汁一合，掺入热酒一合，饮服可治疗突发的肾气上冲两胁、如刀刺一样疼痛、连喘气也觉得疼痛的症状。也很能治疗小肠串气。

荠苨^①

丹石发动，取根食之尤良。

[注释]

①荠苨：为桔梗科植物荠苨的根。性寒，味甘。有清热、解毒、化痰之效。

[译文]

丹石药性发作时，取荠苨根食用，疗效很突出。

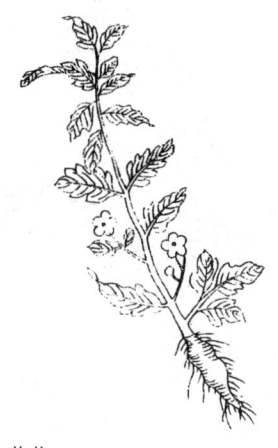

荠苨

蒟 酱①

温。

散结气②,治心腹中冷气。亦名土荜拨③。岭南荜拨尤治胃气疾④,巴蜀有之。

[注释]

①蒟(jǔ)酱:为胡椒科植物蒟酱的果穗。有温中下气、消痰散结之效。
②结气:一作气结。因肝气郁结、胃气不降等引起的胸腹气滞、胸闷胁痛等症状。
③荜拨:一种香料,也可入药。
④胃气疾:指胃功能失调引起的胃脘痞胀作痛、嗳气呕逆等病症。

[译文]

性温。

能消散脏腑结气,治疗停积在胸腹中的冷气。也叫做"土荜拨"。岭南产的土荜拨治疗胃气疾特别好,巴蜀也有。

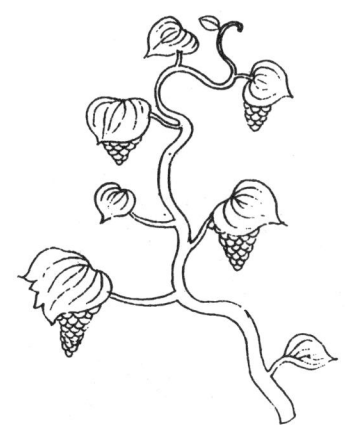

蒟酱

青蒿①(草蒿)

寒。

益气长发,能轻身补中②,不老明目,煞③风毒。捣傅疮上,止血生肉。最早,春前生,色白者是。自然香醋淹为菹,益人。治骨蒸④:以小便渍一两宿,干,末为丸,甚去热劳⑤。

又,鬼气⑥:取子为末,酒服之方寸匕⑦,瘥。

烧灰淋汁,和石灰煎,治恶疮瘢黡⑧。

[注释]

①青蒿:为菊科植物黄花蒿。有解暑清热、除蒸截疟之效。
②补中:补益中气。中气,中医指中焦脾胃营养之气。
③煞:杀,消除。
④骨蒸:中医病名。自感发热自骨髓透发而出,不易退去。是虚热的一种,也叫"骨蒸潮热",常见于结核病。
⑤热劳:中医病名,虚劳病之呈现热象者。常见心热、面赤、心烦、口渴等症状。

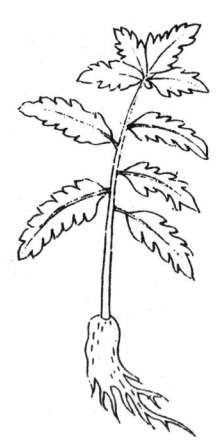

青蒿

⑥鬼气：又叫"尸气"，中医认为结核病等慢性传染病是由在患者间流传的邪气引起的。

⑦方寸匕：古代量药的器具。体积正方一寸的容量。相当于10粒梧桐子大小，一说约等于2.74毫升，盛金石药末约为2克，草木药末为1克左右。

⑧黡：黑色的痣。

[译文]

性寒。

补气、生发，能使身体轻捷，补益脾胃中气，抗老，明目，消除风毒。新鲜青蒿捣烂敷在疮面上，能止血、生肉。青蒿萌芽最早，春前便生，嫩株白色的就是。用香醋腌成酸菜，吃了对身体有好处。治疗骨蒸：把青蒿用小便浸渍一两昼夜，晾干后研末，做成药丸，很能消除热劳症状。

又，治疗鬼气：取子实研成末，每次取一方寸匕用酒服下，可以治愈。

青蒿烧成灰淋取汁液，加石灰一起煎成膏，可治恶疮和皮肤上的瘢痕黑痣。

菌　子①

寒。

发五藏风，壅经脉，动痔病，令人昏昏多睡，背膊、四肢无力。

又，菌子有数般，槐树上生者良。野田中者，恐有毒，杀人。

又，多发冷气，令腹中微微痛。

[注释]

①菌子：担子菌纲的多种菌类植物的子食体，部分种类美味可食。如蘑菇等。

食疗本草　47

[译文]

性寒。

能引发五脏风邪,壅塞经脉,发痔疮;令人昏沉嗜睡,肩背四肢无力。

又,菌子有好几种,以槐树上生的为好。野田里的恐怕会毒死人。

又,容易引发体内冷气,使腹内隐隐作痛。

牵牛子①

多食稍冷。和山茱萸服之,去水病②。

[注释]

①牵牛子:为旋花科植物裂叶牵牛或圆叶牵牛的种子。有泻水通便、消痰涤饮、消肿、攻积杀虫之效。

②水病:体内水液、水湿过多引起的疾病,包括水肿、腹水等。

[译文]

大量食用性稍寒。和山茱萸一起服用,能治水病。

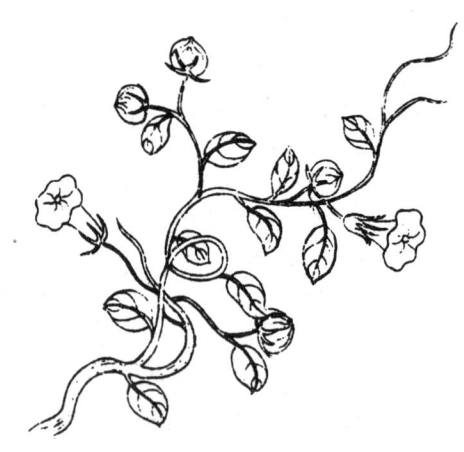

牵牛子

羊　蹄[1]

主痒，不宜多食。

[注释]

①羊蹄：为蓼科植物羊蹄。叶可作菜。根入药，性寒味苦，有小毒。有清热凉血解毒、止血杀虫疗癣之效。

[译文]

止痒，不宜多食。

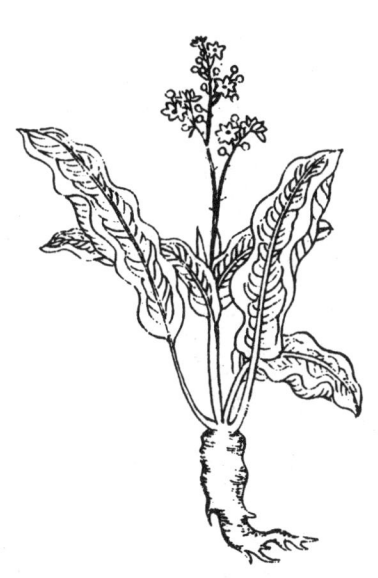

羊蹄

菰菜、茭首①

菰菜：利五藏邪气，酒皶②面赤，白癞③疬疡④，目赤等，效。然滑中⑤，不可多食。热毒风气，卒心痛⑥，可盐、醋煮食之。

若丹石热发，和鲫鱼煮作羹，食之三两顿，即便瘥耳。

茭首：寒。主心胸中浮热风，食之发冷气，滋⑦人齿，伤阳道，令下焦⑧冷滑⑨，不食甚好。

[注释]

①菰菜、茭首：菰菜为禾本科植物菰。茭首又叫茭白、茭笋，是菰的花茎经茭白黑粉的刺激而形成的纺锤形的肥大菌瘿，是常食菜蔬之一。有止渴、解热毒、除烦、利大小便之效。

②酒皶（zhā）：又叫鼻皶，即酒渣鼻、酒糟鼻。鼻头发暗红色疱点。

③白癞：中医病名，麻风病之一种。病首发于皮肤，初时皮色逐渐变白，四肢麻木顽痹无力，关节间发热，患部肌肉如针刺痛感，声音嘶哑，视物不清。类似今结核样型麻风。

④疬疡：中医病名，又名疬疡风，麻风之一种。症见面颊颈项忽生斑驳，点点相连而圆，似癣。

⑤滑中：使中焦脾胃中气滑泄，易出现脱肛、子宫脱垂等疾病。

⑥卒心痛：中医病名。突然发作的心口（胃脘或心前区）痛。类似今心绞痛。

⑦滋：污损，弄脏。

⑧下焦：人体部位名，三焦之一，指下腹腔自胃下口至二阴部分，包括肝、肾、大小肠、内生殖器官、膀胱等。

⑨冷滑：脏器受冷造成的排泄失控或过快，如腹泻、滑精等症状。

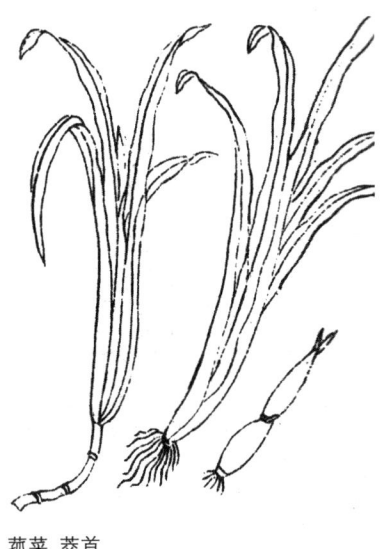

菰菜、茭首

[译文]

菰菜：可消除五脏的病邪，治酒渣鼻、面皮发红、白癜、疬疡、眼睛发红等有效。然而易使人滑中，不可多食。治热毒风气，突发心口痛，可加盐、醋煮熟食用。

如服食丹石药热性发作，可用菰菜加鲫鱼一起煮成羹汤，吃上三两顿，就可痊愈了。

茭首：性寒。主治心口胸腔的浮热风邪。食用能引发冷气病，污损人的牙齿，损伤男子性能力，使腹腔下部器官出现冷滑的症状，以不吃为最好。

萹竹①（萹蓄）

蛔虫心痛，面青，口中沫出，临死②：取叶十斤，细切，以水三石三斗，煮如饧③，去滓。通④寒温，空心服一升，虫即下。至

食疗本草　51

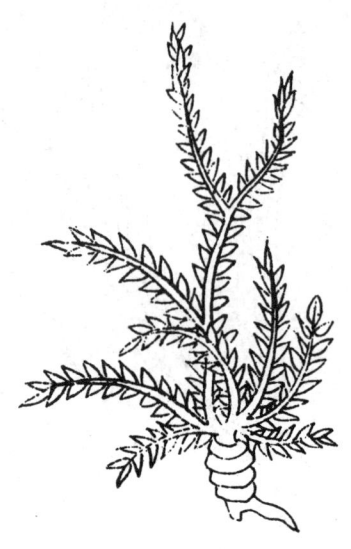

萹竹

重者再服，仍通宿勿食，来日平明服之。

患痔：常取萹竹叶煮汁澄清，常用以作饭。

又，患热黄、五痔⑤：捣汁顿服一升，重者再服。

丹石发，冲眼目肿痛：取根一握，洗。捣以少水，绞取汁服之。若热肿处，捣根茎傅之。

[注释]

①萹（biān）竹：为蓼科植物萹蓄的全草。性寒味苦，有清热除湿、利尿通淋、杀虫止痒之效。

②临死：濒死，将要休克。

③饧（xíng）：糖稀。

④通：疑为"适"，或有缺文。

⑤五痔：《诸病源候论》作牡痔、牝痔、脉痔、肠痔、血痔。此处泛指多种肛门疾病。

[译文]

治蛔虫引起的心口痛、脸色发青、口吐白沫、将要休克等：取蒿竹叶十斤，细细切碎，加水三石三斗，煮成糖稀那样，滤去渣。等到温度合适时，空腹服一升，虫很快就被打下。病情特别严重者可以再服一次，也是一夜不进食，来日清晨服药。

患痔疮：可以经常采蒿竹叶煮汁澄清后用来煮饭。

又，患热黄、五痔：取蒿竹捣汁一升一次服完，病情重者第二天再服一次。

服丹石药热毒发作，上冲眼睛，引起目赤肿痛：取蒿竹根一把洗净，加少量水捣烂，绞取药汁服用。至于发热肿胀的患部，可用蒿竹根、茎捣烂外敷。

甘 蕉①

主黄疸。子②：生食大寒。主渴，润肺，发冷病。蒸熟暴之令口开，春取人③食之。

性寒，通血脉，填骨髓。

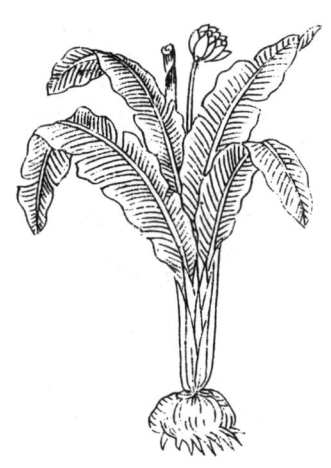

甘蕉

[注释]

①甘蕉：即香蕉，芭蕉科芭蕉属植物甘蕉，其果实也叫香蕉。香蕉性寒味甘，有清热解毒、润肠通便之效。

②子：果实。

③人：同"仁"，果仁。

[译文]

主治黄疸病。果实，生吃性大寒。有止渴、润肺之效，能引发冷病。蒸熟后曝晒，让果皮张开口，舂出果仁食用。

性寒，有通顺血脉，充实骨髓之效。

蛇 莓①

主胸、胃热气，有蛇残②不得食。

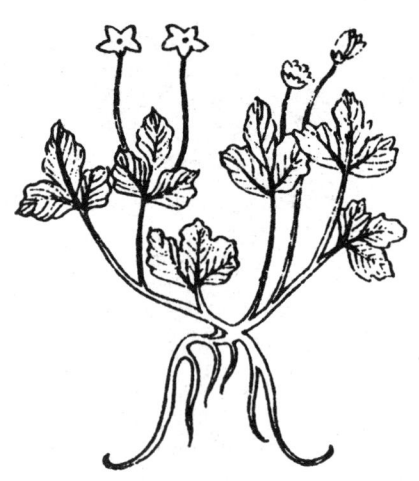

蛇莓

主孩子口噤③,以汁灌口中,死亦再活。

[注释]

①蛇莓:为蔷薇科植物蛇莓的果实,可作果品。新鲜全草捣汁供药用,有清热、凉血、消肿解毒之效。
②蛇残:蛇咬残。
③口噤:牙关紧闭,口不能开的症状,多因内有积热,外中风邪,痰凝气滞,瘀阻经络所致。

[译文]

主治胸、胃的热气病。被蛇咬残过的果实不可吃。

治孩子口噤,用蛇莓汁液灌进口中,昏死过去的也能再救活。

苦 芙①

微寒。

生食治漆疮②。五月五日采,暴干作灰,傅面目、通身漆疮。不堪多食尔。

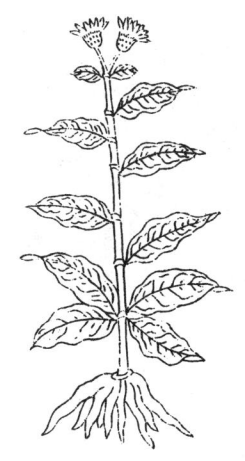

苦芙

食疗本草 55

[注释]

①苦芺(ǎo):为菊科植物蒙山莴苣的全草。有清热、凉血、解毒之效。

②漆疮:中医病名,即西医所说生漆过敏症,接触性皮炎的一种。皮肤敏感体质的人接触生漆或者感受漆气之后,暴露的皮肤突然红肿、刺痛、潮热发痒,甚或出现小丘疹及水疱。重者可遍及全身,并引起发烧、怕冷等症状。患者脱离漆气后可有自愈倾向。生漆,又叫大漆、土漆,我国特产的传统树脂涂料,由漆树乳液加工而成,应用广泛。

[译文]

性微寒。

生吃可治漆疮。五月五日采集,晒干烧成灰,敷在脸部或遍身发作的漆疮上。不可多食。

槐　实①

主邪气,产难②,绝伤③。
春初嫩叶亦可食,主瘾疹④、牙齿诸风疼。

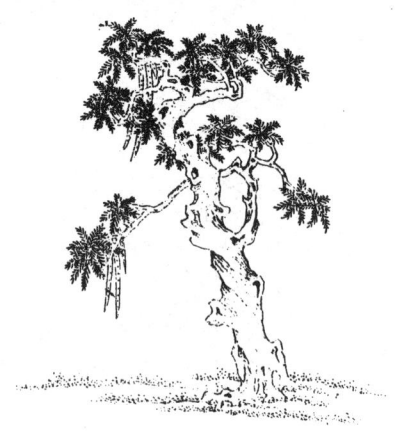

槐实

[注释]

①槐实：为豆科植物槐的果实。性寒味苦，归肝、大肠经。有清热泻火、凉血止血之效。

②产难：难产，孕妇分娩困难。

③绝伤：绝，断。筋骨折断的伤。

④瘾疹：中医病名，即风疹块、荨麻疹。证见皮肤突然出现大小不一的瘙痒性风团，可融合成块，时消时发，时隐时犯，急性者迅速消退，慢性者可反复发作。

[译文]

主治各种致病的邪气、难产、筋骨折断伤。初春的嫩叶也可食用，主治瘾疹，风邪侵犯引起的牙疼。

枸　杞①

寒。无毒。

叶及子：并坚筋能老，除风，补益筋骨，能益人，去虚劳。

根：主去骨热②，消渴。

叶和羊肉作羹，尤善益人。代茶法：煮汁饮之，益阳事③。

能去眼中风痒赤膜④，捣叶汁点之良。

又，取根洗去泥，和面拌作饮，煮熟吞之，去肾气⑤尤良。又益精气。

[注释]

①枸杞：为茄科植物枸杞或宁夏枸杞。枸杞子有滋肝补肾、益精明目之效。

②骨热：即骨蒸，感觉骨头深处发热的病证。

③阳事：指男子性功能或性生活。

食疗本草　57

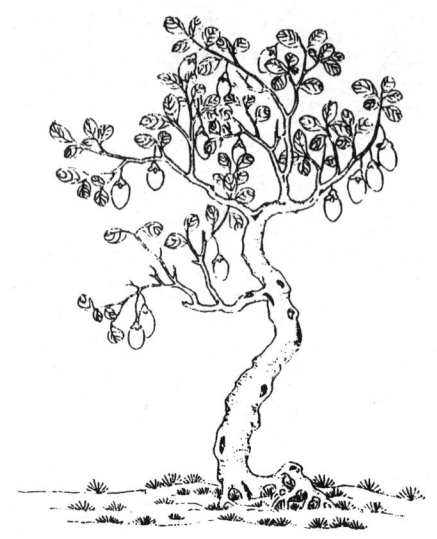

枸杞

④风痒赤膜：风毒引起的眼睛发痒和角膜发红的疾患。类似今结膜炎。

⑤肾气：即肾气不固，由肾气虚损、封藏固摄功能失调，引起膀胱失约、大肠不固、精关不固等，证见遗精滑泄、尿频遗尿、女子带下清稀等。

[译文]

性寒。无毒。

叶和果实：有强筋力、抗衰老、除风邪、补益筋骨之效，能补益人体，治疗虚劳。

根：有去除骨蒸潮热，治疗消渴的作用。

叶和羊肉做成羹，尤其能补益人体。代茶法：枸杞叶煮汁饮用，有益于男子阳事。

能去除眼中的风痒赤膜，用枸杞叶捣汁点眼，疗效很好。

又，取枸杞根洗去泥（切碎），拌上面粉做成面汤，煮熟后吞服，治肾气病尤其好。又有补益精气之效。

榆荚①

平。

右疗小儿痫疾②，小便不利。

又方，患石淋③、茎④又暴赤肿者，榆皮三两，熟捣，和三年米醋滓封茎上，日六七遍易。

又方，治女人石痈⑤、妒乳肿⑥。

案经：宜服丹石人。取叶煮食，时服一顿亦好。高昌⑦人多捣白皮⑧为末，和菹菜食之甚美。消食，利关节。

又，其子可作酱，食之甚香。然稍辛辣，能助肺气。杀诸虫，下气，令人能食。又心腹间恶气，内消之。陈滓者久服尤良。

又，涂诸疮癣妙。

又，卒冷气心痛，食之瘥。

[注释]

①榆荚：为榆科植物榆的果实，圆形钱状，也叫榆钱。

②痫疾：中医病名，或称"癫痫"。旧有十岁以上为癫，十岁以下为痫之说，故称小儿痫疾。一种易复发的中枢神经系统疾病，症见患者突然失神，面色泛白，双目凝视，旋即恢复常态。重者突然倒地，口吐白沫，四肢抽搐，声如羊叫，故俗名羊痫风、羊角风。易反复发作。

③石淋：中医淋证之一。证见小便涩痛，尿出砂石。为肾虚积热，水结为石之故，相当于今泌尿系统结石。

④茎：男子外尿道。

⑤石痈：中医病名。痈疽之至牢有根坚如石者。由寒气固留肌内，聚结血气而成。类似今肿瘤。

⑥妒乳肿：中医病名，即乳肿、乳痈。妇女乳房肿胀或生块状物。乳房出现硬结，胀痛，排汁不畅，或见恶寒发热。继而肿块增大，红肿剧痛，发

热不退，乳内成脓。由热结于乳所致，类似今乳腺炎。

⑦高昌：古地名。在今新疆吐鲁番一带。

⑧白皮：即将树皮或根皮去外层粗皮后的韧皮部（白色内皮）。

[译文]

性平。

治小儿痫疾，小便不畅。

又，患石淋，阴茎又突然红肿者，取榆树皮三两，仔细捣烂，和上存放三年的米醋渣，外敷在阴茎上，每天换药六七遍。

又，可以治疗妇科石痈、乳肿。

按经：适用于服食丹石药的人。取榆树叶煮食，一个时辰服一顿效果也很好。高昌人经常将榆白皮捣成粉末，加上酸菜一起吃，味道很好。能消食，通利关节。

又，榆荚的种仁可制酱，吃起来很香，但是稍微有些辛辣，能增强肺脏功能。能驱杀各种寄生虫，下排浊气，令人增加饭量。又能使心腹之间的不良之气在体内吸纳消除。陈年渣滓常吃效果尤其好。

又，榆仁酱涂敷各种疮癣疗效甚好。

又，突然患冷气引起心口疼，进食榆仁酱后可治愈。

酸 枣①

平。

主寒热结气，安五藏，疗不能眠。

[注释]

①酸枣：为鼠李科植物酸枣的种仁。有养肝宁心、敛汗生津之效。

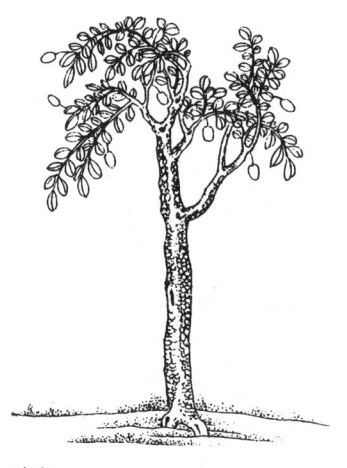

酸枣

[译文]

性平。

主治寒热等邪气郁结,安定五脏,治疗失眠。

木 耳①

寒。无毒。

利五藏,宣肠胃气拥、毒气。不可多食。惟益服丹石人,热发,和葱豉作羹。

[注释]

①木耳:为木耳科植物木耳的子实体。有补气耐饥、补血活血之效。

[译文]

性寒。无毒。

能通利五脏,消散肠胃之间的壅塞之气或毒气。不可多食。对于服食丹

食疗本草 61

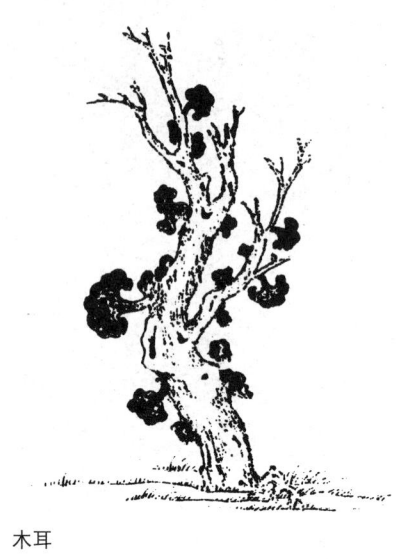

木耳

石药的人很有好处,丹石热毒发作,可取木耳和葱、豆豉一起做成羹食用。

桑①

桑椹:性微寒。食之补五藏,耳目聪明,利关节,和经脉,通血气,益精神。

桑根白皮:煮汁饮,利五藏。又入散用,下一切风气水气。

桑叶:炙,煎饮之止渴,一如茶法。

桑皮:煮汁可染褐色,久不落。

柴:烧灰淋汁,入炼五金家用。

[注释]

①桑:桑科植物桑。果穗即桑葚,有补肝益肾、黑发明目之效。桑叶、桑枝、桑根白皮(除去外层表皮的栓皮及白色韧皮部)也可入药。

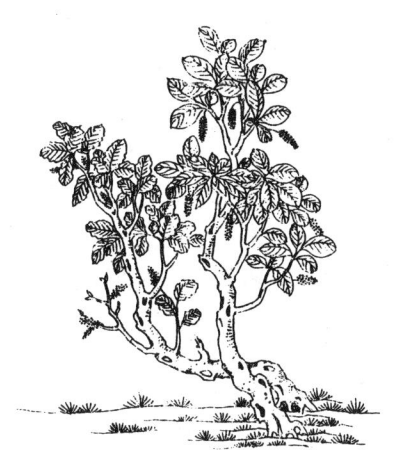

桑

[译文]

桑葚：性微寒。食之可以补五脏，使耳聪目明，关节灵便。能调和经脉，通理血气，补益精神。

桑根白皮：煮汁饮用，能通利五脏。又可配成散剂，消各种风气水气。

桑叶：炒炙后，煎水饮可止渴，一如饮茶的方法。

桑皮：煮汁可以染褐色，其色能长时间不消退。

桑枝叶：烧灰淋出汁，可用作炼金术士们的原料。

竹[1]

淡竹上，甘竹次。主咳逆，消渴，痰饮[2]，喉痹[3]，鬼疰恶气[4]。杀小虫，除烦热。

苦竹叶：主口疮，目热，喑哑。

苦竹笋[5]：主下热壅。

苦竹根：细剉[6]一斤，水五升，煮取汁一升，分三服。大下心肺五藏热毒气。

笋：寒。主逆气，除烦热，又动气，能发冷症⑦，不可多食。越有芦及箭笋，新者稍可食，陈者不可食。其淡竹及中母笋虽美，然发背闷脚气。

苦笋不发痰。

竹笋不可共鲫鱼食之，使笋不消成症病，不能行步。

慈竹：夏月逢雨，滴汁著地，生蓐⑧似鹿角，色白。取洗之，和姜酱食之，主一切赤白痢。极验。

慈竹沥⑨：疗热风，和食饮服之良。

淡竹沥：大寒。主中风大热，烦闷劳复⑩。

淡竹筎：主噎膈⑪，鼻衄。

竹实：通神明，轻身益气。

篁、淡、苦、甘外，余皆不堪，不宜人。

[注释]

①竹：竹有多种，供药用的主要有禾本科植物淡竹、苦竹、慈竹等。

②痰饮：指体内水液转输运化不利，停积在体内某些部位及由此引起的一类病证。这里指体内津液代谢障碍的产物，稠浊者为痰，清稀者为饮。此类病证常见痰多、苔腻、脉滑等症状。

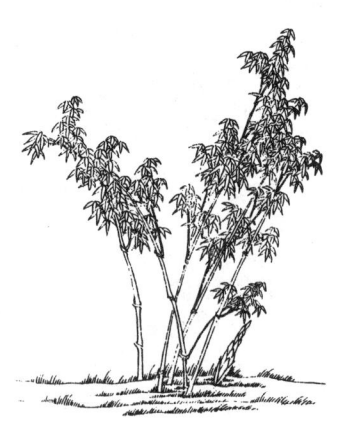

竹

③喉痹：中医病名。又称"喉闭"。为咽喉肿痛的统称，多见咽喉红肿、干燥、异物感，吞咽不顺，咽痒不适等症状。

④鬼疰（zhù）恶气：疰同"注"，意略同。古时认为由类似鬼邪的恶气侵入人体引起的恶疾，一般迁延不愈，殁后又传至他人，即具有传染性，类似今肺结核类疾病。

⑤竹筎：竹子茎秆的中间层。

⑥剉（cuò）：同"锉"，用锉磨东西。

⑦冷症：腹内结块的病，因吃冷食，寒气聚结成症。

⑧蓐：陈草复生。

⑨竹沥：新竹经处理后滴出的汁液。

⑩烦闷劳复：温热等疾病未彻底痊愈，因劳累而复发。

⑪噎膈：中医病名。症见食物不下或入胃即吐。见于多种食道或贲门疾患。

[译文]

淡竹药效最好，甘竹其次。主治咳嗽气逆，消渴，痰饮，喉痹，鬼疰恶气。能杀灭细小的虫子，消除体内烦热。

苦竹叶：主治口疮，眼目热毒，声音嘶哑。

苦竹筎：可下排壅积的热毒。

苦竹根：细切一斤，加水五升，煮成一升，分三次服，能强力排出心肺等五脏的热毒之气。

笋：性寒。治疗气上逆，消除烦热。容易引发气病，能引发冷症，不可多食。越地（浙江一带）有芦笋和箭笋，嫩的可以吃一点，稍老则不可吃。淡竹笋和中母笋虽然味道很好，但易引发背部闷痛、脚气等疾病。

苦笋不会引发痰疾。

竹笋不可与鲫鱼一起进食。二者一起食用，会使竹笋不能消化而患症病，令人不能行走。

慈竹：夏季遇到雨天，竹叶上的水滴在地上，生出一种蓐草，形状像鹿角一样，色白。采来洗净，加上姜、酱一起食用，主治各种赤白痢，极有效验。

慈竹沥：可驱除热风，和食物、米饮一起服用效果好。

淡竹沥：性大寒。主治中风，大热，心烦胸闷，过分劳累而热病复发等病症。

淡竹茹：主治噎膈，鼻出血。

竹实：可以使神清气爽，身体轻快，元气充足。

除䇡竹、淡竹、苦竹、甘竹以外，其余的竹类都不宜食用，对人体没有好处。

吴茱萸①

温。

右主治心痛，下气，除咳逆，去藏中冷。能温脾气消食。

又方，生树皮止牙疼痛痒等，酒煎含之立止。

又，患风瘙痒痛者，取茱萸一升，清酒②五升，二味和煮，取半升去滓，以汁微暖洗。

如中风贼风③，口偏不能语者，取茱萸一升，美豉三升④，美清酒四升，和煮四五沸，冷服之半升，日三⑤服，得小汗为瘥。

案经：杀鬼毒尤良。

又方，夫人冲冷风，欲行房阴缩不怒者，可取二七粒，嚼之良久，咽下津液。并用唾涂玉茎头即怒。

又，闭目者名欓子，不宜食。

又方，食鱼骨在腹中，痛，煮汁一盏，服之即止。

又，鱼骨刺在肉中不出，及蛇骨者，捣吴茱萸以封其上，骨即烂出。

又，奔豚气⑥冲心，兼脚气上⑦者，可和生姜汁饮之，甚良。

微温，主痢，止泻，厚肠胃。肥健人不宜多食。

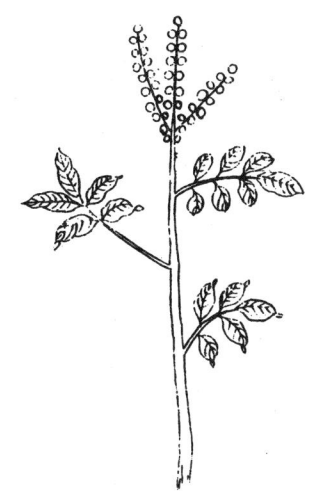

吴茱萸

[注释]

①吴茱萸：为芸香科植物吴茱萸的未成熟果实。为常用中药，性温，味辛苦，有小毒。有温中和胃、止痛散寒湿、理气助阳之效。

②清酒：米酒。

③贼风：四季气候异常形成的风邪，也称外邪，也指贼风内侵所引起的疾病。

④美豉三升：据《证类本草》引"食茱萸"文补。

⑤三：原文作"二"，参《千金方·食治》，当作"三"。

⑥奔豚气：中医病名。有气从小腹上冲胸脘、咽喉的病证。因气冲如豚奔突，故名奔豚气。多由肾脏阴寒之气上逆或肝经气火冲逆引起。今之冠心病等多见此症状。

⑦脚气上：脚气病危证，证见呼吸急促、心悸烦躁、胸满呕吐、神志恍惚。

食疗本草

[译文]

性温。

主治心口痛,能下排浊气,消除咳嗽呕逆,驱除脏腑中的冷气。能温壮脾脏功能,消化食物。

又方,新鲜吴茱萸树皮能止牙齿疼痛作痒,用酒煎汁含在口里立止。

又,皮肤起风疹,瘙痒疼痛的,取吴茱萸一升,米酒五升,两味共煮,煮成药汁半升,滤去药渣,晾至微温,擦洗患处。

如果中了冷热风邪或贼风、口歪不能说话的,可取茱萸子一升,好豆豉三升,好米酒四升,合在一起煮四五滚,一次冷服半升,日服三次。见有微汗出,就治愈了。

按经:去鬼毒药效尤其好。

又方,男子冲了冷风,欲行房事时,阴茎萎缩不能勃起,可取吴茱萸子二七一十四粒,在口里细细咀嚼,咽下药液,并用唾液涂在阴茎头上,就能勃起了。

又,果实外壳不裂开的叫做"欓子",不宜食用。

又方,吃鱼时鱼骨卡在腹中作痛,煮吴茱萸汁一盏,服用后痛即止。

又,鱼刺或蛇骨刺在肉中无法拔出,用吴茱萸捣烂,敷在创口上,骨刺就会朽烂脱出。

又,奔豚气上冲心,或者脚气冲心,可用吴茱萸和生姜汁一起饮用,疗效甚好。

性微温。主治痢疾,止腹泻,使肠胃厚壮。体肥身健的人不宜多吃。

槟 榔[①]

多食发热。南人生食。闽中名橄榄子。所来北者,煮熟、熏干将来。

[注释]

①槟榔:为棕榈科植物槟榔的种子。生吃、炒用均可。性温,有杀虫、

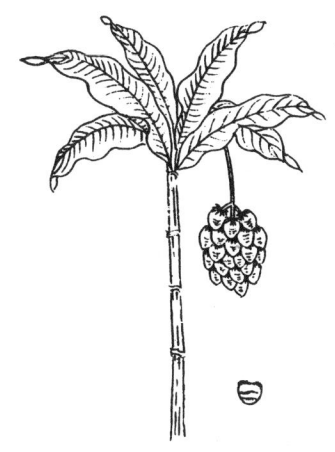

槟榔

破积、下气、行水、截疟之效。

[译文]

多吃容易引发热病。南方人喜欢生吃槟榔。闽中（今福建）把它叫做"橄榄子"。到北方的，都是煮熟、熏干后带来的。

栀 子[①]

主喑哑，紫癜风[②]，黄疸，积热心躁。

又方，治下鲜血：栀子人烧成灰，水和一钱匕服之，量其大小多少服之。

[注释]

①栀子：为茜草科植物山栀的果实。栀子性寒味苦，有清热利尿、泻火除烦、凉血止血之效。

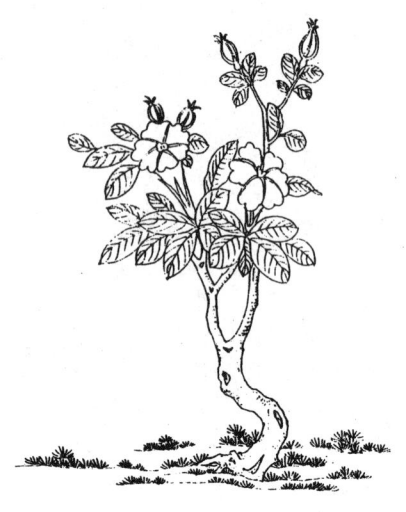

栀子

②紫癜风：一种慢性传染性皮肤病，皮肤出现紫红色多角形扁平丘疹，表面有蜡质光泽，瘙痒，类似今西医所指扁平苔藓。

[译文]

主治声音嘶哑或失声、紫癜风、黄疸、热邪蕴积导致的心胸烦躁。

又药方，治便鲜血：将栀子仁烧成灰，取一钱匕加水调和服下，根据病人的年龄大小及便血的量多少来服用。

芜　荑^①

平。

右主治五内邪气，散皮肤支节间风气。能化食，去三虫②，逐寸白③，散腹中冷气。

又，患热疮④，为末，和猪脂涂，瘥。

又方，和白沙蜜⑤治湿癣⑥。

又方,和马酪治干癣⑦,和沙牛酪疗一切疮。

案经:作酱食之,甚香美。其功尤胜于榆人,唯陈久者更良。可少吃,多食发热、心痛,为其味辛之故。秋天食之尤宜人。长吃治五种痔病。诸病不生。

又,杀肠恶虫。

[注释]

①芜荑:榆科植物大果榆果实的加工品。将榆荚去膜翅,取种子水浸发酵,加入榆树皮粉、红土、菊花粉混合成糊,切块晒干。气味腥臭难闻,有杀虫消积之效。

②三虫:小儿常见的三种肠道寄生虫。《诸病源候论》作长虫、赤虫、蛲虫,即今蛔虫、姜片虫、蛲虫。

③寸白:一种人体肠道寄生虫,即绦虫。绦虫虫体节片随粪便排出,色白盈寸,故称寸白。《诸病源候论》载:寸白,是九虫之一也。

④热疮:一种好发于皮肤黏膜交界处的急性疱疹性皮肤病,常伴随高热发生,所以名热疮。类似今单纯疱疹等。

⑤白沙蜜:据《圣济总录》载"雄黄膏"治一切癣,用到"沙糖色白者",又《本草衍义》载为冬采蜜糖,因其经久则陈白而沙得名。可见白沙蜜是蜜糖长期保存后析出的浅白色沉淀。

⑥湿癣:中医病名。证见皮肤潮红、糜烂、瘙痒,抓破后创面扩大。类似今急性湿疹等。

⑦干癣:《诸病源候论》载:干癣,但有匡郭,皮枯索痒,搔之白屑出是也。类似今银屑病等皮肤病。

[译文]

性平。

主治五脏的邪气,消散皮肤和肢体关节中的风邪。能消化积食,驱除三虫、寸白等肠道寄生虫,消散腹内聚结的冷气。

食疗本草 71

又，患热疮的，可用芜荑捣成末，调以猪油涂上，可痊愈。

又方，芜荑末调白沙蜜可治湿癣。

又方，芜荑末调和马奶酪能治干癣，调以起沙的牛奶酪治疗各种疮。

按经：芜荑做酱吃，味道很香美，效果更胜过榆仁酱。保存陈久的更好。可以少吃一些，多吃会引发热毒、心口痛，这是因为它性味辛辣的缘故。秋天食用对人更有益。常吃可治五种痔病。不易生病。

又，芜荑能杀肠道的恶性寄生虫。

茗①（茶）

茗叶：利大肠，去热解痰。煮取汁，用煮粥良。

又，茶主下气，除好睡，消宿食，当日成者良。蒸、捣经宿，用陈故者，即动风发气。

市人有用槐、柳初生嫩芽叶杂之。

[注释]

①茗：即茶叶，为山茶科植物茶的芽叶，早摘为茶，晚摘为茗。为我国

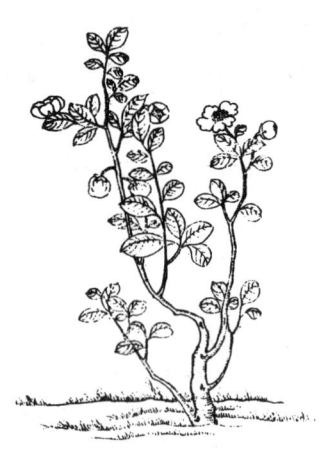

茗

传统饮料。唐代饮茶多采用烹煮茶叶的方法，今世多以热水冲泡。茶叶含咖啡碱、茶碱、鞣质、挥发油等，有清利头目、除烦渴、化痰消食、利尿解毒之效。

[译文]

茶叶：清利大肠，清热化痰。煮成茶汁，用来煮粥喝，效果很好。

又，茶有下气的功效，能抑制嗜睡，消化隔夜宿食。当天煮成的茶质量好。蒸熟或者捣烂后隔夜的，或者饮用久置的陈茶，能引发风邪气病。

茶商有用槐树、柳树初生的嫩芽叶掺杂在茶叶中作假的。

蜀椒、秦椒[1]

温。

粒大者，主上气咳嗽，久风湿痹[2]。

又，患齿痛：醋煎含之。

又，伤损成疮中风：以面裹作馄饨，灰中炮之，使熟断开口，封其疮上，冷，易热者，三五度易之。亦治伤损成弓风[3]。

又，去久患口疮[4]，去闭口者，以水洗之，以面拌煮作粥，空心吞之三五匙，以饭压之。重者可再服，以瘥为度。

又，秦椒[5]：温，辛，有毒。主风邪腹痛，寒痹。温中，去齿痛，坚齿发，明目，止呕逆，灭瘢，生毛发，出汗，下气，通神，去老血[6]，利五藏。治生产后诸疾，下乳汁。久服令人气喘促。十月勿食，及闭口者大忌，子细黑者是。秦椒白色也。

除客热[7]，不可久食，钝人性灵。

[注释]

①蜀椒、秦椒：芸香科植物花椒及香椒子（药材"青花椒"）等的果皮。古代据产地不同而有蜀椒、秦椒之分。花椒为常用调料，性温味辛，

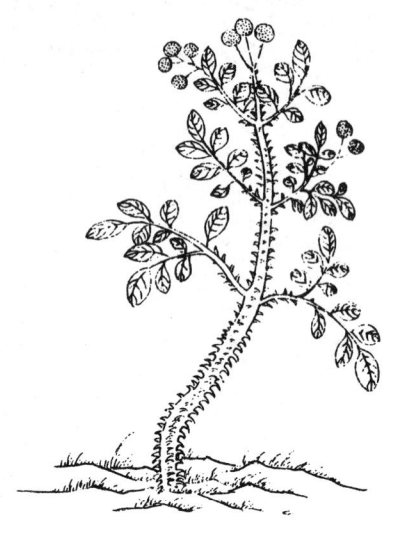

蜀椒

有温中散寒、除湿止痛、杀虫之效。

②风湿痹：中医病名。由风邪寒湿侵入人体，造成肌体阻痹不通，引起肢体关节疼痛、麻木等。

③弓风：破伤风。因破伤风易引起人体肌肉痉挛，项背高度强直，人体后弯如弓而名。

④口疮：口腔溃疡。一种容易复发的口腔黏膜浅表性溃疡，可有剧烈疼痛，俗称"口腔上火"。

⑤秦椒：底本作"椒"，据原注补。

⑥去老血：底本作"去老，益血"，据原注改。老血，瘀血。

⑦客热：发热时停时起的症状。又指体外侵袭的热邪。

[译文]

性温。

颗粒大的花椒，主治咳嗽上气及慢性风湿痹痛。

又,牙疼:用醋煎花椒,取汁含。

又,身体受伤损创面感染风毒:可用面粉裹花椒,做成馄饨,在热灰中焙,熟透后启开馄饨口,封在疮面上,凉了以后再换热的,换三五次。此方也可治疗伤口感染造成的破伤风。

又,治疗口疮长久不愈:将花椒挑去外壳未裂开口的,水洗后,拌上面粉煮成粥。空腹吞服三五汤匙,然后吃饭压住药气。病重者可以再服,直到病好为止。

又,秦椒:性温,味辛,有毒。主治风邪引起的腹痛、寒痹。可暖脾胃,止牙痛,使牙齿坚固,头发不易脱落,明目,止呕逆,去皮肤瘢痕,促使毛发生长。能发汗,下气,提神,化瘀血,利五脏。可治产后的各种疾病,催乳。长期服用可使人呼吸急促或气喘。十月不宜吃花椒。外壳不裂口者,特别要忌用。种子细小色黑的是蜀椒。秦椒的种子是白色的。

能去客热。不可长期食用,容易使人性情心灵变得愚钝。

蔓 椒①

主贼风②挛急。

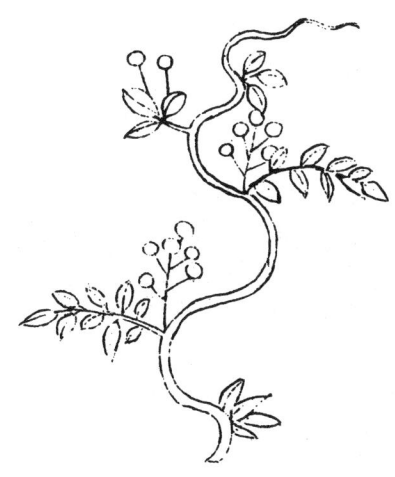

蔓椒

[注释]

①蔓椒：为芸香科植物两面针的根或茎叶。性温，味辛苦，有小毒。有祛风通络、消肿止痛之效。常用治风湿痹痛、筋脉挛急。

②贼风：四季异常的天气变化。尤指夜间人所不备时发生的天气变化，因此种风邪袭人于不防，故名贼风。

[译文]

主治感受贼风而致的手足拘急挛缩，伸缩不灵。

椿①

温。

动风，熏十二经脉、五藏六腑。多食令人神不清，血气微。

又，女子血崩及产后血不止，月信来多，可取东引细根一大握洗之，以水一大升煮，分再服便断。亦止赤带②下。

又，椿俗名猪椿。疗小儿疳痢③，可多煮汁后灌之。

又，取白皮④一握，仓粳米五十粒，葱白一握，甘草三寸炙，豉两合，以水一升，煮取半升，顿服之。小儿以意服之。枝叶与皮功用皆同。

[注释]

①椿：楝科植物香椿，嫩芽叶（椿芽）可食，椿白皮性微寒，有燥湿清热、收敛固涩、驱虫解毒之效。

②赤带：妇科病名。证见阴道流出红色似血非血的黏液，淋漓不断。

③小儿疳痢：中医病名。病儿消化不良，营养不良，体弱腹大，面黄肌瘦，并有泻痢，多因饮食不当、寄生虫等引起。

④白皮：椿白皮。椿树干或椿树根的内层白皮。

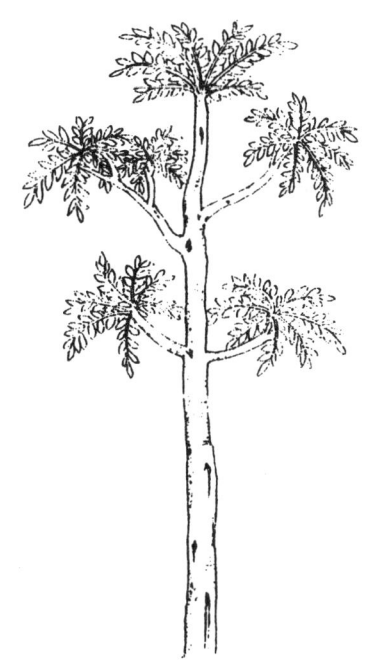

椿

[译文]

性温。

能引发体内风气,刺激十二经脉、五脏六腑。吃多了可使人神志不清,气血运行衰微。

又,女子血崩及产后出血不止,月经量多,可取向东伸长的椿树细根一大把洗净,加水一大升煮汤,分两次饮服,即可止血。也能止妇女赤带。

又,椿俗名"猪椿"。治疗小儿疳痢,可多煮一些椿根水灌给小孩喝。

又,取椿白皮一把,陈贮粳米五十粒,葱白一把,甘草三寸炙过,豆豉两合,加水一升,煎煮成半升药汁,一次服完。小儿根据情况愿服多少算多少。椿树的枝叶与白皮的功用都相同。

食疗本草

樗①

主疳痢，杀蛔虫。又名臭椿。若和猪肉、热面②频食，则中满，盖壅经脉也。

[注释]

①樗（chū）：苦木科植物臭椿，与香椿为不同科的植物。味苦性温，有小毒。有固涩驱虫之效。
②热面：新麦面。中医认为新麦性热，面也如此。

[译文]

主治小儿疳痢，杀蛔虫。又名"臭椿"。如经常与猪肉、新麦面一起食用，会引起胃胀，这是因为热气壅塞了脾胃经脉。

郁李人①（仁）

气结者，酒服人四十九粒，更泻，尤良。
又，破癖气②，能下四肢水。

[注释]

①郁李人：即郁李仁，蔷薇科植物郁李及同属多种近缘植物的种仁。果实甘酸，可食。性平，有润燥滑肠、下气利水之效。
②癖气：中医病名。水液积于两肋，时疼时止的病证。系由脏腑遇寒水液不得正常运化，凝聚壅堵所致。

[译文]

脏腑气结的，用酒送服郁李仁四十九粒，多腹泻几次，效果更好。

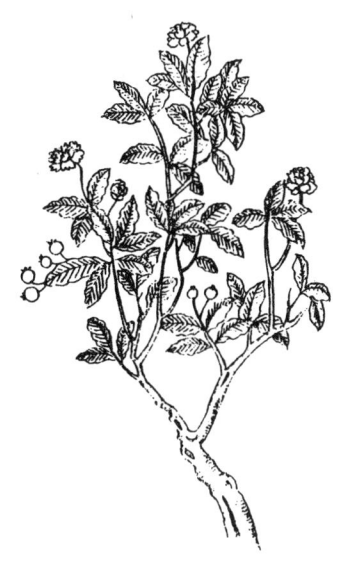

郁李

又，能破两肋癖气，消四肢水肿。

胡　椒①

治五藏风冷，冷气心腹痛，吐清水，酒服之佳。亦宜汤服。若冷气，吞三七枚。

[注释]

①胡椒：为胡椒科植物胡椒的果实，常用调味品。性热，味辛。有温中下气、消痰解毒之效。

[译文]

治五脏风邪冷气，如冷气发作引起心口疼和腹痛，口吐清水，可用酒送

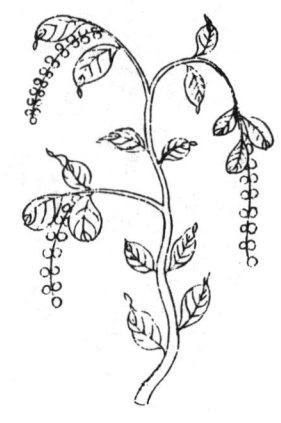

胡椒

服胡椒，效果很好。也适宜温水送服。如治冷气，可吞食二十一粒。

橡 实①

主止痢，不宜多食。

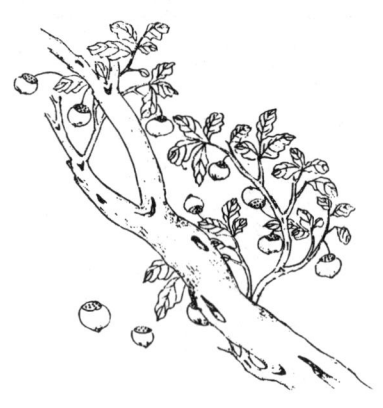

橡实

[注释]

①橡实：壳斗科植物麻栎的果实。性温，有涩肠固脱之效。

[译文]

能止泻痢，不宜多吃。

鼠 李①

微寒。

主腹胀满。其根有毒，煮浓汁含之治䘌齿。并疳虫②蚀入脊骨者，可煮浓汁灌之良。

其肉：主胀满谷胀③，和面作饼子，空心食之，少时当泻。

其煮根汁，亦空心服一盏，治脊骨疳④。

[注释]

①鼠李：鼠李科小乔木或大灌木鼠李。有清热利湿、消积杀虫之效。
②疳虫：即䘌虫。
③谷胀：因食物不消化致胸腹胀满。又名食胀。
④脊骨疳：中医指人久患疳疾瘦弱而脊骨突显，或说是疳虫蚀咬脊骨致病。

[译文]

性微寒。

主治腹部胀满。根有毒，煮出浓汁含在嘴里可以治疗龋齿。患疳虫病已经蚀入脊骨者，可用鼠李根煮成浓汁灌服，效果很好。

果肉：主治胸腹胀满，谷胀。掺上面粉做成饼子，空腹吃下，少时便可泄下积食。

鼠李根煮汁，每天空腹服一盏，可治脊骨疳。

食疗本草　81

枳 椇①

多食发蛔虫。昔有南人修舍用此,误有一片落在酒瓮中,其酒化为水味。

[注释]

①枳椇:为鼠李科植物枳椇的带有肉质果柄的果实或种子,又名拐枣。肉质果柄香甜味美,可作果品。有止渴除烦、去膈上热之效。能解酒毒。

[译文]

多食能引发蛔虫病。过去有南方人用枳椇木盖房子,不小心一片木料掉进酒瓮中,瓮中的酒味变得跟水一样。

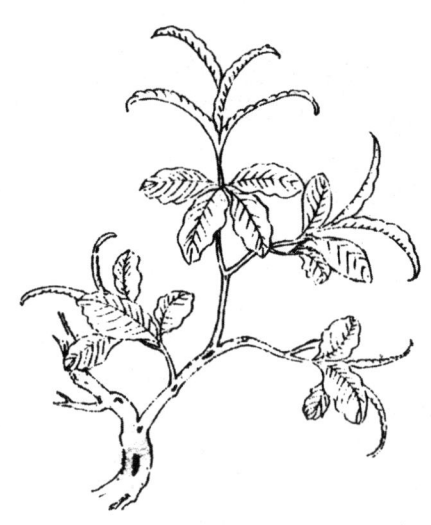

枳椇

棐(榧)子[①]

平。

右主治五种痔,去三虫,杀鬼毒,恶疰[②]。

又,患寸白虫人,日食七颗,经七日满,其虫尽消作水即瘥。

按经:多食三升、二升佳,不发病。令人消食,助筋骨,安荣卫[③],补中益气,明目轻身。

[注释]

①棐(榧)子:又名香榧,为红豆杉科植物榧的种子。性平,味甘。有杀虫消积之效。

②恶疰:中医病名。人体虚弱,为恶毒之气所伤,自经络流移心腹,往来击痛的证候。

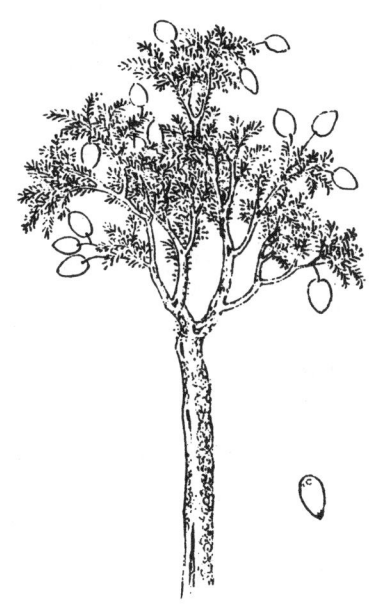

棐子

③荣卫：指人体气血循环。荣，指血的循环；卫，指气的周流。荣卫二气相辅相成，共同滋养人体。

[译文]

性平。

主治五种痔疮，能驱除肠道寄生虫，消除鬼邪毒气、恶疰。

又，患绦虫病的人，每天吃七粒榧子，吃满七天之后，腹中的虫都化成水，病就好了。

按经：多吃三两升为好，也不会引发其他疾病。可使人消积食，壮筋骨，安荣营卫，补脾胃，益元气，明视力，健身体。

藕①

寒。

右主补中焦②，养神，益气力，除百病。久服轻身耐寒，不饥延年。

生食则主治霍乱后虚渴、烦闷、不能食。长服生肌肉，令人心喜悦。

案经：神仙家③重之，功不可说。其子能益气，即神仙之食，不可具说。

凡产后诸忌，生冷物不食，唯藕不同生类也。为能散血④之故，但美即而已。可以代粮。

又，蒸食甚补益五藏，实下焦，令肠胃肥厚，益气力。与蜜食相宜，令腹中不生诸虫。

亦可休粮⑤。仙家有贮石莲子⑥及干藕经千年者，食之不饥，轻身能飞，至妙。世人何可得之。

凡男子食，须蒸熟服之，生吃损血。

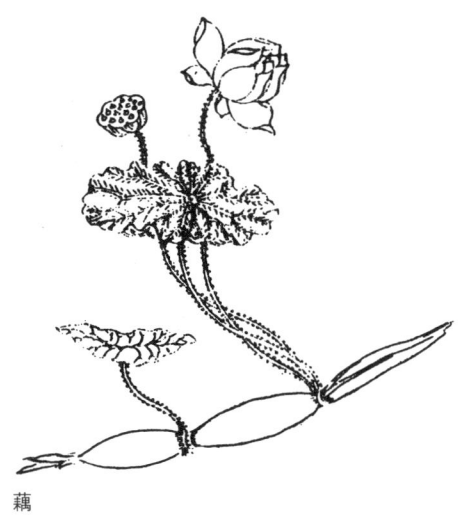

藕

[注释]

①藕：为睡莲科植物莲的肥大根茎。味美可食。生藕性寒，有清热解烦、凉血散瘀之效；熟藕性平，有健脾开胃、补血生肌之效。

②中焦：三焦之一，人体中部的器官系统，指上腹部，包括脾胃等，主水谷消化吸收。

③神仙家：旧时追求成仙的术士。常服食丹石药品、休粮辟谷等进行修炼。

④散血：破瘀血，使血流疏通。

⑤休粮：神仙家养生法，亦称辟谷。通过服食药品、服气等代替进食五谷，以求脱胎换骨，出俗入化。

⑥石莲子：有称甜石莲，为莲的成熟果实。有清湿热、清心宁神之效。

[译文]

性寒。

有补益中焦，补养精神，增益气力，消除百病之效。久服可使身体轻健，抗寒冷，不易饥饿，延年益寿。

生吃主治霍乱病引起的内虚口渴、烦闷、不能进食。长期服用可以促进肌肉生长，使人心情愉快。

按经：神仙家很重视它，功用难以言表。它的种子（莲子）能补气，是神仙家的食物，功效难以具体言讲。

妇女产后有很多忌讳，不能吃生冷之物。但是藕不在忌口生食之列，因为它能活血散瘀，但是吃得恰到好处就行了。可以代替粮食用。

又，蒸熟食用，很能补益五脏、充实下焦，能使胃肠肥健，增益气力。适合与蜜一起食用，能使腹内不生各种寄生虫。

藕也可用来辟谷。神仙家有贮藏经历千年的石莲子和干藕的，吃下以后不再饥饿，身体轻捷得能飞起，十分奇妙。俗世哪能得到呀！

凡是男子食用，必须蒸熟了吃。生吃有损津血。

莲　子①

寒。

右主治五藏不足，伤中②气绝③，利益十二经脉、廿五络血气。生吃微动气，蒸熟为上。

又方，熟去心，曝干为末，著蜡及蜜等分为丸服。日服三十丸，令人不饥。学仙人最为胜。

若雁腹中者，空腹服之七枚，身轻，能登高涉远。采其雁食之，或粪于野田中，经年犹生。

又，或于山岩石之下息粪中者，不逢阴雨，数年不坏。

又，诸飞鸟及猿猴，藏之于石室之内，其猿、鸟死后，经数百年者，取得之服，永世不老也。

其子房及叶皆破血。

又，根停久者，即有紫色。叶亦有褐色，多采食之，令人能变黑如瑿④。

[注释]

①莲子：即莲的果实和种子。味干、涩。性平。有养心安神、益肾涩精、补脾涩肠之效。

②伤中：中医病名。指体腔膈或内脏受损。也指中焦脾胃之气受损。此处似指前者。

③气绝：中医病名。指十二经络脏气衰竭败绝。

④瑿：黑色的琥珀。

[译文]

性寒。

主治五脏不足，膈或内脏损伤、脏气衰竭败绝；有益于十二经脉和二十五络脉的血气生息循环。生吃莲子略能引发气病，以蒸熟为好。

又方，蒸熟去掉莲心，晒干研成末，加上蜡和等量的蜜，做成药丸服用。一天服三十丸，可使人不感到饥饿。修仙习道的人最喜欢采用。

如有大雁肚子里的莲子，空腹服用七粒，就能身体轻捷，善于登高涉远。采集到的大雁吃后，又随粪便排泄到田野里的，过了一年，还是鲜活的。

又，留在山岩石下陈旧粪便中的，不遇上阴雨，数年也不会朽坏。

又，被飞鸟和猿猴藏在石洞内，在猿猴、飞鸟死后几百年的，如能找到取来服用，永世都不会衰老啊。

它的子房（莲蓬）和叶子都有破瘀化血之效。

又，莲藕时间长了，会变紫色。荷叶也有褐色的。多采这样的莲藕或荷叶食用，能使人的皮肤像黑色的琥珀一样黝黑润泽。

橘①

穰：止泄痢。食之，下食，开胸膈痰实结气。下气不如皮也。穰不可多食，止气。性虽温，甚能止渴。

皮：主胸中瘕热逆气②。

又，干皮一斤，捣为末，蜜为丸。每食前酒下三十丸，治下焦冷气。

又，取陈皮一斤，和杏仁五两，去皮尖③熬，加少蜜为丸。每日食前饮下三十丸，下腹藏间虚冷气。脚气冲心，心下结硬④，悉主之。

[注释]

①橘：为芸香科植物福橘或朱橘等多种橘类的成熟果实。可食用。橘皮可入药，性温，味苦辛，有顺气健胃、化痰止咳之效。陈橘皮即"陈皮"。

②瘕（jiǎ）热逆气：瘕，腹内结块的病。热逆气，热气冲逆于上。

③去皮尖：某些种仁类中药的加工方法。即去掉外层种皮和胚芽。皮尖中并无有毒成分，但去皮尖更有利于药物有效成分煎出。

④心下结硬：中医病状，即胸下结硬。胸下膈间感觉胀硬疼痛。

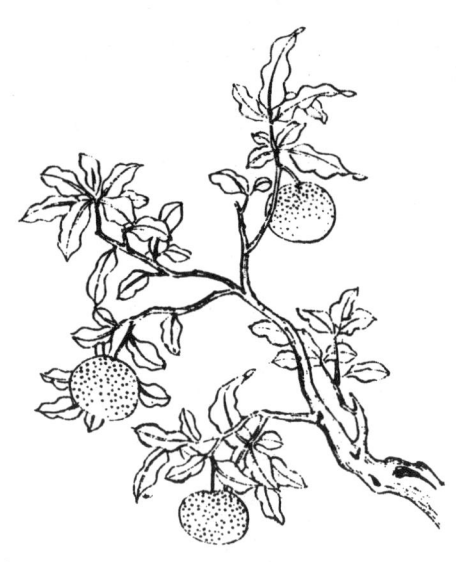

橘

[译文]

橘瓣：止泻痢，吃了能消食，化散胸膈间的痰热壅塞和结气。下排浊气的功效不如橘皮。橘瓣不可多吃，多吃也会引起气滞。橘虽然性温，但很能止渴。

橘皮：治腹内瘕气结块，肺气上逆。

又，干橘皮一斤，捣成末，调和蜂蜜做成药丸。每顿吃饭前用酒服下三十丸，可治身体下焦的冷气。

又，取陈皮一斤，加杏仁五两，去皮尖后一起煎汤，加少许蜂蜜做成药丸。每天饭前用米汤送服三十丸，能消除因腹中脏器功能虚弱而发生的冷气。脚气冲心、胸下结硬等都可治疗。

柚①

味酸。不能食。可以起盘。

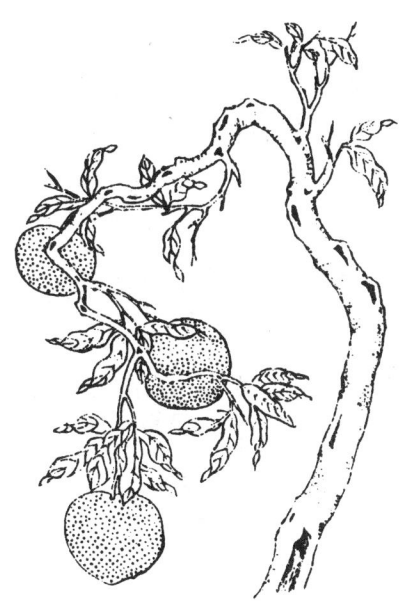

柚

[注释]

①柚：为芸香科植物柚的成熟果实。有开胃消食、下气祛痰、解酒毒之效。

[译文]

味酸，不能吃，可以装盘作摆设。

橙①

温。

去恶心，胃风②，取其皮和盐贮之。

又，瓤：去恶气。和盐蜜细细食之。

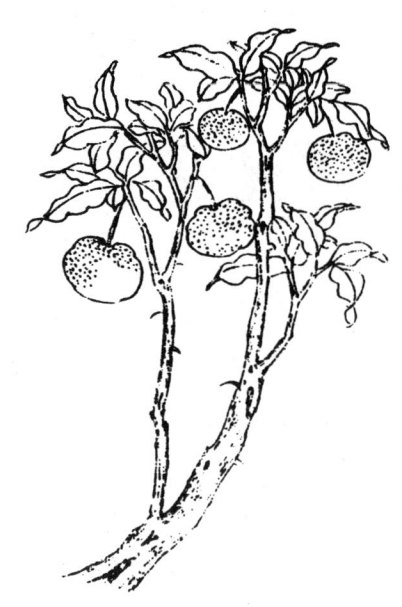

橙

[注释]

①橙：为芸香科植物香橙的成熟果实，可食。有宽胸膈、止呕恶、解酒毒之效。

②胃风：中医病名。一由风邪侵犯胃腑所致（或称"胃家风"），证见颈部多汗，怕风，腹胀泄泻，病人体瘦腹大。一由胃中积热而生风，以呕吐为主证。

[译文]

性温。

能治疗恶心、胃风，剥取橙皮加盐腌制后服用。

又，橙子瓤可消除致病的恶气，可加上食盐和蜂蜜慢慢吃下。

干 枣①

温。

主补津液②，养脾气，强志。三年陈者核中人，主恶气、卒疰忤③。

又，疗耳聋、鼻塞，不闻音声、香臭者，取大枣十五枚，去皮核；蓖麻子三百颗，去皮。二味和捣，绵裹塞耳鼻。日一度易，三十余日闻声及香臭。先治耳，后治鼻，不可并塞之。又方，巴豆十粒，去壳生用。松脂同捣，绵裹塞耳。

又云，洗心腹邪气，和百药毒。通九窍，补不足气。

生者食之过多，令人腹胀。蒸者食之，补肠胃，肥中益气。第一青州④，次蒲州⑤者好。诸处不堪入药。

小儿患秋痢⑥，与虫枣食，良。

枣和桂心、白瓜人、松树皮为丸，久服香身，并衣亦香。

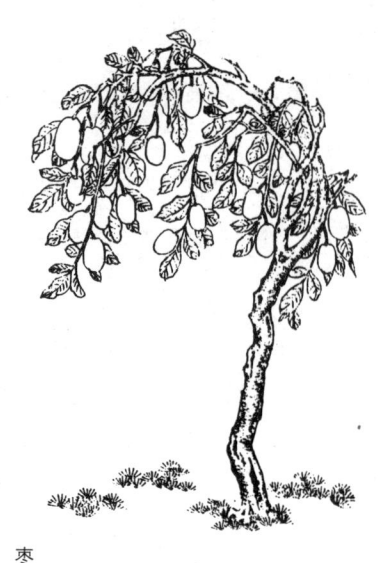

枣

[注释]

①干枣：为鼠李科植物枣的干燥成熟果实。味甜可食。有补中益气、养血安神之效。

②津液：充盈体内脏腑间的营养物质。由人体摄入的食物经消化吸收后，精微化生而成。在脉管内的，为血液的组成成分之一；脉管外的，为遍布组织间隙的营养液。

③疰忤：中医病名。又作注忤。"疰"指一种滞留于人体、又能传染给旁人的病证。突然心腹有击痛感，甚至立即感到满闷者，称作"客忤"。余毒不尽，时常发作，肌肉无力，胸腹刺痛，名作"疰忤"。包括今多种慢性传染病。

④青州：古地名。今泰山以东至渤海一带。

⑤蒲州：古地名。今山西西南部一带。

⑥秋痢：痢疾，证见里急后重，腹痛便脓，常发于秋，故名秋痢。

[译文]

性温。

能滋补人体津液，养脾胃之气，增强记性。三年的陈枣核里面的枣仁主治恶气和突发的疰忤。

又，治耳聋、鼻塞，听不到声音，闻不出香臭的病，取大枣十五枚，除去枣皮枣核；蓖麻子三百颗，去皮。两味药掺在一起捣烂，用丝绵包裹塞在耳、鼻孔里，一天换一次，三十多天以后就能听见声音，闻到香臭了。先治耳朵，后治鼻子，不可同时塞药。又方，巴豆十粒，去壳后生用；与松脂一起捣烂，丝绵包裹塞耳孔。

又说，能消除心腹间的邪气，和解各种药物的毒性。能通理九窍，补益元气的不足。

鲜枣吃得过多，会使人腹胀。蒸熟后吃，滋补肠胃，使脾胃肥健，增益元气。第一是青州产的，其次蒲州产的最好。其余地方产的都不堪入药。

小儿患秋痢，喂给有虫口的大枣，疗效很好。

大枣加桂心、白瓜仁、松树皮制成药丸，服用久了能使身体发出香气，连衣服也会有香。

软　枣①

平。

多食动风，令人病冷气，发咳嗽。

[注释]

①软枣：为柿科植物君迁子的果实。又名牛奶柿。性凉，有止渴、润燥之效。

[译文]

性平。

多吃能引动风气，使人患冷气病，并引发咳嗽。

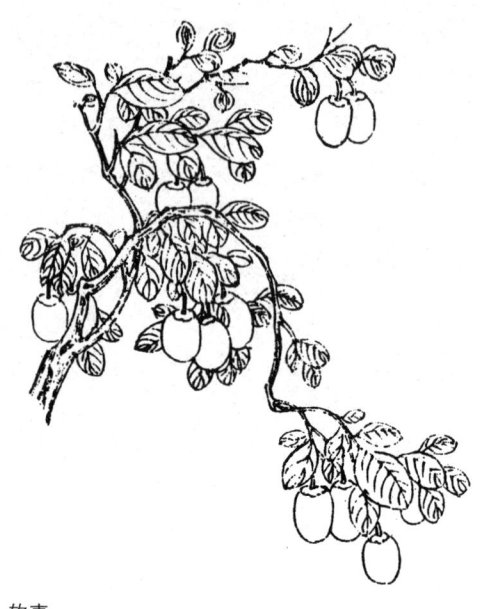

软枣

蒲桃[①]（葡萄）

平。

右益藏气，强志，疗肠间宿水[②]，调中。

按经：不问土地，但取藤，收之酿酒，皆得美好。

其子不宜多食，令人心卒烦闷，犹如火燎。亦发黄病。凡热疾后不可食之，眼暗、骨热，久成麻疖病[③]。

又方，其根可煮取浓汁饮之，止呕哕及霍乱后恶心。

又方，女人有娠，往往子上冲心[④]。细细饮之即止。其子便下，胎安好。

[注释]

①蒲桃：即葡萄，葡萄科落叶藤本植物葡萄的果实。味甜酸可食。有补气血、强筋骨、利小便之效。

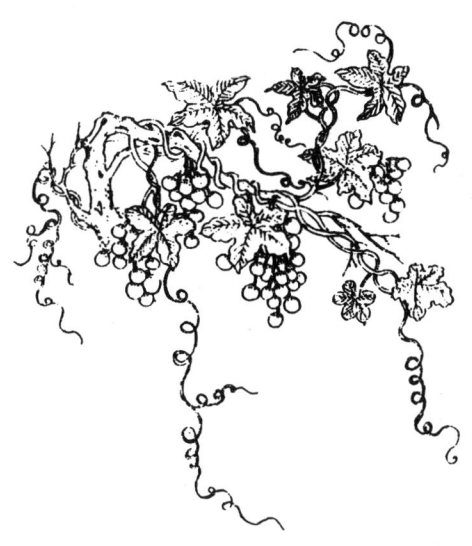

蒲桃

②宿水：宿积的水液。

③麻疖病：疖，指毛囊和皮脂腺的化脓性感染，单个者为疖，反复多发者为疖病。麻疖病，其义不详，或指能遗留瘢痕的疖病。又释为麻癞病，即结核样型麻风。

④子上冲心：又称胎上逼心或子悬。指孕后胎逆上逼，出现胸膈胀满，痞闷不舒，甚者喘急不安等症状。

[译文]

性平。

能补益脏腑之气，增强记性，治疗肠道的积水，调理脾胃。

按经：不管何处出产的，只要是蒲桃藤，就可拿来酿酒，都能酿出好酒来。

蒲桃不宜多吃，多吃令人突发心口嘈杂烦闷，好像火燎一样，也能引起黄病。凡是患热性疾病，都不可吃蒲桃，会使人眼睛昏暗，骨热，久了会成为麻疖病。

又方，蒲桃根煮成浓汁饮用，能止呕吐呃逆，以及霍乱病的恶心。

又方，妇女怀孕，往往有子上冲心的症状。用蒲桃根煮的浓汁，慢慢地饮下就可以止住，使胎位下复，胎儿平安无事。

栗 子①

生食治腰脚。蒸炒食之，令气拥，患风水气②不宜食。

又，树皮：主瘅疮毒③。

谨按：宜日中暴干，食即下气、补益。不尔犹有木气，不补益。就中吴④栗大，无味，不如北栗也。其上薄皮，研，和蜜涂面，展皱。

又，壳：煮汁饮之，止反胃、消渴。

今有所食生栗，可于热灰中煨之，令才汗出，即啖之，甚破气。不得使通熟，熟即拥气。生即发气。故火煨杀其木气耳。

[注释]

①栗子：壳斗科植物栗的种仁。性温，味甘，可食。有养胃健脾、补肾强筋之效。

②风水气：即"风水"，又名"风水肿"，中医病名。多因外感风邪毒湿，致肺气紊乱，脾运失调，血瘀水停，以突发局限性水肿为特征。类似今血管神经性水肿。

③瘅（dàn）疮：又名瘅疽，由热毒炽盛引起的毒疮，常发于头部。

④吴：古地名，位在今苏南浙北一带。

[译文]

生吃强壮腰脚。蒸或炒熟食用，易壅塞气机。患风水气的病人不宜食。

又，栗树皮：主治瘅疮毒。

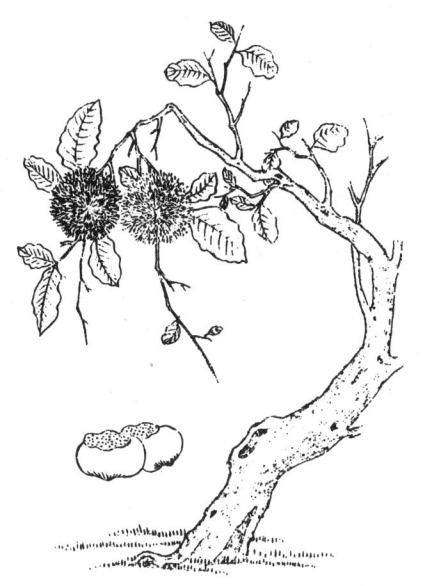

栗子

谨按：最好是在中午晒干，吃了能顺气、补益人体。不然还残留有栗树的木毒，没有补益作用。其中吴地产的栗子大而无味，不如北方产的。包在栗子肉上的二层薄皮，研细，调上蜂蜜涂脸，能舒展脸上的皱纹。

又，栗壳：煮汁饮用，能治反胃、消渴。

如有生栗子要吃，可放在热炉灶灰中煨，等到栗壳上开始有水珠渗出，就可以吃了，很能破气滞。不要让栗子熟透，熟透了就会壅气，生栗子能引动气病，所以用火煨的办法消除它的木毒。

覆盆子[①]

平。

右主益气轻身，令人发不白。其味甜、酸。五月麦田中得者良。采其子于烈日中晒之，若天雨即烂，不堪收也。江东[②]十月有悬钩子③，稍小，异形。气味一同。然北地无悬钩子，南方无覆盆子，盖土地殊也。虽两种则不是两种之物，其功用亦相似。

[注释]

①覆盆子：为蔷薇科植物覆盆子、掌叶覆盆子等的果实。可食。性温，有补肝肾、涩精、明目、缩尿之效。

②江东：又称江左、江南，长江下游以南一带的地方，曾是我国古代人文阜盛之地。

③悬钩子：蔷薇科悬钩子属的一种落叶灌木。又称山莓，根、茎、叶、果实都可以入药。

[译文]

性平。

有补益气机，使人身体轻捷的功效，能使人头发不白。味甜酸。以五月间在麦田里采到的为好。采集它的果实放在烈日下晒干。若遇上下雨很快就腐烂，没法收贮了。江东十月间产悬钩子，果实个头稍小，形状也不相同，但习性味道一样。北方不产悬钩子，而南方不产覆盆子，这是水土地理不相同的缘故。虽然悬钩子、覆盆子是两种名目，却又不是不同种类的植物，功用也都相似。

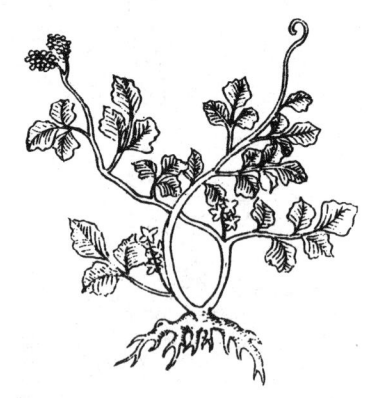

覆盆子

芰实①（菱实）

平。

右主治安中焦，补藏腑气，令人不饥。仙家亦蒸熟曝干作末，和蜜食之休粮。

凡水中之果，此物最发冷气，不能治众疾。令人藏冷，损阴，令玉茎消衰。

可少食。多食令人或腹胀者，以姜、酒一盏，饮即消。含吴茱萸子咽其液亦消。

[注释]

①芰（jì）实：即菱实，俗称菱角。为菱科植物菱的果肉。性凉，生吃有清暑解热、除烦止渴之效，熟食有益气健脾之效。

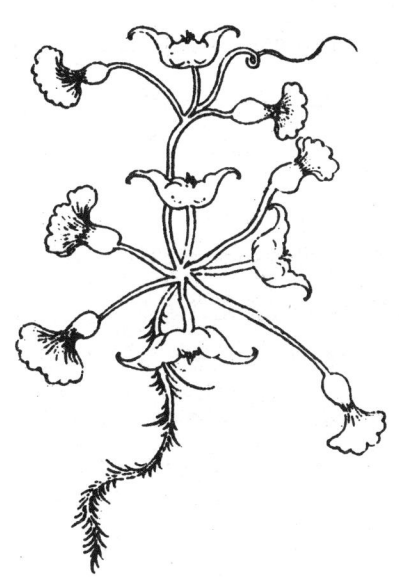

芰实

[译文]

性平。

有安养中焦脾胃、补益脏腑之气、使人不易饥饿的功效。神仙家们也常用它蒸熟晒干后研成末，调和蜂蜜食用，用来修习辟谷之法。

所有水中出产的果品中，此物最容易引发冷气，也不能治疗一般的疾病。食之能使冷气滞藏体内，损折人的性能力，使阴茎痿软。

可以少吃一些。多了可能使人腹胀，这时用生姜泡的一盏酒喝下就好了。嘴里含上吴茱萸子，咽下浸泡过它的唾液，也可消这种腹胀。

鸡头子①（芡实）

寒。

主温②，治风痹③，腰脊强直，膝痛；补中焦，益精，强志意，耳目聪明。作粉食之，甚好。此是长生之药。与莲实同食，令小儿不能长大，故知长服当亦驻年。

生食动风冷气。可取蒸，于烈日中曝之，其皮壳自开。挼却皮，取人食，甚美。可候皮开，于臼中舂取末。

[注释]

①鸡头子：又名芡实，为睡莲科植物芡的成熟种仁。可食。性平，味甘涩。有健脾止泻、固肾涩精、祛湿止带之效。

②温：温病。感受温邪引起的一类外感急性热病的总称。又称温热病，属广义伤寒的一类。症以发热、化燥伤阴为主。

③风痹：中医病名。一般指风寒湿邪侵袭肢体关节及经络，引起的肢节疼痛、麻木的病证。

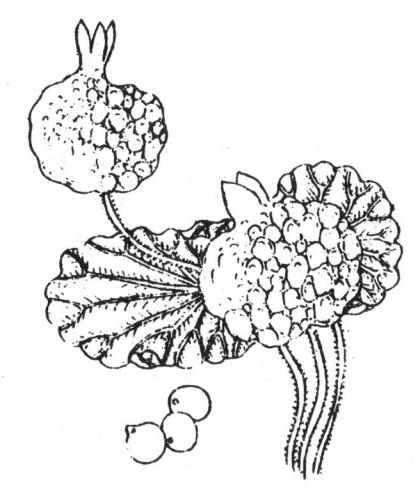

鸡头子

[译文]

性寒。

主治温病，风痹，腰部和背脊肌肉强直，膝疼。能补养中焦脾胃，补益精气，增强记忆和智力，使人耳聪目明。做成粉食用很有好处。这是一种能使人长生不老的药物。和莲子一起食用，能让小孩长不大，因此可知长期服食鸡头子也应该能使人青春永驻。

生吃能引动风冷之气。可将它蒸熟，放在烈日下曝晒，它的外皮会自己裂开。揉去外皮，取出里面的种仁来吃，味道很美。也可以等它的外皮裂开后，在臼中把种仁舂成末取出来。

梅实①（乌梅）

食之除闷，安神。乌梅多食损齿。

又，刺在肉中，嚼白梅封之，刺即出。

又，大便不通，气奔欲死，以乌梅十颗置汤中，须臾挼去核，杵为丸，如枣大。内下部，少时即通。

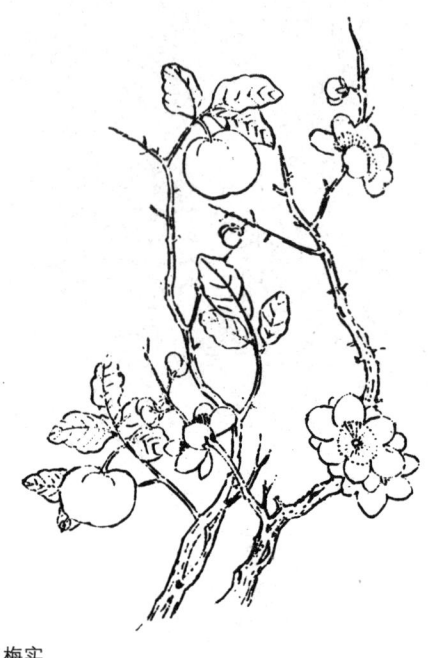

梅实

谨按：擘破水渍，以少蜜相和，止渴、霍乱心腹不安及痢赤。治疟方多用之。

[注释]

①梅实：即青梅。为蔷薇科植物梅的果实，味酸。盐渍的青梅称作白梅，经加工熏制的叫乌梅。乌梅味酸，有安蛔驱虫、敛肺止咳、涩肠止泻之效。

[译文]

食用可以除烦闷、安神。乌梅吃多了会损伤牙齿。

又，有刺在肉里取不出，可将白梅嚼烂，封在创口上，刺就能取出来。

又，大便不通，腹中串气，痛得要死，可用乌梅十颗，在热水中浸泡一会儿,挤出梅核后,捣烂做成药丸,像枣子那么大,塞进肛门,不多时大便就畅通了。

谨按:梅实剖开泡水,调以少量的蜂蜜,能止渴,治霍乱引起的肚腹不安,及泻痢便脓血。治疟疾的药方也常用到它。

木 瓜①

温。

右主治霍乱呕晼,涩痹风气。

又,顽痹人若吐逆下利②,病转筋不止者,煮汁饮之甚良。

脚膝筋急痛,煮木瓜令烂,研作浆粥样,用裹痛处。冷即易,一宿三五度,热裹便瘥。煮木瓜时,入一半酒同煮之。

谨按:枝叶煮之饮,亦治霍乱,去风气,消痰。每欲霍乱时,但呼其名字。亦不可多食,损齿及骨。

又,脐下绞痛,可以木瓜一片,桑叶七枚炙,大枣三个中破,以水二大升,煮取半大升,顿服之即瘥。

[注释]

①木瓜:为蔷薇科植物贴梗海棠的果实。气香,可作蜜饯。性温,味酸,有平肝和胃、去湿舒筋之效。

②利:同"痢"。

[译文]

性温。

主治霍乱引起的呕哕,麻木疼痛风湿。

又,顽固性痹病患者如果呕吐下痢,引起转筋不止的,用木瓜煮水喝效果很好。

脚或膝部突然抽筋疼痛,可把木瓜煮烂,研成粥样的浆液,用丝绵裹起

食疗本草 103

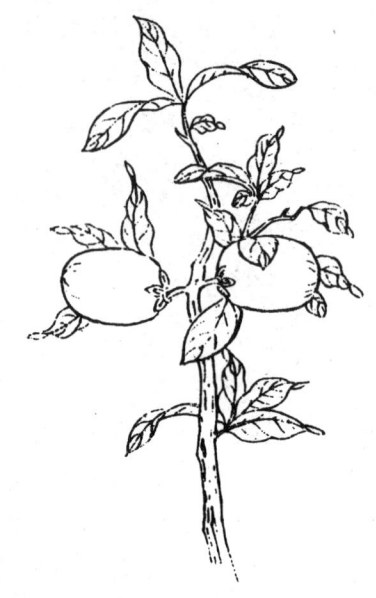

木瓜

来敷在痛处。凉了就换成热的,一夜换三五次,这样趁热裹敷就能把病治好。煮木瓜时,水里要加入木瓜一半量的酒一起煎煮。谨按:木瓜的枝叶煮水喝,也能治霍乱,驱风邪,消痰。每遇到霍乱将发作时,可以呼喊木瓜的名字。木瓜也不能多吃,因其能损坏人的牙齿和骨骼。

又,脐下绞痛,可用木瓜一片,炙过的桑叶七片,从中间破开的大枣三个,加水两大升,煮成半大升药液,一次喝下病就好了。

楂 子[①]

平。

右多食损齿及损筋。唯治霍乱转筋,煮汁饮之,与木瓜功相似,而小者不如也。昔孔安国[②]不识,而谓梨之不藏者[③]。今验其形小,况相似。江南将为果子,颇[④]食之。其酸涩也,亦无所益。

俗呼为楂梨也。

[注释]

①楂子：为蔷薇科之物木桃的果实。性近木瓜。
②孔安国：西汉经学家，多有著述。
③梨之不藏者：品种不好的梨子。藏，善也。
④颇：底本作"顿"，于义不通，今改。

[译文]

性平。

多吃会损伤牙齿和筋络。但是能治疗霍乱和转筋，可以煮汁饮服，与木瓜的功效相似而没有木瓜那么小。昔日孔安国不熟悉楂子，称它是品种不好的梨子。现在仔细观察它，个头虽小，形状与梨确实也有相似之处。江南把它作为果品，常常食用。它味道酸涩，也没有什么补益。俗称"楂梨"。

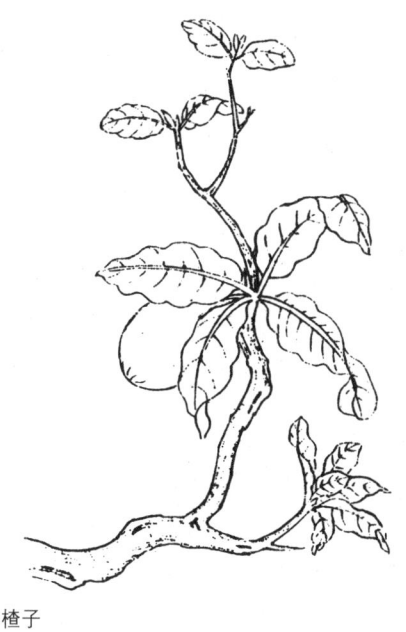

楂子

柿①

寒。

主通鼻、耳气，补虚劳不足。

谨按：干柿，厚肠胃，温中，健脾胃气，消宿血。

又，红柿，补气，续经脉气。

又，醂柿②，涩下焦，健脾胃气，消宿血。作饼及糕，与小儿食，治秋痢。

又，研柿，先煮粥欲熟，即下柿。更三两沸，与小儿饱食，并奶母吃亦良。

又，干柿二斤，酥③一斤，蜜半升。先和酥、蜜，铛④中消之。下柿，煎十数沸，不津器⑤贮之。每日空腹服三五枚，疗男子、女人脾虚、腹肚薄，食不消化。面上黑点，久服甚良。

[注释]

①柿：为柿科植物柿的果实。味甘涩，有健脾涩肠、宁嗽止血之效。

②醂柿：《集韵》："藏柿也。"即收藏贮存后的柿子。

③酥：酪。一种牛羊奶制成的食品，味美。

④铛：平底浅锅，泛指锅。

⑤不津器：不渗水的容器。

[译文]

性寒。

能使耳、鼻功能通畅，补益虚劳不足。

谨按：干柿，能补益肠胃，温养中焦，健壮脾胃功能，消散瘀血。

又，红柿子，补气，可接续经脉欲绝之气。

又，醂柿，能固涩下焦，健旺脾胃机能，消瘀血。做成饼和糕给小孩食用，能治秋痢。

又，研碎的柿子，先煮粥，快熟的时候下进柿子。再煮两三滚后，（晾温）给小孩一气吃饱，给哺乳的妇女一起吃也很有益处。

又，干柿二斤，酥一斤，蜜半升。先把酥和蜜一起，在锅中化开，然后下柿子，煎十几滚，用不渗水的容器收贮起来。每天空腹吃三五个，能治男子或女人的脾胃虚，脏腑功能弱，吃饭不消化。脸上起黑斑点的，经常这样服用也很见效。

芋①

平。

右主宽缓肠胃，去死肌，令脂肉悦泽。

白净者无味，紫色者良，破气。煮汁饮之止渴。十月已后收之，曝干。冬蒸服则不发病，余外不可服。

又，和鲫鱼、鳢鱼煮为羹，甚下气，补中焦。久食令人虚，无气力。此物但先肥而已。

又，煮生芋汁，可洗垢腻衣，能洁白如玉。

又，煮汁浴之，去身上浮气②。浴了，慎风③半日许。

[注释]

①芋：又名芋头、芋艿。为天南星科植物芋的块茎。可食，有益脾胃、调中气之效。

②浮气：即"浮风"，侵入肌表的风邪。

③慎风：避风。

[译文]

性平。

能使肠胃功能舒缓，去除坏死的肌肉，使人肌肤丰满，光滑润泽。

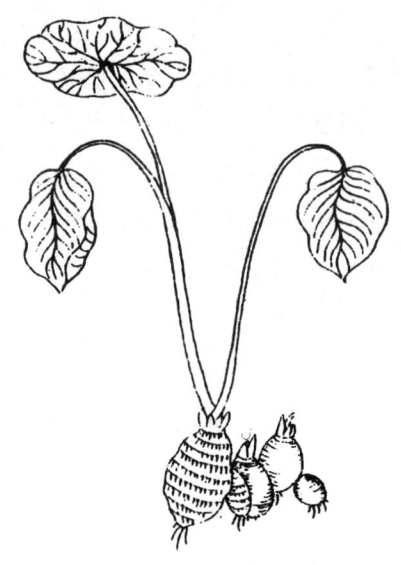

芋

外皮白净的没有什么味道,紫色的好,能破气,煮汁喝能止消渴。十月以后采收晒干。冬天蒸熟了吃,不会引发其他疾病,此外的季节不可食用。

又,芋头和鲫鱼、鳢鱼一起煮成羹汤,很能下气,还能补益脾胃。长期食用会使人体虚,没有气力。这种东西只是一味使人长肥肉而已。

又,新鲜芋头煮汁,能用来洗污垢油腻的衣服,能使衣服洁白如玉。

又,煮芋头水洗澡,能驱除体表浮风。洗完后要避风半日。

葧茨①(乌芋、荸荠)

冷。

下丹石,消风毒,除胸中实热气②。可作粉食。明耳目,止渴,消疸黄。若先有冷气,不可食。令人腹胀气满,小儿秋食,脐下当痛。

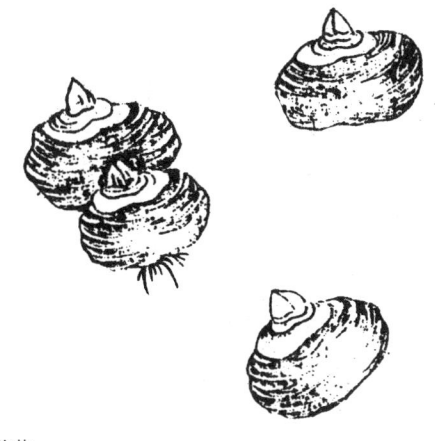

荸荠

[注释]

①荸荠：又名荸荠、乌芋。为莎草科植物荸荠的球茎。性寒味甘，有清热化痰消积之效。

②实热气：即实热病证，邪气盛实所致的实质性病害引起的发热。

[译文]

性冷。

能消丹石热毒，消风毒邪气，去除胸中的实热气。可研磨成粉食用。能使人耳目聪明，止消渴，去黄疸。如果人体之中先已有冷气，不可吃它，否则令人腹胀、气满。小孩秋天吃了，会引起脐下作痛。

茨菰①（慈姑）

主消渴，下石淋。不可多食，吴人好啖之。令人患脚。

又，发脚气，瘫缓风②。损齿，紫黑色。令人失颜色，皮肉干燥。卒食之，令人呕水。

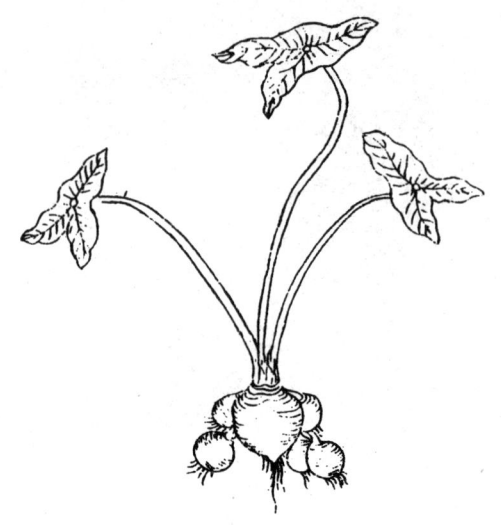

茨菰

[注释]

①茨菰：为泽泻科植物慈姑的球茎。性微寒，有行血通淋之效。

②瘫缓风：中医病名，即瘫缓、风缓。风邪深入导致的四肢筋脉缓弱无力，行动迟缓的病证。

[译文]

主治消渴，能排石止淋。不可多吃。吴地人喜欢吃它。能使人患脚气病。

又，能引发脚气病，瘫缓风。损坏牙齿，使变成紫黑色。使人脸色不正，肌肤干燥。突然食用它，常令人呕吐清水。

枇 杷①

温。

利五藏，久食亦发热黄②。

子：食之润肺，热上膲[3]。若和热炙肉及热面食之，令人患热毒黄病。

叶：卒呕哕不止、不欲食。

又，煮汁饮之，止渴。偏理肺及肺风疮[4]、胸面上疮。

[注释]

①枇杷：为蔷薇科植物枇杷的果实。可食，叶片入药。有清肺热、下气止渴之效。

②热黄：热邪郁结引起的黄疸。

③上膲：同"上焦"。

④肺风疮：中医病名，又名肺风。指肺脏感受风毒而引起皮肤生疮、瘙痒，或面上生疮、鼻头赤烂等病证。由血热郁肺所致。

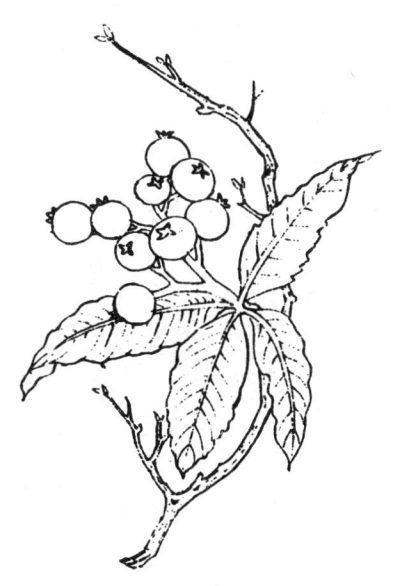

枇杷

[译文]

性温。

有利于五脏,食用久了也能引发热黄病。

果实:吃了能润肺,暖上焦。如果和热的烤肉、热面食一起吃,会使人患热黄病。

叶:可治疗突然呕吐、不想进食等病症。

又,煮汁喝能止消渴。偏于理肺气及治疗肺风疮、胸前或脸上生的疮。

荔 枝[①]

微温。

食之通神益智,健气及颜色,多食则发热。

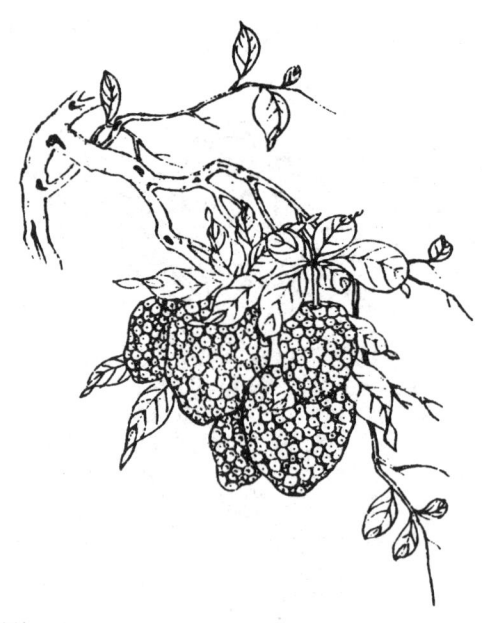

荔枝

[注释]

①荔枝：为无患子科植物荔枝的果实。味美可食，有补脑填精、理气止嗽之效。

[译文]

性微温。

食之能增强思维和智力，健旺气机，润泽脸色。多吃则会引发热病。

柑子①（乳柑子）

寒。

堪食之，其皮不任药用。初未霜时，亦酸；及得霜后，方即甜美。故名之曰"甘"。

利肠胃热毒，下丹石，止暴渴②。食多令人肺燥③，冷中，发流癖④病也。

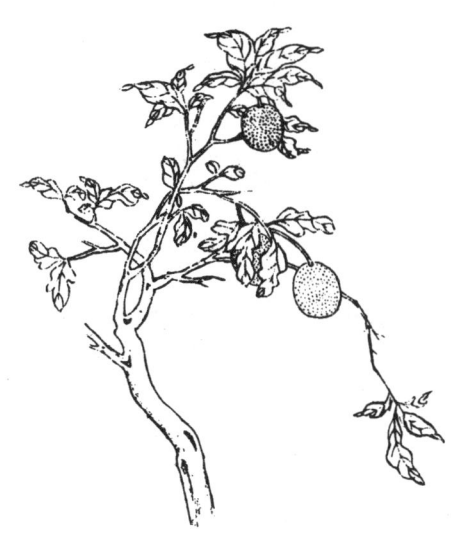

柑子

[注释]

①柑子：又名乳柑子。为芸香科植物茶枝柑、欧柑等多种柑类的果实。味甘酸，有生津止渴、醒酒利尿、下气除烦之效。

②暴渴：突发的燥渴。

③肺燥：燥邪侵犯肺卫引起的症候。症见干咳无痰，或痰黏不易咳出，五官、体表干燥少津等。

④流癖：中医病名，又称痃癖。为脐腹部或胁肋部患有痞状或积块的泛称。

[译文]

性寒。

可食用，它的皮不作药用。开始没有下霜的时候，味道也是酸的。等到着霜之后，味道才很快变得甜美，所以把它叫做"甘"（柑）。

可清理肠胃的热毒，消除丹石药的副作用，止暴渴。多量食用会使人患肺燥、脾胃冷气，引发流癖病。

甘　蔗①

主补气，兼下气。不可共酒食，发痰。

[注释]

①甘蔗：为禾本科植物甘蔗的茎秆。茎汁可食。味甘，性寒，有泻热补气之效。

[译文]

有补气的功效，又能下气。不可与酒同时食用，会引发痰症。

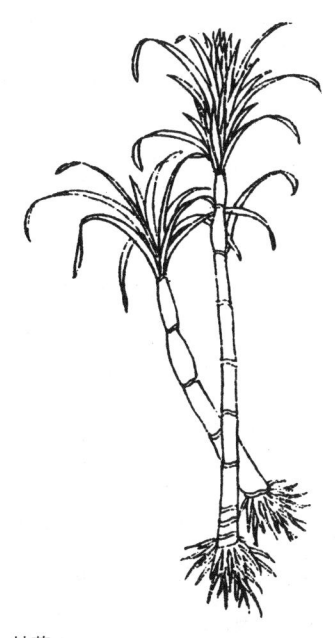

甘蔗

石蜜①（乳糖）

寒。

右心腹胀热，口干渴。波斯②者良。注少许于目中，除去热膜③，明目。蜀川④者为次。今东吴⑤亦有，并不如波斯。此皆是煎甘蔗汁及牛乳汁，煎则细白耳。

又，和枣肉及巨胜⑥人作末为丸，每食后含一丸如李核大，咽之津，润肺气，助五藏津。

[注释]

①石蜜：又名乳糖。用蔗糖和牛乳煎煮后做成的饼块。

②波斯：古国名。即今伊朗。

③热膜：热毒郁结形成的眼结膜病态增生，即眼翳。

④蜀川：成都平原一带，也可泛指四川盆地。

⑤东吴：三国时吴国地处江东，故称东吴。后泛指太湖流域全境，或专指苏州一带。

⑥巨胜：中药名。即芝麻，又名脂麻、胡麻。

[译文]

性寒。

能治心腹满胀发热，口干渴。产自波斯的质量好。点一点在眼里，能去掉热毒所致的眼翳，使眼睛明亮。产于蜀川的次之，现在东吴也有出产，都不如波斯的好。这些石蜜都是煎煮甘蔗汁和牛乳汁，煎至细嫩洁白而成的。

又，石蜜加上大枣肉和芝麻研末做成药丸，每顿饭后含上李子核大的一丸，咽下浸泡过它的唾液，可以滋养肺气，补充五脏的津液。

沙　糖①

寒。

右功体与石蜜同也。多食令人心痛。养三虫，消肌肉，损牙齿，发疳䘌②。不可多服之。

又，不可与鲫鱼同食，成疳虫③。

又，不与葵④同食，生流澼⑤。

又，不可共笋食之，使笋不消，成症病，心腹痛，身重不能行履。

[注释]

①沙糖：即砂糖。甘蔗汁经简单炼制成的结晶体。功效同甘蔗。

②疳䘌：由体内热毒炽盛引起的多发于口、鼻部的糜烂、溃疡性疾患。

③疳虫：即䘌虫，中医所说的一种细小得几乎看不见的虫子，可寄居在人体组织内致病。

④葵：即葵菜，古代中原一带的常见蔬菜，古人以为五菜之首，今流为野生。

⑤流澼：即流癖，又称痃癖。见前"柑子"条注释。

[译文]

性寒。

功效和形态都与石蜜相同。吃多了会使人心口痛。能滋养各种肠道寄生虫，消弱肌肉，损坏牙齿，引发䘌䘌疮。不可过多食用。

又，不要与鲫鱼同吃，会生疳虫。

又，不要与葵菜同吃，会生流癖。

又，不可和笋一起食用，会使笋在腹中不消化，形成症痞结块，造成心口、腹部作痛，身体沉重，不能下地行走。

桃人① （仁）

温。

杀三虫，止心痛。

又，女人阴中生疮，如虫咬疼痛者，可生捣叶，绵裹内阴中，日三四易，瘥。亦煮汁洗之。今案：煮皮洗之良。

又，三月三日收花晒干，杵末，以水服二钱匕。小儿半钱，治心腹痛。

又，秃疮②：收未开花阴干，与桑椹赤者，等分作末，以猪脂和。先用灰汁洗去疮痂，即涂药。

又云，桃能发诸丹石，不可食之。生者尤损人。

又，白毛③，主恶鬼邪气。胶④亦然。

又，桃符及奴⑤：主精魅邪气。符，煮汁饮之；奴者，丸、散服之。

桃人：每夜嚼一颗，和蜜涂手、面良。

食疗本草　　117

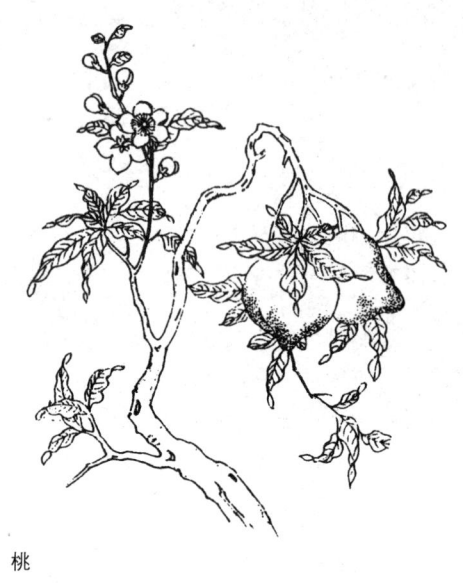

桃

[注释]

①桃人：即桃仁。为蔷薇科植物桃或山桃的种仁。部分品种果实味美可食。根、叶、花、仁皆可入药，有止咳、活血、通便等效。

②秃疮：又叫癞痢、头癣、癞头疮、白秃疮、白癞痢，真菌病的一种。初起白痂，瘙痒难耐，继而扩散成片，日久使头发大量脱落，形成秃斑。此病愈后头发常可再生。

③白毛：桃果实上的白色毫毛。

④胶：即桃胶。桃树干皮因感染病害而溢出的汁液，久之黏稠如胶。

⑤桃符及奴：桃符和桃奴。桃符，即桃木刻成的符牌，常被用来镇鬼驱邪；桃奴，即未及成熟便干枯，滞留枝上的桃子。

[译文]

性温。能杀灭各种肠道寄生虫，止心口痛。

又，女人阴道中生疮，像被虫咬那样的疼痛，可将新鲜桃叶捣烂，用丝绵包裹放入阴道中，一天换三四次，就可治愈。也可煮桃叶汁来洗。今按：煮桃树皮水外洗，效果比较好。

又，三月三日采桃花晒干，杵成粉末。用水送服二钱匕，小儿半钱，可治心口疼和腹疼。

又，治秃疮：采摘未开的桃花蕾，阴干，和等量的赤红色的桑葚一起研成末，用猪油调和。先用草木灰淋汁洗去秃疮上的痂壳，然后涂上这种药。

又，桃子能引发各种丹石的药毒，服丹石者不可食用。未成熟的桃子更加损伤人。

又，桃白毛，能治恶鬼、邪气侵入人体引起的病症。桃胶也有这种疗效。

又，桃符及桃奴：治鬼邪精魅之气引起的病症。桃符，煮取汤汁饮用；桃奴，做成药丸或散剂服用。

桃仁：每夜用一粒嚼烂，调和蜂蜜，涂在手上和脸上，能滋养肌肤。

樱　桃①

热。

益气，多食无损。

又云，此名"樱"，非桃也。不可多食，令人发暗风②。

温。多食有所损。令人好颜色，美志。此名"樱桃"，俗名"李桃"，亦名"柰桃"者是也。甚补中益气，主水谷痢③，止泄精④。

东行根：疗寸白、蛔虫。

[注释]

①樱桃：为蔷薇科植物樱桃的果实，鲜甜可食。有补气、祛风湿、滋润皮肤等效。

②暗风：咽哑不能出声的疾患。

食疗本草　　119

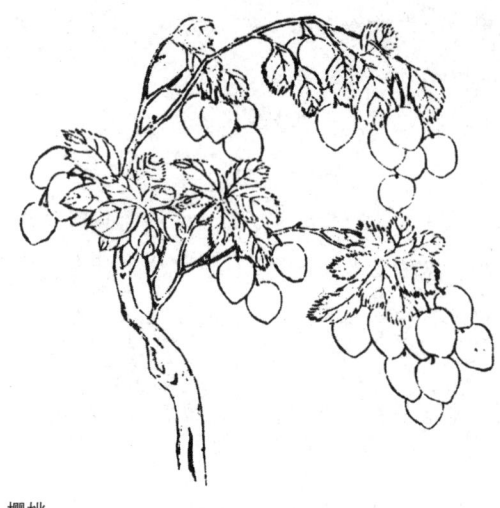

樱桃

③水谷痢：又名"水谷利"。症见腹泻，泻下物中有不消化的食物。

④泄精：即滑泄、滑精。睡梦中精出为遗精，夜间无梦而遗，甚或白日无故精出为滑精。

[译文]

性热。

能补气，多吃对身体没有损害。

又有说法，这种东西名叫"樱"，不是桃子一类。不可多吃，否则会使人患暗风病。

性温。多食对身体有一定损害。能使人脸色润泽，心情愉悦。这是一种叫做"樱桃"，俗名"李桃"，也叫做"柰桃"的东西。很能补中益气，主治水谷痢，止泄精。

东向伸出的樱桃根，能治寸白虫和蛔虫病。

杏①

热。

主咳逆上气,金创,惊痫②,心下烦热,风气头痛。

面皯③者,取人去皮,捣和鸡子白。夜卧涂面,明早以暖清酒洗之。

人患卒瘖,取杏人三分,去皮尖熬,捣作脂。别杵桂心④一分,和如泥。取李核大,绵裹含,细细咽之,日五夜三。

谨按:心腹中结伏气⑤,杏人、橘皮、桂心、诃梨勒⑥皮为丸,空心服三十丸,无忌。

又,烧⑦令烟尽,去皮,以乱发裹之,咬于所患齿下,其痛便止。熏诸虫出,并去风便瘥。重者不过再服。

又,烧令烟尽,研如泥,绵裹内女人阴中,治虫疽⑧。

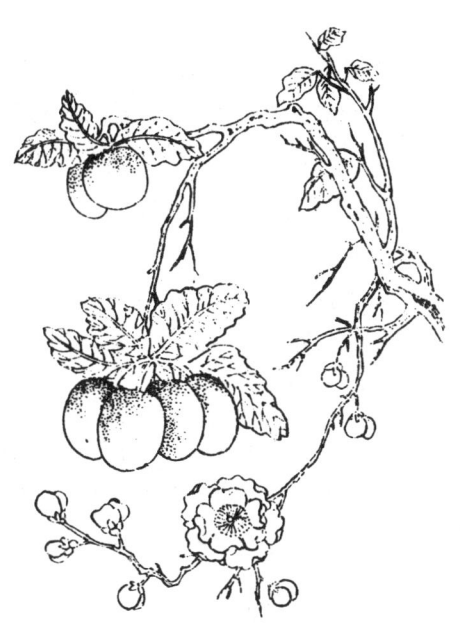

杏

[注释]

①杏：为蔷薇科植物杏或山杏的果实。苦杏仁有祛痰、平喘、润肠等效。

②惊痫：中医病名。症状轻的仅见身热面赤，睡眠不安，时常惊醒，但不抽搐，这叫"惊"；重者眼往上翻，身体强直，手足蜷缩，经常抽搐，这叫"痫"。后世多称此为急惊风。每因惊恐而引起。

③䵟（gǎn）：面色枯焦黝黑。

④桂心：樟科植物肉桂的二层树皮。其头层外皮即常见的桂皮。

⑤伏气：中医病名，邪气伏藏在体内，但见里热或血分热，不见表证。又称伏气温病。

⑥诃梨勒：即中药诃子。

⑦烧：中药炮制方法。将药材直接放进火中或者用器皿盛放在火中燃烧使炭化或部分炭化甚至灰化。

⑧虫疽：虫噬咬形成的毒疮。疽，毒疮。

[译文]

性热。

主治咳嗽，气逆上冲，金创，惊痫，心胸烦热，风邪头痛。

脸色枯焦黝黑的，可用杏仁去皮，捣烂后调和鸡蛋清，晚上睡觉时涂抹在脸上，第二天早上用温米酒洗掉。

人突患失音的病，可用杏仁三分，除去种皮和胚芽，煎煮后捣成油脂那样。另外用桂心一分杵烂，二者调和成药泥。取李子核大的一团，用丝绵包裹，含在嘴里，慢慢地咽下浸渍过它的唾液。白天含五次，晚上三次。

谨按：治疗心腹中聚结伏气，可用杏仁、橘皮、桂心、诃子皮捣烂做成药丸，空腹吃下三十丸，不用忌口。

又，将杏仁烧到青烟冒尽，去外层果皮，用乱头发缠裹，咬在有病的牙齿上，牙痛就能止住。等把龋齿里面的虫子熏出来，连风邪也一并驱除出去，病就痊愈了。病势重的也不过是再用一次药即可。

又，将杏仁烧到青烟冒尽，研成泥，用丝绵包裹放入妇女的阴道，可治疗虫疽疮。

石 榴[①]

温。

实：主谷利[②]、泄精。

东行根：疗疣虫白虫[③]。

按经：久食损齿令黑。其皮炙令黄，捣为末，和枣肉为丸，空腹日服卅丸，后以饭押，日二服。断赤白痢[④]。

又，久患赤白痢，肠肚绞痛，以醋石榴[⑤]一个，捣令碎，布绞取汁，空腹顿服之立止。

又，其花叶阴干，捣为末，和铁丹[⑥]服之。一年白发尽黑，益面红色。仙家重此，不尽书其方。

[注释]

①石榴：又名安石榴，为石榴科植物石榴的果实。味甜可食。石榴果皮、根皮亦入药。果皮主含鞣质，没食子酸等，味酸涩，有涩肠止泻、止血、驱虫等功效。

②谷利：即谷痢，脾胃虚寒或水土不服引起的痢疾。

③疣虫白虫：蛔虫和绦虫。

④赤白痢：中医病名。即红白痢疾。痢疾排泄物红白相间，如血如浓，系肠道黏膜腐败脱落所致，属于比较严重的病症。血多者名赤痢或血痢。

⑤醋石榴：酸石榴。

⑥铁丹：陈藏器《本草拾遗》："铁丹，飞铁为丹，亦铁粉之属是也。"铁丹乃由铁"水飞"而成的粉末。

[译文]

性温。

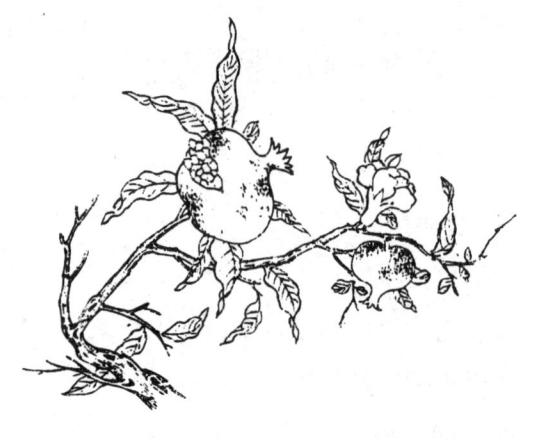

石榴

果实主治谷痢、滑精。

东向伸展的根：治蛔虫和绦虫病。

按经：长期食用会损坏牙齿，使牙齿变黑。石榴皮锅中炙炒成黄色，捣成末，调和大枣肉做药成丸。每天空腹服用三十丸，服后吃饭压住药气。每天服两次，可禁断红白痢疾。

又，赤白痢病程久了，肠肚绞痛，可用酸石榴一个，捣碎，用布绞出汁，空腹一气服下，下痢即刻就止住了。

又，石榴花、叶阴干，捣成末，调和铁丹服用，一年后白发全部变黑，面色更加红润。修仙的人看重这味药，但不详细介绍它的方剂。

梨[①]

寒。

除客热，止心烦。不可多食。

又，卒咳嗽：以冻梨[②]一颗刺作五十孔，每孔中内以椒一粒。以面裹于热灰中煨，令极熟，出停冷，去椒食之。

又方，梨去核，内酥蜜，面裹烧令熟，食之大良。

又方，去皮，割梨肉，内于酥中煎之。停冷食之。

又，捣汁一升，酥一两，蜜一两，地黄汁一升，缓火煎，细细含咽。凡治嗽，皆须待冷，喘息定后方食。热食之，反伤矣，令嗽更极不可救。如此者，可作羊肉汤饼，饱食之，便卧少时。

又，胸中痞塞、热结者，可多食好生梨即通。

又云，卒暗风③，失音不语者，生捣梨汁一合，顿服之，日再服，止。

金疮及产妇不可食，大忌。

[注释]

①梨：为蔷薇科植物白梨、沙梨等的果实。味甜多汁。有生津润燥、清热化痰之效。

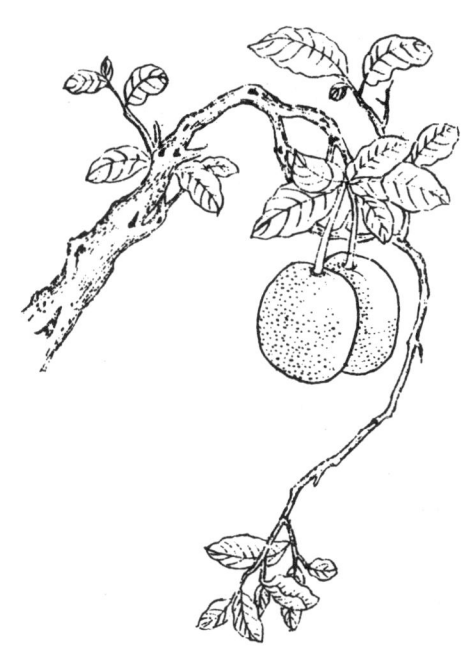

梨

②冻梨：又叫冻秋梨。梨子冰冻而成，冬季果品。

③暗风：风邪侵肺致嗓子喑哑不出声的病证。

[译文]

性寒。

能消客热，止心烦。不可多吃。

又，突然咳嗽：用冻梨一个，上面刺出五十个洞，每个洞中放进一粒花椒，然后用面粉裹起来，放在热的炉膛灰中煨到透熟，取出来放冷，除去掉花椒以后吃下。

又方，梨子去核，放进酥和蜜，用面裹起来用火烧烤熟。吃下后效果特别好。

又方，梨子去皮，切下梨肉，放进酥中煎煮，放冷后食用。

又，捣梨汁一升，加酥一两，蜜一两，地黄汁一升，小火慢慢地煎煮。服药时慢慢含在口里咽下。凡治咳嗽，都必须等它放冷，病人喘息止住以后再服用。趁热吃，反而对病人有伤，使咳嗽更剧烈，难以抑止。如果已经这样了，可以做些羊肉汤饼，吃饱后躺下休息一会儿。

又，胸中痞闷壅塞，热邪郁结的，可以多吃些新鲜的好梨，就通畅了。

又，突然患暗风，嗓子失音不能说话的，用捣出的鲜梨汁一合，一顿喝下。每天服两次，就可治愈。

有金疮伤的及产妇不可吃梨，这是大忌。

林　檎①

温。

主谷痢②、泄精。

东行根：治白虫蛔虫。

主止消渴。好睡③，不可多食。

又，林檎：味苦涩，平，无毒。食之闭百脉。

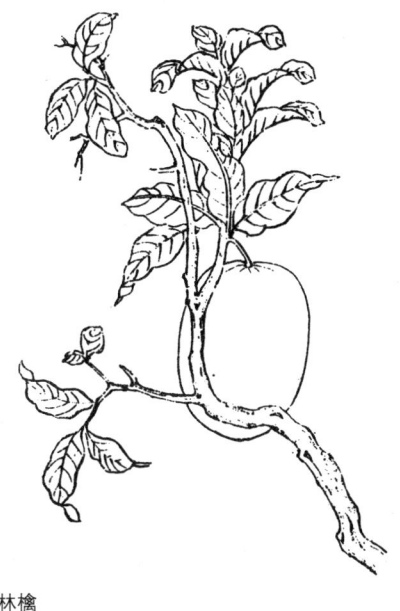

林檎

[注释]

①林檎：又名来禽、花红、沙果，为蔷薇科植物林檎的果实。可食。有止渴生津、化痰涩精之效。

②谷痢：痢疾的一种，排泄物中有未曾完全消化的食物。

③好睡：嗜睡。

[译文]

性温。

主治谷痢、滑精。

向东生长的林檎根：能治绦虫和蛔虫病。

有止消渴的功效。能令人嗜睡，不可多吃。

又，林檎：味苦涩，性平，无毒。吃了使人百脉闭阻。

李①

平。

主女人卒赤、白下：取李树东面皮，去外皮，炙令黄香。以水三升，煮汁去滓服之，日再验。

谨按：生李亦去骨节间劳热②，不可多食之。临水食之，令人发痰疟③。

[注释]

①李：为蔷薇科植物李的果实。甜酸可食，有清肝热、生津利水之效。

②劳热：气血亏损，阴虚阳衰所致的骨蒸发热。

③痰疟：疟疾兼有郁痰者，证见寒热交作，热多寒少，头痛肉跳，呕吐痰涎，脉弦滑等。严重者可见昏迷抽搐。本病可见于现代医学中的脑型疟疾。

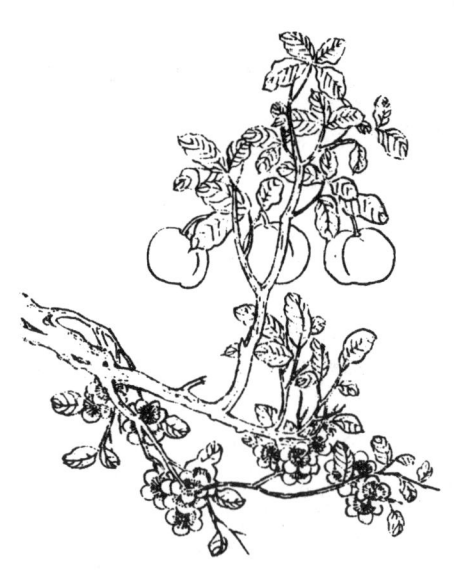

李

[译文]

性平。

治妇女突然赤、白带下:采下李树朝东面的树皮,除去外层粗皮,炙炒至变黄发出香味,加水三升煮汁,滤去药渣服下,日服两次,有效验。

谨按:鲜李子也能消骨头关节之中的劳热,但不可多吃。在水边吃它,能使人患痰疟病。

羊(杨)梅①

温。

右主和藏腑,调腹胃,除烦愦②,消恶气,去痰实。亦不可多食,损人齿及筋也,然甚能断下痢。

又,烧为灰亦断下痢。其味酸美,小有胜白梅。

又,取干者,常含一枚,咽其液,亦通利五藏,下少气。

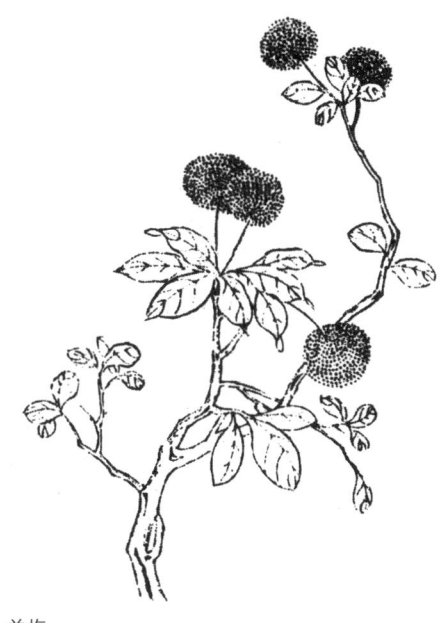

羊梅

若多食，损人筋骨。甚酸之物，是土地使然。若南人北，杏亦不食；北人南，梅乃啖多。皆是地气郁蒸，令烦愦，好食斯物也。

[注释]

①羊梅：即杨梅。为杨梅科植物杨梅的果实。可食。有生津解渴、和胃消食之效。

②烦愦：心烦意乱。

[译文]

性温。

能调和脏腑、肠胃，消除心烦意乱，消灭致病的恶邪之气，排去痰浊结实。也不可多食，能损坏人的牙齿和筋络，但很能止住痢疾。

又，烧成灰也能止痢疾。其味酸美，稍微胜过白梅。

又，用干杨梅，经常口含一枚，吞咽浸渍过它的唾液，也可通顺五脏，稍有下气的作用。

若吃多了，会损人筋骨。杨梅是味道很酸的东西，但这是水土使然。南方人到了北方，杏也不怎么爱吃；北方人到了南方，却会吃很多梅子。这是因为南方地气结聚蒸腾，使人心烦意乱，才喜欢吃这种酸东西。

胡　桃①

平。

右卒不可多食。动痰饮。

案经：除去风，润脂肉，令人能食。不得多食之，计日月，渐渐服食。通经络气，润血脉，黑人鬓发、毛落再生也。

又，烧至烟尽，研为泥，和胡粉②为膏。拔去白发，傅之即黑毛发生。

又，仙家压油，和詹香③涂黄发，便黑如漆，光润。

初服日一颗，后随日加一颗。至廿颗，定得骨细肉润。

又方，能瘥一切痔病。

案经：动风，益气，发痼疾④。多吃不宜。

[注释]

①胡桃：又名核桃。为胡桃科植物胡桃的种仁。香腻可食。有润肺补肾、止咳平喘、润肠通便之效。

②胡粉：即用铅加工制成的铅粉（碱式碳酸铅）。

③詹香：一名必栗香。陈藏器云：必栗香生高山中，叶如老椿，捣置上流，鱼悉闭鳃而死。中医谓其能断鬼气，杀鱼、虫。

④痼疾：病症顽固，迁延不愈的疾患。

[译文]

性平。

此物不可一下吃得太多，因它会引发痰饮。

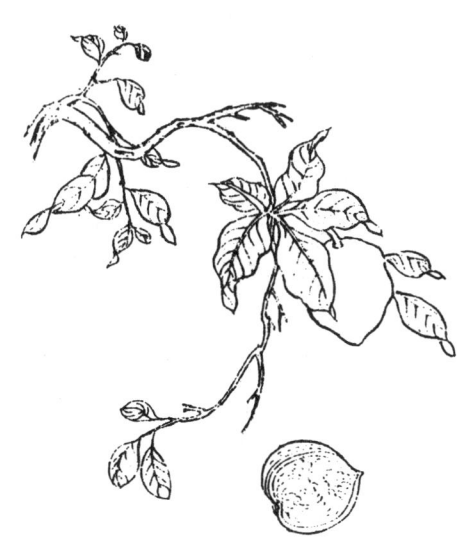

胡桃

按经：能除风邪，滋润肌肤，使人开胃。不可一次多吃，可以逐月计日慢慢服用。能疏通经脉气息，滋养血脉，使人胡须头发变黑，毛发脱落的再长出来。

又，将胡桃烧到烟气冒尽，研成泥，调和胡粉做成膏。把白头发拔去，敷上药膏，黑头发就会长出来。

又，修仙的人将胡桃压出油，调和詹香，涂抹发黄的头发，头发便能黑得像漆一样，光泽润滑。

胡桃可以开始每天吃一个，以后每天增加一个。到了每天服食二十个的时候，肯定变得筋骨细腻、肌肤润泽。

又方，能治愈所有痔病。

按经：易引发体内风气，能补气，能引发经久不愈的老病。不宜多食。

藤梨①（猕猴桃）

寒。

右主下丹石，利五藏。其熟时，收取瓤和蜜煎作煎。服之去烦热，止消渴。久食发冷气，损脾胃。

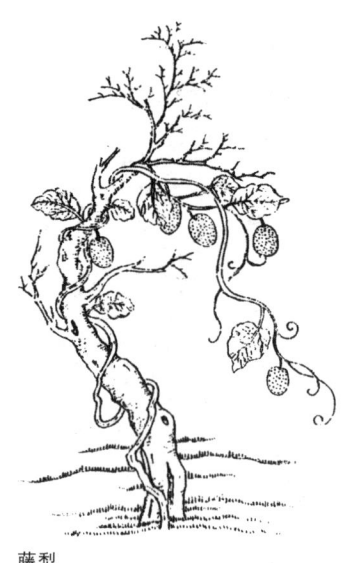

藤梨

[注释]

①藤梨：又名羊桃、猕猴桃。为猕猴桃科植物猕猴桃的果实。生食甘酸香美。有抗炎、抗癌、抗过敏之效。

[译文]

性寒。

能消解丹石药毒，通利五脏。它成熟后，取果瓤调和蜂蜜煎成膏冻。吃了可以消除烦热，止消渴。长期食用能引发冷气，有损脾胃。

柰[①]

益心气，主补中焦诸不足气，和脾。卒患食后气不通，生捣汁服之。

[注释]

①柰：即苹果。为蔷薇科植物苹果的果实。性凉味甘，有止渴生津、益脾止泻、和胃降逆之效。

[译文]

能补益心气，能补益中焦各脏腑气血的不足，调和脾脏功能。饭后突然腹内气胀不通，可用新鲜的柰果捣汁服下。

橄榄[①]（橄榄）

主鲻鱼[②]毒，煮汁服之。中此鱼肝、子毒，人立死，惟此木能解。出岭南山谷。大树阔数围，实长寸许。其子先生者向下，后生者渐高。至八月熟，蜜藏极甜。

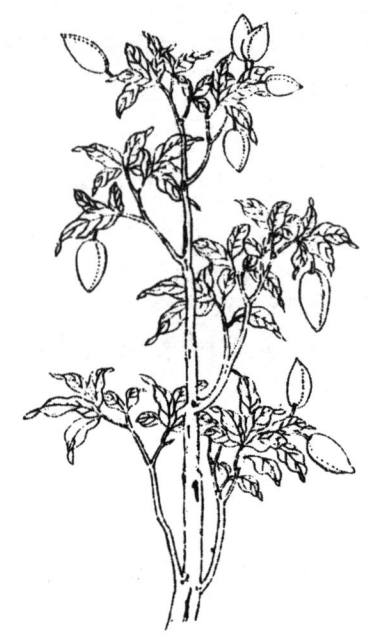

橄榄

[注释]

①橄榄：即橄榄，又名青果。为橄榄科植物橄榄的果实。味甘酸涩。有清肺、利咽、生津、解毒之效。

②鯸鱼：即河豚，腹内脏器有毒。

[译文]

解鯸鱼毒，用橄榄煮汁饮服。中了鯸鱼的鱼肝和鱼子的毒，人很快就会死亡，只有这种植物能解。橄榄生长在岭南山谷中，大树要几个人才能合抱。果实有一寸来长，先长出来的朝向下方，后长出来的果实逐渐向上。到八月间成熟，用蜜腌渍贮藏，极甜。

卷中

麝 香[①]

作末服之,辟诸毒热,煞蛇毒,除惊怪[②]恍惚。蛮人常食。似獐肉而腥气。蛮人云:食之不畏蛇毒故也。

脐[③]中有香,除百病,治一切恶气瘑病。研了,以水服之。

[注释]

①麝香:为鹿科动物麝的雄兽香腺囊中的分泌物,含麝香酮等芳香成分。有开窍醒神、活血通经、通络散瘀等效。

②惊怪:即惊怖、惊气。由受惊吓而患的疾病。

③脐:肚脐,麝的肚脐与生殖器之间有香腺囊,分泌物即麝香。古人不察,故有此说。

[译文]

研末服用,可消解各种毒气热邪,解蛇毒,治疗受惊引起的精神恍惚。边远地区的人常吃麝肉,味道像獐肉,而略带腥气。他们说:是因为吃了它不怕蛇毒的缘故。

麝的肚脐中有香物,能除百病,治疗一切恶气和瘑病。研成末,用水送服。

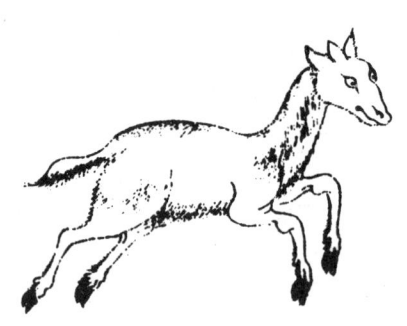

麝

熊①

熊脂：微寒，甘滑。冬中凝白时取之，作生无以偕也②。脂入拔白发膏中用，极良。脂与猪脂相和燃灯，烟入人目中，令失光明。缘熊脂烟损人眼光。

肉：平，味甘，无毒。主风痹筋骨不仁。若腹中有积聚寒热者，食熊肉永不除瘥。

其骨煮汤浴之，主历节风③，亦主小儿客忤④。

胆：寒。主时气盛热，疳䘌，小儿惊痫。十月勿食，伤神。

小儿惊痫瘈疭⑤，熊胆两大豆许，和乳汁及竹沥服并得，去心中涎良。

[注释]

①熊：为熊科动物黑熊或棕熊。其脂肪油即熊脂，骨、肉、胆均可作药用。熊胆为名贵中药材，有显著的解痉、抗惊厥功能。熊掌为名贵食料。

②作生无以偕也：此句语义不明，疑有脱文。

③历节风：中医病名。又名痛风，痹证的一种。症见关节肿痛，游走不定，痛势剧烈，屈伸不利，昼轻夜重。或见关节红肿热痛。

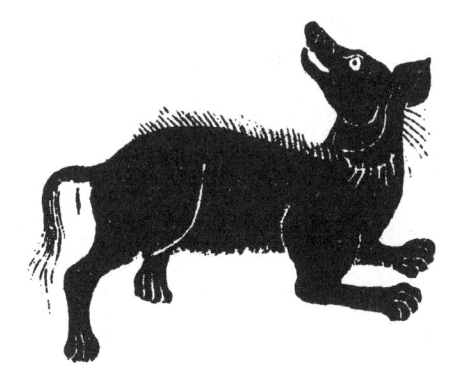

熊

④小儿客忤：中医病名。小儿突然受惊吓，引起吐泻、腹痛，睡卧不安，经常手足抽搐等症状。

⑤瘈疭：筋脉抽搐。

[译文]

熊脂：性微寒，味甘而滑。冬季中段熊体内的脂肪凝聚肥白时采取。养生的效果没有别的东西可比得过它。熊脂调进拔白发膏（一种去白发的膏剂）中使用，效果极好。熊脂和猪脂掺和在一起点灯，油烟如果呛进人眼里，可引起失明。因为熊脂燃烧的油烟能损害人的视力。

熊肉：性平，味甘，无毒。主治风痹引起的筋骨麻木没有感觉。如果腹中原有宿积的寒气和热气病，吃了熊肉后这些病就永难痊愈。

熊骨熬水洗澡，可治疗历节风，也可治疗小孩的客忤。

熊胆：性寒。主治时令疫气引起的高烧，疳䘌病，小儿惊痫。十月不要服食，能损伤人的精神。

小儿惊痫，手足抽搐，用有两粒大豆那么大的熊胆，调和人的乳汁及竹沥一起服用可以治好。消除心中拥堵的痰涎效果很好。

牛①

牛者稼穑之资，不多屠杀。自死者，血脉已绝，骨髓已竭，不堪食。黄牛发药动病，黑牛②尤不可食。黑牛尿及屎，只入药。

又，头、蹄：下热风，患冷人不可食。

肝：治痢。又，肝醋煮食之，治瘦。

肚：主消渴，风眩，补五藏，以醋煮食之。

肾：主补肾。

髓：安五藏，平三焦，温中。久服增年。以酒送之。黑牛髓，和地黄汁、白蜜等分，作煎服之，治瘦病。恐是牛脂也。

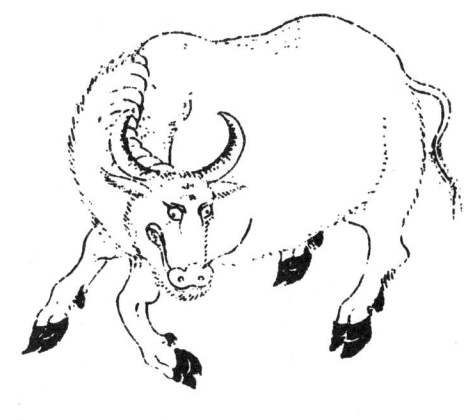

牛

粪：主霍乱，煮饮之。乌牛粪为上。又，小儿夜啼，取干牛粪如手大，安卧席下，勿令母知，子、母俱吉。

又，妇人无乳汁，取牛鼻作羹，空心食之。不过三两日，有汁下无限。若中年壮盛者，食之良。

又，宰之尚不堪食，非论自死者。其牛肉取三斤，烂切，将啖解槽咬人恶马，只两啖后，颇甚驯良。若三五顿后，其马狞狘[3]不堪骑。十二月勿食，伤神。

[注释]

①牛：为牛科动物黄牛及水牛。肉、乳可食，皮作革用。

②黑牛：黑色的牛。当指水牛，下文乌牛同。

③狞狘：瘦弱。

[译文]

牛是粮食生产的依托，很少宰杀。自己死亡的牛，血脉已经断绝，骨髓已枯竭，不能食用。黄牛能引发药毒和旧病，黑牛尤其不能吃。黑牛尿和黑牛屎，能入药。

又，牛头、牛蹄，能消风热，患冷气病的人不可食用。

牛肝：治痢疾。又，牛肝用醋煮后食用，治消瘦。

牛肚：主治消渴，风邪上扰所致的眩晕，补益五脏，用醋煮食用。

牛肾：能补养肾脏。

牛骨髓：安定五脏，调和三焦，温养脾胃。长期服用能益寿，用酒送服。黑牛骨髓，调和等份的地黄汁、白蜜，煎成膏服用能治消瘦。这恐怕也是牛的脂肪吧。

牛粪：主治霍乱，煮汁饮用。黑牛粪最好。又，小儿夜间哭闹，取巴掌大的一块干牛粪，放在床席的下边，不让孩子母亲知道，孩子和母亲都会平安。

又，妇女不下乳汁，用牛鼻子熬成羹汤，空腹吃下。不过两三天，就有乳汁大量流出。那些中年健壮的妇女，服用效果好。

又，宰杀的牛肉尚且不能供食用，更不用说自己死亡的牛了。取牛肉三斤；切得烂碎，用来喂那种脱槽咬人的恶马。只要喂上两次以后，就非常驯服良善。三五顿以后，那马会变得瘦弱驽钝无法骑坐。十二月不要吃牛肉，损人精神。

牛　乳

寒。

患热风人宜服之。患冷气人不宜服之。

乌牛乳酪：寒。主热毒，止渴，除胸中热。

[译文]

性寒。

患风热病的人适宜饮用。患冷气病的人不宜服用。

乌牛乳酪：性寒。主治热毒，止消渴，能消除胸中的热邪。

羊①

角：主惊邪，明目，辟鬼，安心益气。烧角作灰，治鬼气并漏下恶血②。

羊肉：温。主风眩瘦病，小儿惊痫，丈夫五劳七伤③，藏气虚寒。河西④羊最佳，河东⑤羊亦好。纵驱至南方，筋力自劳损，安能补益人？

羊肉：妊娠人勿多食。患天行及疟人食，令发热困重致死。

头肉：平。主缓中，汗出虚劳，安心止惊。宿有冷病人勿多食。主热风眩，疫疾，小儿痫。兼补胃虚损及丈夫五劳骨热。热病后宜食羊头肉。

肚：主补胃病虚损，小便数，止虚汗。以肥肚作羹食，三五度瘥。

肝：性冷。治肝风虚热，目赤暗痛，热病后失明者，以青羊肝或子肝薄切，水浸傅之，极效。生子肝吞之尤妙。主目失明，取羖羊⑥肝一斤，去脂膜薄切，以未著水新瓦盆一口，揩令净，铺肝于盆中，置于炭火上煿，令脂汁尽。候极干，取决明子半升，蓼子一合，炒令香为末，和肝杵之为末。以白蜜浆下方寸匕。食后服之，日三，加至三匕止，不过二剂，目极明。一年服之妙，夜见文字并诸物。其羝⑦羊，即骨历羊是也。常患眼痛涩，不能视物，及看日光并灯火光不得者，取熟羊头眼睛中白珠子二枚，于细石上和枣汁研之，取如小麻子大，安眼睛上，仰卧，日二夜二，不过三四度瘥。

羊心：补心肺，从三月至五月，其中有虫如马尾毛，长二三寸已来。须割去之，不去令人痫。

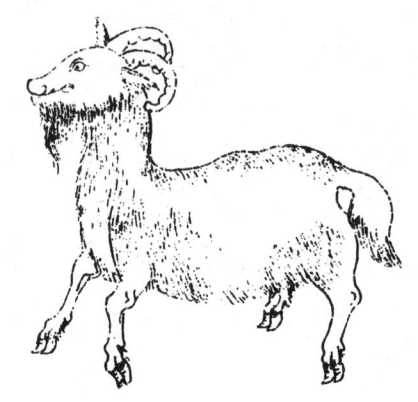

羊

羊毛：醋煮裹脚，治转筋。

又，取皮去毛煮羹，补虚劳。煮作臛⑧食之，去一切风，治脚中虚风。

羊骨：热。主治虚劳，患宿热人勿食。

髓：酒服之补血，主女人风血虚闷。

头中髓：发风。若和酒服，则迷人心，便成中风也。

羊屎：黑人毛发。主箭镞不出。粪和雁膏傅毛发落，三宿生。

白羊黑头者，勿食之，令人患肠痈⑨。一角羊不可食。六月勿食羊，伤神。

谨按：南方羊都不与盐食之，多在山中吃野草，或食毒草。若北羊，一二年间亦不可食，食必病生尔。为其来南地食毒草故也。若南地人食之，即不忧也。今将北羊于南地养三年之后，犹亦不中食，何况于南羊能堪食乎？盖土地各然也。

[注释]

①羊：为牛科动物山羊和绵羊。肉、乳食用，皮制革。

②漏下恶血：妇女经停后有下血，瘀血淋漓不尽。

③五劳七伤：泛指各种虚损证。

④河西：古地名。约今甘肃河西走廊、内蒙古阿拉善一带。

⑤河东：山西一带，因在黄河中游以东，故称。

⑥羖羊：公羊。

⑦羝：通"羖"，指黑色公羊。

⑧臛：肉羹。

⑨肠痈：中医病名。证见小腹疼痛，按之更甚，时时发热恶寒。包括急性阑尾炎、阑尾周围脓肿等病。

[译文]

羊角：主治受惊吓导致的病症，明目，驱鬼邪，安精神，益气。羊角烧成灰，治鬼气和妇女漏下恶血。

羊肉：性温。主治风邪眩晕，消瘦，小儿惊痫，男子的各种劳伤病，脏气虚寒。河西产的羊最好，河东产的羊也好。纵然把这些羊驱赶到南方，长途跋涉羊的筋力已经劳损，怎么能补益人呢？

羊肉：妊娠的妇女不要多吃。患时疫和疟疾的人吃了，会发热，病情缠绵沉重而死。

羊头肉：性平。有和缓中焦，治疗虚劳多汗，安心止惊之效。有冷病宿疾的人不要多吃。主治热邪晕眩，时疫疾病，小儿惊痫。还能补益胃肠虚损和男子的各种虚劳骨热。患外感热病后宜吃羊头肉。

羊肚：能补益胃病虚损，治小便次数多，止虚汗。用肥羊肚煮成羹汤食用，三五顿就可治愈。

羊肝：性冷。治疗肝脏感受风邪引起的内虚生热，眼睛发红，眼睛红疼，视物模糊，或外感热病之后失明的，用青羊的肝或羔羊的肝切成薄片，水浸后敷在眼睛上，极效验。新鲜的羔羊肝直接吞服，效果尤其好。治眼睛失明，用公羊肝一斤，去掉表皮的油脂和筋膜，切成薄片；用没有沾过水的新瓦盆一口揩净，把肝片铺在盆里，放在炭火上烘烤，使里面的脂肪油液完全耗尽。等到肝片非常干燥了，用决明子半升，蓼子一合，炒香研成末，再

食疗本草　143

加进肝片一起捣成末。每次用白蜜浆服下药末一方寸匕。饭后服用，每日三次。逐渐增加每次的服用量，最高加到一次服三方寸匕为止，这时再服不过两剂，眼睛就会极其明亮。服用一年为好，晚上能看见文字和各种东西。粘羊就是骨历羊。经常眼睛涩痛，看不见东西，以及看日光和灯火都不能见亮的患者，可用熟羊头眼睛中的白眼仁两枚，在质地细腻的石块上调和大枣汁一起研碎。用像小火麻子大的一团，敷在眼球上，仰卧。日间夜间各用药两次，只要三四天就可治愈。

羊心：补益心肺。从三月到五月，羊心里有一种虫子像马尾毛，长二三寸那样，必须把它割去，不然吃了使人患痫疾。

羊毛：用醋煮过后裹在脚上，治转筋。

又，用去毛的羊皮煮成羹汤，能补益虚劳，可驱除一切风邪，治疗脚气病、腿脚软弱无力。

羊骨：性热。主治虚劳。体内素有热邪的人不要食用。

羊骨髓：用酒送服，补血。主治妇女中风，血虚心闷。

羊脑髓：能引发风邪。如果和酒一起服用，会迷乱人的心脏功能，导致中风。

羊屎：能使人的毛发变黑。主治箭头在肉里不能拔出。用羊粪调和大雁脂肪敷在毛发脱落的地方，经过三个晚上毛发会生长出来。

白羊而黑头的，不要吃它的肉，会使人患肠痈。只有一只角的羊其肉不可食用。六月不要吃羊肉，伤人精神。

谨按：南方的羊都不喂给它盐吃，多在山里吃野草，有时就会吃进有毒的植物。即使本是北方的羊，一两年之后其肉也不能吃，吃了一定会生病。这是因为它们来到南方以后，吃了有毒植物的缘故。若是南方当地人吃了它的肉，就不用担心。把北方的羊在南方养三年之后，其肉也变得不适合食用，更何况本来就是南方的羊，怎么可供食用呢？这是因为水土使然的缘故。

羊　乳

补肺肾气，和小肠。亦主消渴，治虚劳，益精气，合脂作羹食，补肾虚。

羊乳治卒心痛，可温服之。

亦主女子与男子中风。蚰蜒入耳，以羊乳灌耳中即成水。

又，主小儿口中烂疮，取羖羊生乳，含五六日瘥。

[译文]

补养肺肾之气，调和小肠。也主治消渴、虚劳，补益精气。调和羊脂做成羹汤食用，能补肾虚。

羊乳能治突发的心痛，可趁热服下。

也主治男、女风邪。蚰蜒钻进耳朵里，用羊乳灌进耳中，蚰蜒即化成水。

又，治小儿口中生烂疮，可用黑羊新鲜乳汁口含，五六天就好了。

酥①

寒。

除胸中热，补五藏，利肠胃。

水牛酥功同，寒，与羊酪同功。羊酥真者胜牛酥。

[注释]

①酥：为牛乳或羊乳经提炼而成的酥油。

[译文]

性寒。

能消解胸中的热气，补养五脏，通利肠胃。

水牛酥的功效也一样，性寒，和羊酪功效相同。真正的羊酥胜过牛酥。

食疗本草　　145

酪[1]

寒。

主热毒，止渴，除胃中热。患冷人勿食羊乳酪。

[注释]

①酪：为牛、马、羊、骆驼等的乳汁炼制而成的食品。味甘酸，能补肺养阴，润肠止渴。

[译文]

性寒。

主治热毒，止消渴，消除胃中的热毒。患有冷气病的人不要吃羊乳酪。

醍醐[1]

平。

主风邪，通润骨髓。性冷利，乃酥之本精液也。

[注释]

①醍醐：从酥酪中凝聚提炼出的油。成分以脂肪为主，富含多种营养成分，有滋阴止渴、润燥通便等作用。

[译文]

性平。

主治风邪，滋润通畅骨髓。口感寒凉、滑利，是酥的本质的精华汁液。

乳　腐①

微寒。

润五藏，利大小便，益十二经脉。微动气。细切如豆，面拌，醋浆水②煮二十余沸，治赤白痢。小儿患，服之弥佳。

[注释]

①乳腐：为牛乳等乳类的加工品，又称乳饼。

②醋浆水：也称酸浆、浆水。米饮煮熟后，放进冷水浸泡，使发酵变酸，其汁水便是。可作调味品或中药引剂。

[译文]

性微寒。

能滋润五脏，通利大小便，补益十二经脉。略微能引发气病。乳腐细切成豆粒大，拌上面粉，在醋浆水中煮二十余滚，能治赤白痢。儿童患该病，服用效果更佳。

马①

白马黑头，食令人癫。白马自死，食之害人。

肉：冷，有小毒。主肠中热，除下气，长筋骨。

不与仓米同食，必卒得恶，十有九死。不与姜同食，生气嗽。其肉多著浸洗方煮，得烂熟，兼去血尽，始可煮食。肥者亦然，不尔毒不出。

又，食诸马肉心闷，饮清酒②即解，浊酒即加。

赤马蹄：主辟温疟③。

悬蹄④：主惊痫。

又，恶刺疮⑤，取黑骏马尿热渍，当虫出愈。数数洗之。

白秃疮⑥，以骏马不乏者尿，数数暖洗之十遍，瘥。

患丁肿，中风疼痛者，爇驴马粪，熨⑦疮满五十遍，极效。

患杖疮⑧并打损疮，中风疼痛者，炒马驴湿粪，分取半，替换热熨之。冷则易之，日五十遍，极效。

男子患，未可及，新瘥后，合阴阳，垂至死，取白马粪五升，绞取汁，好器中盛停一宿，一服三合，日夜二服。

又，小儿患头疮⑨，烧马骨作灰，和醋傅。亦治身上疮。

又，白马脂五两，封疮上。稍稍封之，白秃者发即生。

又，马汗入人疮，毒气攻作脓，心懑欲绝者，烧粟杆草作灰，浓淋作浓灰汁，热煮，蘸疮于灰汁中，须臾白沫出尽即瘥。白沫者，是毒气也。此方岭南新有人曾得力。

凡生马血入人肉中，多只三两日便肿，连心则死。有人剥马，被骨伤手指，血入肉中，一夜致死。

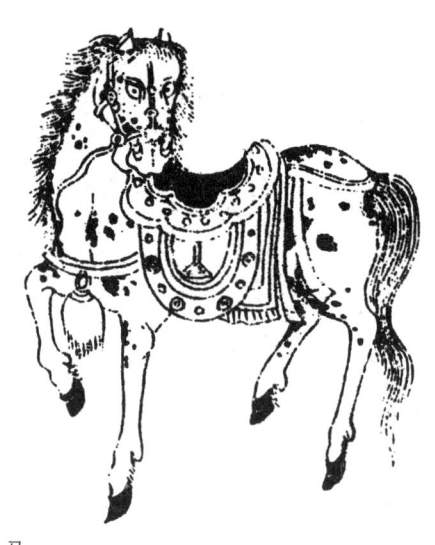

马

又，臆臑⑩，次胳臑⑪也，患疮疥人切不得食，加增难瘥。蹄无夜眼⑫者勿食。⑬

又，黑脊而斑臂不可食。

赤马皮临产铺之，令产母坐上催生。

白马茎：益丈夫阴气⑭。阴干者末，和苁蓉⑮蜜丸，空腹酒下四十丸，日再，百日见效。

马心：患痢人不得食。

[注释]

①马：马科动物马。

②清酒：与下文"浊酒"相对。清酒醪经压滤后所得的新酒，静止一周后，抽出的上清部分即是清酒，留下的白浊部分为浊酒。

③温虐：疟疾的一种，证见先热后寒或无寒但热等。

④悬蹄：马蹄后部上方不落地的小蹄。

⑤恶刺疮：被毒刺侵袭后感染而成的疮。

⑥白秃疮：中医病名。即头癣、白癣。指头皮上生出圆形或不规则的覆盖有灰白色鳞屑的斑块的疾病。

⑦熨（wèi）：中医治法。将药物炒热后布包，热熨患处，或用药汁浸渍棉布，乘热熨敷。借药性及温暖作用，使患处气血流通，驱除病邪。

⑧杖疮：受杖笞刑后的创伤。

⑨头疮：脏腑有热，上冲于头，风湿承之，湿热相搏而损气血致生的疮疖。类似头皮毛囊炎、脂溢性皮炎等。

⑩臆臑：即胸腹间的肥肉。臆者胸也，臑指肥肉。

⑪胳臑：即驴马腹下肥肉。腹前曰胳。

⑫夜眼：马前肢腕骨上和后肢跗骨下方的一部分无毛而又坚固的灰白色胼胝体。

⑬"患疮疥"三句：原文作"蹄无夜眼者勿食。又黑脊而斑不可食。患疮疥人切不得食，加增难瘥"。疑语序传抄有误，今依上下文意改。

⑭阴气：指性机能。

⑮苁蓉：中药名。为列当科植物肉苁蓉带鳞片的肉质茎。性温，味甘咸。可补肾壮阳，润肠通便。

[译文]

黑头的白马，吃了其肉令人患癫痫病。自己死亡的白马，吃了对人有害。

马肉：性冷，有小毒。能清除肠中的热邪，止下气，滋长筋骨。

马肉不要和陈仓米一起吃，否则一定会突患急病，十个有九个会死。不要和姜一起吃，会引起咳嗽。马肉要多次浸泡清洗后，煮得烂熟，使残血去尽，才能供烹食。肥肉也要这样处理，不这样里面的毒素出不来。

又，吃马肉后心口满胀的，喝点清酒就会消解症状，饮浊酒则会加重病情。

赤马的马蹄：可以防治温疟。

马悬蹄：主治惊痫。

又，治毒物刺入成疮，用黑色马撒的尿，趁热浸渍疮面，就会把虫逼出来而痊愈。要多洗几次疮面。

治白秃疮，用毛色青白相杂、没有疲乏的马撒的尿，趁热多洗疮面十来遍，就治愈了。

患疔疮肿毒，又感染风邪很疼痛的，把驴马粪炒热，纱布包裹热敷在疮面上，凉了换热的，熨够五十遍，极有效验。

患杖疮以及跌打损伤所致的创伤，因受风感染引起疼痛的，用马、驴的湿粪炒热的，分成两份，棉纱包裹替换着热熨创口。凉了再换热的，每天五十次，极有效验。

男子患病，尚未治愈，或病刚好，过早同房，引起病发临近死亡，可用白马粪五升，绞出其中的汁液，在洁净的容器中盛放一夜。一次饮服三合，一昼夜服两次。

又，小儿生头疮，用马骨烧成灰，调和醋外敷。也能治身上生疮。

又，白马脂肪五两，封敷在疮面上。薄薄的封上就可，患白秃疮的头发很快就会长出来。

又，马汗浸入了人的疮口，毒气发作化脓，心胸烦闷得要晕死过去的，用谷草烧成灰，用水淋取浓灰汁，煮热，蘸上灰汁浸渍疮口，片刻疮口的白沫冒尽，就可痊愈了。白沫就是毒气。此方在岭南刚有人用它取得了疗效。

凡是新鲜马血进入人的肌肉中，最多两三天就会肿起来，波及心脏人就会死亡。有人剥马，被马骨伤到手指，马血进入肉中，一夜就死了。

又，马胸下的肥肉，其次是马腹下的肥肉，患有疮和疥的人切不可吃，会使病情加重，难以痊愈。蹄上没有夜眼的马不能吃。

又，脊背黑色而前腿有斑点的马肉不可吃。

在临产时铺上赤色的马皮，产妇坐在上面可以催生。

白马的阴茎：补益男子性能力。白马阴茎阴干，做成末，和肉苁蓉一起制成蜜丸。空腹用酒送服四十丸，一天两次。连服百日有效。

马心：患痫疾的人不能吃。

鹿①

鹿茸：主益气。不可以鼻嗅其茸。中有小白虫，视之不见，入人鼻必为虫颡②，药不及也。

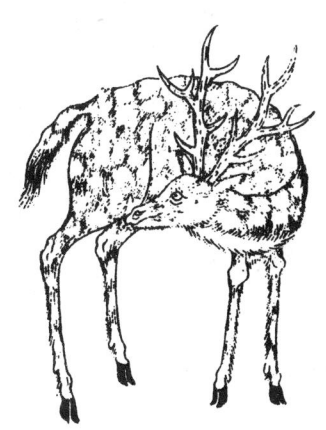

鹿

鹿头肉：主消渴，多梦，梦见物。

又，蹄肉：主脚膝骨髓中疼痛。

肉：主补中益气力。又，生肉：主中风口偏不正。以生椒同捣傅之。专看正，即速除之。

谨按：肉：九月后、正月前食之，则补虚羸瘦弱，利五藏，调血脉。自外皆不食，发冷病。

角：主痈疽疮肿，除恶血。若腰脊痛、折伤，多取鹿角并截取尖，错为屑，以白蜜淹浸之，微火熬令小变色，曝干，捣筛令细，以酒服之。轻身益力，强骨髓，补阳道、绝伤。

角：烧飞③为丹，服之至妙。但于瓷器中或瓦器中寸截，用泥裹，大火烧之一日，如玉粉；亦可炙令黄，末，细罗，酒服之益人。若欲作胶者，细破寸截，以䭈水④浸七日，令软方煮也。

又，妇人梦与鬼交者，鹿角末三指一撮，和清酒服，即出鬼精。

又，女子胞中余血不尽、欲死者，以清酒和鹿角灰服方寸匕，日三夜一，甚效。

又，小儿以煮小豆汁和鹿角灰，安重舌⑤下，日三度。

骨：温。主安胎，下气，杀鬼精，可用浸酒。凡是鹿白臆⑥者，不可食。

[注释]

①鹿：为鹿科动物梅花鹿和马鹿。雄鹿未骨化的幼角称为"鹿茸"，已骨化成熟的角即鹿角，二者功效不完全相同。鹿茸补精壮阳，鹿角强筋骨，补腰肾，通乳祛瘀。鹿一身皆可入药，补益人体。

②虫颡（sǎng）：虫子钻进额头里面噬咬的疾病。颡，额头。

③飞：即水飞，中药炮制方法。药物先研成末，再放在乳钵中加水同研极细，再加入大量的水搅拌，将含有药末的水倾出，干燥后取得极细的药

末。

④饙(fēn)水：煮饭的蒸锅水。饙，煮饭。

⑤重舌：中医病名。又名子舌、重舌风、莲花舌。病见舌下血脉胀起，形如小舌，或红或紫，或连贯而生，状如莲花；伴见身发潮热，头项强痛，饮食难下，言语不清，口流清涎。患部日久可溃烂。多由心脾湿热，与风邪相搏，上结于舌所致。

⑥臆：胸。

[译文]

鹿茸：主补气。不能用鼻子近嗅它的细茸。因茸中有小白虫，肉眼看不见，钻入鼻子必定会引起虫颡，药力难以医治。

鹿头肉：主治消渴，多梦，梦见各种东西。

又，鹿蹄肉：主治脚膝骨髓中感到疼痛。

肉：主补益中焦脾胃，增加气力。又，新鲜鹿肉：主治中风引起的嘴偏不正。加生花椒一起捣烂外敷脸部，仔细察看口位复正了，立刻把药去掉。

谨按：鹿肉：九月以后、次年正月以前吃，能补益虚羸、瘦弱，补益五脏，调和血脉。此外的月份都不要吃，易引发冷病。

鹿角：主治痈疽疮肿，消除腐血。如有腰脊痛、骨折损伤等，多用些鹿角，截取角尖锉成细屑；用白蜜淹没浸泡，小火煮至稍微变色，晒干，捣细、过筛，使之更细。用酒送服。能使人身体轻健，增强气力，充实骨髓，补益性能力，补续骨折损伤。

鹿角：火烧后捣细水飞，制成丹药，服用效果特别奇妙。把鹿角截成寸长的段，放在瓷器或瓦器中，用泥巴包上，大火烧它一天，使之变成玉粉一样。也可将之用火炙炒变黄，研成末，过细筛子；用酒送服，对人有补益。若想做成鹿角胶，可将鹿角细细破开，截成寸长的段，再用蒸饭水浸泡七天，使它变软之后再上锅煮熬。

又，治妇女梦与鬼交媾，用三根手指捏取一撮鹿角末，调和清酒一起服用，就可驱出鬼邪精气。

又，妇女子宫中残血不能排尽，将要死去的，用清酒调和一方寸匕鹿角灰服下，白天三次，夜间一次，很有效果。

又，用煮小豆汁水调和鹿角灰，放置在小孩的重舌之下，每天三次。

鹿骨：性温。主安胎，下气，消除鬼怪精邪。可用来泡药酒。凡是胸前白色的鹿，都不可食用。

黄明胶①（白胶）

傅肿四边，中心留一孔子，其肿即头自开也。

治咳嗽不瘥者，黄明胶炙令半焦为末，每服一钱匕，人参末二钱匕，用薄豉汤一盏②，葱少许，入铫子③煎一两沸后，倾入盏，遇咳嗽时呷三五口后，依前温暖，却准前咳嗽时吃之也。

又，止吐血，咯血，黄明胶一两，切作小片子，炙令黄；新绵一两，烧作灰细研，每服一钱匕，新米饮调下，不计年岁深远并宜。食后卧时服。

[注释]

①黄明胶：初又名白胶，鹿角熬煮加工而成。宋代以后，渐变成用牛皮熬制。性平味甘，有滋阴润燥，养血止血，活血消肿，解毒等效。

②一盏：原文作"一钱八分"。此方用"钱匕"作计量单位，不会杂入"钱""分"这些重量单位。《普济方》中此方为"薄豉汤一盏，入葱白少许"，故知应为"盏"。"八分"疑为衍文，删。

③铫（diào）子：煎药器具，砂土制成。似壶，有柄有嘴。

[译文]

外敷在肿毒的四周，中心留下一个小孔不敷，肿毒就会在外表没有敷药的中心部位形成脓头，自己溃破。

治疗咳嗽经久不愈，黄明胶炙炒到半焦研成末，每服药用一钱匕，加人参末二钱匕，用稀豆豉汤一盏，葱少许，放进药铫子里煎一两滚后，倒进盏中，遇咳嗽时小口呷服三五口。再依前法将药液重新加热，仍然是每逢咳嗽时那样喝下。

又，止吐血、咯血，黄明胶一两，切成小薄片，炙黄；新丝绵一两，烧成灰。一起研成细末，每顿服一钱匕，用新米煮的汤调和服下。不论病程长短都适合服用。饭后睡前服用。

犀 角①

此只是山犀牛，未曾见人得水犀取其角。此两种者，功亦同也。其生角，寒。可烧成灰，治赤痢，研为末，和水服之。

又，主卒中恶心痛，诸饮食中毒及药毒、热毒，筋骨中风，心风②烦闷，皆瘥。

又，以水磨取汁，与小儿服，治惊热。鼻上角③尤佳。

肉：微温，味甘，无毒。主瘴气④、百毒、蛊疰⑤邪鬼，食之入山林，不迷失其路。除客热头痛及五痔、诸血痢。若食过多，令人烦，即取麝香少许，和水服之，即散也。

[注释]

①犀角：为犀科动物印度犀、爪哇犀、苏门答腊犀等的角，有清热解毒、凉血定惊之效。

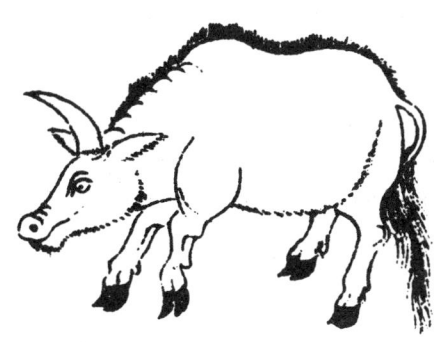

犀牛

②心风：即心中风，症见多汗恶风，焦躁善怒，病重时说话不利索，面赤头痛，不能安卧。多因心受风生热引起。

③鼻上角：犀角有生于鼻腔上的，有生于额头上的，故称。

④瘴气：一般指南方山林之间湿热蒸郁致人疾病的邪气。也特指疟疾（或瘴症），多发于西南地区。

⑤蛊疰：一作蛊注。缠绵不愈的慢性消耗性传染病。古人认为是虫毒久住人体内所致。类似今所谓肺结核、结核性腹膜炎。

[译文]

这只是指山犀牛的角，不曾见过有人捕到水犀牛取角。这两种角，功效都相同。生犀角性寒，可烧成灰，能治赤痢，可将犀角研成末，用水调和服下。

又，治突然中恶风引起的心口痛，各种饮食中毒和药物中毒、热毒，筋骨风湿，心风烦闷，都可治愈。

又，加水磨成汁，给小儿服下，能治惊风发热。长在鼻子上的角药效尤其好。

犀牛肉：性微温，味甘，无毒。主治瘴气、各种毒物、蛊疰邪气。吃了犀牛肉进入山林，不会迷失道路。能消除客热头痛，五种痔疮，各种血痢。如果食用犀牛肉过多，会使人心烦，可用麝香少许，用水送服，心烦就会消散。

犬①（狗）

牡狗阴茎：补髓。

犬肉：益阳事，补血脉，厚肠胃，实下焦，填精髓。不可炙食，恐成消渴。但和五味煮，空腹食之。不与蒜同食，必顿损人。若去血则力少，不益人。瘦者多是病，不堪食。

比来去血食之，却不益人也。肥者血亦香美，即何要去血？去血之后，都无效矣。

肉：温。主五藏，补七伤五劳，填骨髓，大补益气力。空腹食之。黄色牡者上，白、黑色者次。女人妊娠勿食。

胆：去肠中脓水。

又，上伏日采胆，以酒调服之。明目，去眼中脓水。

又，白犬胆和通草、桂为丸服，令人隐形。青犬尤妙。

又，主恶疮痂痒，以胆汁傅之止。胆傅恶疮，能破血。有中伤因损者，热酒调半个服，瘀血尽下。

又，犬伤人，杵生杏仁封之瘥。

犬自死，舌不出者，食之害人。九月勿食犬肉，伤神。

[注释]

①犬：为狗科动物狗。肉、胆及狗鞭等均有药效。狗肉性热，有补中益气、温肾助阳之效。

[译文]

公狗阴茎：补精髓。

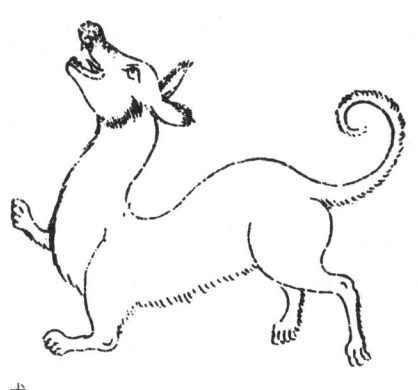

犬

犬肉：有益于男子性能力，补益血脉，壮肠胃，补下焦，填精髓。不可炒食，怕会导致消渴病。只消加上调料烹煮，空腹吃下就行了。不要与蒜一起吃，不然会立刻对人有损害。如果狗肉里面的血都去尽了，药效就不大，不补人。瘦狗多是有病，不能吃。

近来吃狗肉去血，其实却不能补益人。肥狗的血也香美，为什么要去掉狗血呢？去血以后，药效就都没了。

狗肉：性温。能补五脏，治疗五劳七伤，填补骨髓，强效补益气力。宜空腹食用。黄色公狗为上，白狗、黑狗次之。妇女妊娠时不要吃。

狗胆：消肠中的脓水。

又，入伏那天采狗胆汁，用酒调服。能明目，消眼中的脓水。

又，白狗的胆汁加通草、桂制成药丸服用，能使人隐形。青狗的胆汁效果更好。

又，治疗恶疮结痂作痒，用狗胆汁外敷上即止。胆汁敷恶疮，能破瘀血。有受伤造成皮损的，用热酒调和半个狗胆的汁服下，瘀血就能排尽。

又，狗咬伤人，用生杏仁捣烂封住伤口，可痊愈。

自己死亡、舌头不伸出来的狗，吃了对人有害。九月不要吃狗肉，损伤人的精神。

羚 羊①

北人多食。南人食之，免为蛇虫所伤。和五味炒之，投酒中经宿，饮之，治筋骨急强中风。

又，角：主中风筋挛，附骨疼痛，生摩和水涂肿上及恶疮，良。

又，卒热闷，屑作末，研和少蜜服，亦治热毒痢②及血痢。

伤寒热毒下血，末服之即瘥。又疗疝气。

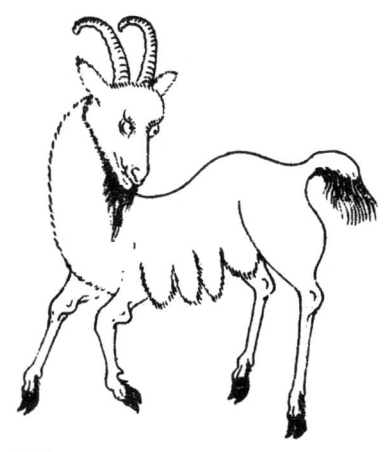

羚羊

[注释]

①羚羊：为牛科动物赛加羚羊。肉可食，角入药，有平肝息风、清热镇惊及解毒之效。

②热毒痢：即热毒亢盛的一种痢疾，又称毒痢。症见痢下五色脓血，或如烂鱼肠，下血如猪肝色，心烦腹痛如绞。可见于重症细菌性痢疾、急性肠道阿米巴痢疾、沙门氏菌属食物中毒等。

[译文]

北方人常食用。南方人吃了，能避免为蛇虫咬伤。羚羊肉加作料炒过，投进酒里泡一夜，饮这样的酒，能治疗筋骨拘急强直和感染风毒。

又，羚羊角：主治感染风毒引起的筋脉拘挛，骨头表面疼痛。生角磨粉，用水调和涂在疮肿或恶疮上，疗效很好。

又，突然发热闷胀，将羚羊角弄碎研成粉末，调和少量的蜂蜜服下。也能治热毒引起的痢疾、血痢。

伤寒病，因热毒内盛引起便血，羚羊角研末服用可治愈。又能治疗疝气。

虎①

肉：食之入山，虎见有畏，辟三十六种精魅②。

又，眼睛：主疟病，辟恶，小儿热、惊悸。

胆：主小儿疳痢，惊神不安，研水服之。

骨：煮汤浴，去骨节风毒。

又，主腰膝急疼，煮作汤浴之；或和醋浸亦良。主筋骨风急痛，胫骨③尤妙。

又，小儿初生，取骨煎汤浴，其孩子长大无病。

又，和通草煮汁，空腹服半升。覆盖卧少时，汗即出。治筋骨节急痛。切忌热食，损齿。小儿齿生未足，不可与食，恐齿不生。

又，正月勿食虎肉。

膏：内下部，治五痔下血。

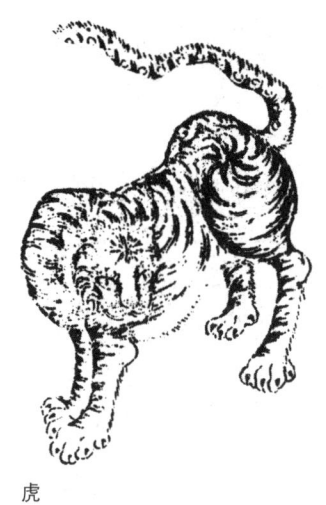

虎

[注释]

①虎：为猫科动物虎。骨、肉、眼睛、胆、脂肪油（虎膏）等都可入药。

②三十六种精魅：泛指山林间可以致病的各种因素。

③胫（jìng）骨：小腿内侧的长形骨，上下两端膨大，中间横断面三角形。

[译文]

虎肉：吃了它进山里，老虎见了会害怕。可避除各种精怪鬼魅。

又，虎眼睛：能治疟疾，避除恶邪，治小儿热邪和惊悸。

虎胆：治小儿疳痢，受惊吓引起的心神不安，加水研磨后服用。

虎骨：煮水洗澡，能消除骨节间的风毒。

又，治腰膝拘急挛缩作疼，可用虎骨煮水洗浴患部；或者用醋浸虎骨洗患部疗效也好。能治疗筋骨感受风邪引起的拘挛疼痛，虎的胫骨疗效尤其好。

又，小孩刚落生，用虎骨煎水洗浴，这孩子长大后不会生病。

又，加通草一起煮汁，空腹服半升，然后盖上被子躺一会儿，汗就很快出来，可治筋骨关节拘挛疼痛。特别注意不要吃滚热的虎肉，会损坏牙齿。小孩的牙齿还没长齐，不要给他吃这个，防止他不长牙。

又，正月不要吃虎肉。

虎膏：放进肛门里，能治五痔引起的便血。

兔①

肝：主明目，和决明子作丸服之。

又，主丹石人上冲眼暗不见物，可生食之，一如服羊子肝法。

兔头骨并同肉：味酸。

谨按：八月至十月，其肉酒炙②吃，与丹石人甚相宜。注：以性冷故也。大都绝人血脉，损房事，令人痿黄。

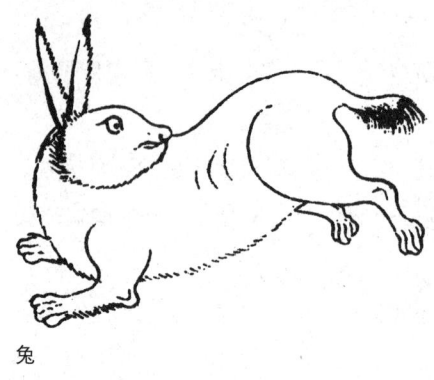

兔

肉：不宜与姜、橘同食之，令人卒患心痛。不可治也。

又，兔死而眼合者，食之杀人。二月食之伤神。

又，兔与生姜同食，成霍乱。

[注释]

①兔：为兔科动物蒙古兔及家兔。兔肉性凉，味甘，有补中益气、凉血解毒之效。

②酒炙：中药炮制方法，药材加酒在锅中炒，使酒液充分渗入药材。

[译文]

兔肝：能明目，加决明子制成药丸服用。

又，治疗服用丹石药引起的药毒上冲、视力昏暗看不见东西，可生吃兔肝，如同服用羊羔嫩肝的方法。

兔头骨和兔肉一样，味酸。

谨按：八月到十月，兔肉用酒炙过后食用，对服用丹石的人很合适。

注：这是因为兔肉性冷的缘故。兔肉往往能断绝人的血脉，有损于性能力，令人面色痿黄。

兔肉不宜和姜、橘一同进食，会使人突发心口疼，无法救治。

又，兔子死了眼睛闭合的，吃了会使人死亡。二月食兔肉会损伤精神。

又，兔肉与生姜一起进食，会患大吐大泻的霍乱症。

狸①

骨：主痔病，作羹臛食之。不与酒同食。

其头烧作灰，和酒服二钱匕，主痔。

又，食野鸟肉中毒，狸骨灰服之瘥。

炙骨和麝香、雄黄为丸服，治痔及瘰疮②。

粪：烧灰，主鬼疟③。

尸疰④，腹痛，痔瘘，骨炙之令香，末，酒服二钱，十服后见验。头骨最妙。

治尸疰邪气，烧为灰，酒服二钱，亦主食野鸟肉物中毒肿也。再服之即瘥。

五月收者粪，极神妙。正月勿食，伤神。

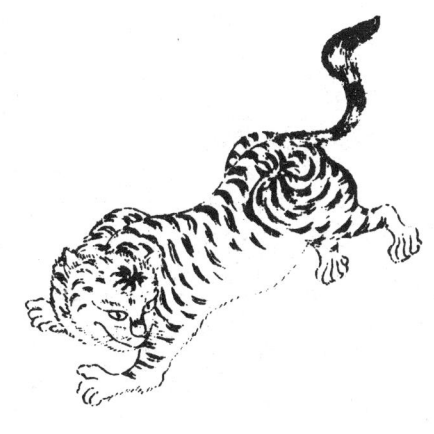

狸

[注释]

①狸：为猫科动物豹猫。

②瘘疮：人体组织出现管状瘘道向体表分泌脓液或者泄漏粪便的一类疾病，常由痔疮引起，好发于肛周。

③鬼疟：疟疾发作无常，经久不愈，兼有噩梦、恐惧，精神恍惚。谓由尸气引发。

④尸疰：中医病名。一种感受尸毒所致的慢性传染性病症，即劳瘵，相当于今结核病。

[译文]

狸骨：治痔病，做成羹汤食用，不要和酒一起吃。

狸头烧成灰，每次用酒送服二钱匕，治痔病。

又，吃野鸟肉中毒，用狸骨烧灰服下可痊愈。

狸骨炙后，加麝香、雄黄制成药丸服用，治痔疮和瘘疮。

狸粪烧成灰，主治鬼疟。

治尸疰，腹痛，痔瘘，用狸骨炙香，研末，每日用酒送服二钱。服用十次后见效。狸头骨效果最好。

治尸疰邪气，用狸骨烧成灰，每日用酒送服二钱。也治吃野鸟肉中毒引起的肿痛。服两次后可痊愈。

五月收集的狸粪，药效极为神妙。正月不要吃狸肉，能损伤人精神。

獐①

肉：亦同麋②，酿酒。道家名为"白脯"，惟獐鹿是也，余者不入。道家用供养星辰者，盖为不管十二属，不是腥腻也。

又，其中往往得香，栗子大，不能全香。亦治恶病。

其肉：八月止十一月食之，胜羊肉。自十二月止七月食，动气也。

又，若瘦恶者食，发痼疾也。

[注释]

①獐：为鹿科动物獐。肉味美可食。有补益五脏、除风冷、下乳汁之效。

②麋（mí）：为鹿科动物麋鹿，即"四不像"，角像鹿，尾像驴，蹄像牛，颈像骆驼，但从整个来看哪一种动物都不像。原产于中国，是一种珍贵的稀有兽类。

[译文]

獐肉：和麋肉一样，能酿酒。道家称作"白脯"的，只指獐和鹿的肉，其他动物的肉不算数。道家用白脯供奉星辰，是因为獐鹿不列入十二属相，不算是荤腥肥腻之物的缘故。

又，从獐身上常常能得到一种香料，有栗子大小，没有完整的。这种香料也能治疗恶病。

獐肉：在八月至十一月间食用，价值胜过羊肉。自十二月到明年七月间食用，容易引发气病。

又，瘦弱不堪的人吃獐肉，能引发旧有的老毛病。

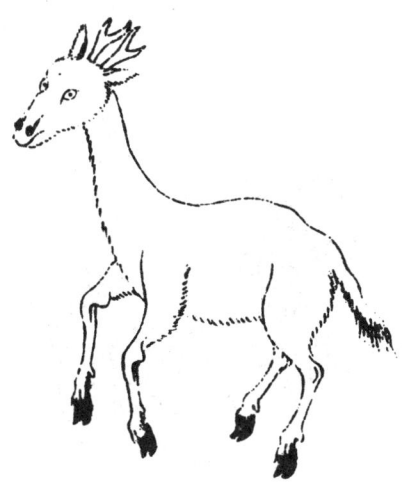

獐

豹①

肉：补益人。食之令人强筋骨，志性粗疏，食之即觉也，少时消即定。久食之，终令人意气粗豪。唯令筋健，能耐寒暑。正月食之伤神。

脂：可合生发膏，朝涂暮生。

头骨：烧灰淋汁，去白屑。

[注释]

①豹：为猫科动物豹。肉、骨、脂肪均入药。

[译文]

豹肉：能补益人体。吃了使人筋骨强壮，性情豪迈粗放。吃后就有感觉，过一会儿肉消化了就恢复常态。长期吃豹肉，终究会使人性情粗犷豪放。吃豹肉会使筋骨强健，能耐受严寒酷暑。正月吃了，会损伤人的精神。

豹脂：能制生发膏。清早涂上，晚上头发就长出来了。

豹头骨：烧成灰，用水淋取汁液，能去除头上的白屑。

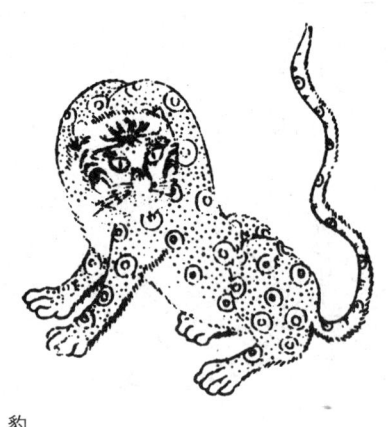

豹

猪[①](豚)

肉:味苦,微寒。压丹石,疗热闭血脉。虚人动风,不可久食。令人少子精,发宿疹。主疗人肾虚。肉发痰,若患疟疾人,切忌食,必再发。

肾:主人肾虚,不可久食。

江猪[②]:平。肉酸。多食令人体重。今捕人作脯,多皆不识。但食,少有腥气。

又,舌:和五味煮取汁饮,能健脾,补不足之气,令人能食。

又[③],猪头:主补虚,乏气力,去惊痫、五痔,下丹石。

又,肠:主虚渴,小便数,补下焦虚竭。

东行母猪粪一升,宿浸,去滓顿服,治毒黄热病。

肚:主暴痢虚弱。

[注释]

①猪:即猪科动物猪。肉、脂肪、肝、肾、胃、肠等均可入药。

②江猪:又名江豚,一种小型鲸类,鼠海豚科江豚属。生于江海相交的水域,我国长江也有出产。

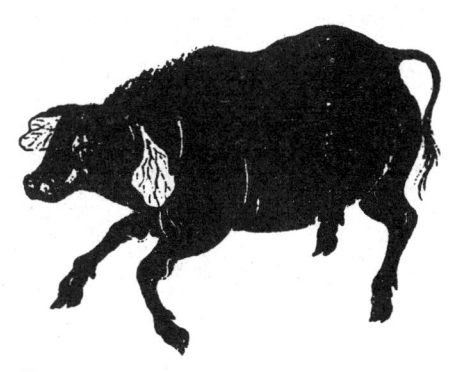

猪

③又：原文作"大"，今依意改。

[译文]

猪肉：味苦，性微寒。能压解丹石药的毒性，治热邪阻阻血脉。体虚的人吃了会引动风病，不可长期食用。能使人少精，引发旧患的风疹。主治人的肾虚证。猪肉能引发痰疾。患疟疾的人，特别忌讳吃猪肉，否则一定会再次发作。

猪肾：治人的肾虚证，但不可长期服用。

江猪：性平。肉味酸。多吃使人身体沉重。现在捕猎的人把江猪肉制成干肉，人们大多不能识别，吃起来稍有些腥气。

又，猪舌：加作料烹煮成汤汁饮用，能健脾，补益中气不足，使人饭量增加。

又，猪头：能治虚证、少气无力，治惊痫、五痔，消解丹石药的热毒。

又，猪肠：治体虚消渴、小便次数多，能补益下焦脏器功能的虚弱枯竭。往东行走的母猪排的粪一升，用水浸一夜，滤去粪滓，一次服下，能治疗热毒炽盛的黄疸和热邪病。

猪肚：治急性痢疾引起的虚弱。

麋

肉：益气补中，治腰脚。不与雉肉同食。

谨按：肉多无功用。所食亦微补五藏不足气。多食令人弱房，发脚气。

骨：除虚劳至良。可煮骨作汁，酿酒饮之，令人肥白，美颜色。

其角：补虚劳，填髓。理角法：可五寸截之，中破，炙令黄香后，末和酒空腹服三钱匕。若卒心痛，一服立瘥。常服之，令人赤白如花，益阳道。不知何因，与肉功不同尔。亦可煎作胶，与鹿角胶同功。

茸：甚胜鹿茸，仙方甚重。

又，丈夫冷气及风、筋骨疼痛，作粉长服。

又，于浆水中研为泥，涂面，令不皱，光华可爱。

又，常俗：人以皮作靴，熏脚气。

[译文]

麋鹿肉：补脾胃益气，治腰、脚弱。不要与野鸡肉一起食用。

谨按：麋鹿肉多没有什么药效。吃了也只是略微补益五脏气机的不足。吃多了会使人性机能减弱，还能引发脚气病。

麋鹿骨：消除虚劳效果最好。可用麋鹿骨煮水酿酒喝，能使人体态白胖，容颜美好。

麋鹿角：补益虚劳，填补精髓。加工麋角法：可截成五寸长的段，从中间破开，炒炙到色黄气香后，研成粉末，空腹时调酒服下三钱匕。如果突发心口痛，服一顿立刻痊愈。经常服用，能使人脸色像花朵一样红润白净，能补助性功能。不知什么缘故，麋鹿角和麋鹿肉的功能不相同。麋鹿角也可煎制成胶，与鹿角胶功效相同。

麋鹿茸比鹿茸强很多，修仙的药方中很重视它。

又，男子患冷气、风邪、筋骨疼痛的，可用麋鹿茸制成粉长期服用。

又，麋鹿茸在酸浆水中研成泥，涂抹面部，能使不生皱纹，光洁润泽，令人喜爱。

又，日常习俗：人们用麋鹿皮制靴，治疗脚弱。

驴[①]

肉：主风狂，忧愁不乐，能安心气[②]。

又，头：燖[③]去毛，煮汁以渍曲酝酒，去大风[④]。

又，生脂和生椒熟捣，绵裹塞耳中，治积年耳聋。狂癫不能

食疗本草　169

语、不识人者,和酒服三升良。

皮:覆患疟人良。

又,和毛煎,令作胶,治一切风毒骨节痛,呻吟不止者,消和酒服良。

又,骨煮作汤,浴渍身,治历节风⑤。

又,煮头汁,令服三二升,治多年消渴,无不瘥者。

又,脂和乌梅为丸,治多年疟。未发时服三十丸。

又,头中一切风,以毛一斤炒令黄,投一斗酒中,渍三日。空心细细饮,使醉。衣覆卧取汗。明日更依前服。忌陈仓米、麦面等。

卒心痛,绞结连腰脐者,取驴乳三升,热服之瘥。

[注释]

①驴:为马科动物驴。肉、头、脂肪(驴脂)、乳、皮、毛等皆可入药。驴皮煎熬制成的药胶,以产东阿者著称,又名阿胶,为著名的补血滋补药。

②心气:指心脏的机能。中医认为心主精神。

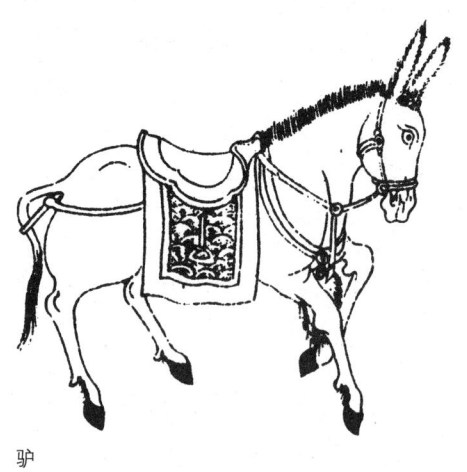

驴

③燖（xún）：开水烫后去毛。

④大风：也称疠风、恶疾等，指麻风病。

⑤历节风：又名白虎风、痛风。症见关节红肿剧痛，不能屈伸。多由肝肾不足，感受风寒湿邪，入犯关节，积久化热，气血郁滞所致。类今急性风湿性关节炎、类风湿性关节炎等。

[译文]

驴肉：治疯狂，忧愁不乐，能安定精神。

又，驴头：用沸水烫后去毛，煮汤浸渍酒曲，酿制成的酒能治疗麻风病。

又，生驴脂肪加生花椒一起反复捣烂，用丝绵裹上塞在耳朵里，能治疗多年的耳聋。发狂疯癫，以致不能说话、不认识人的，用酒调服三升效果很好。

驴皮：盖在患疟疾的人身上效果很好。

又，驴皮带毛煎制成胶，能治一切风毒引起骨节疼痛、呻吟不止的患者。驴皮胶化开用酒调服，效果好。

又，驴骨煮水，浸洗身体，能治历节风。

又，驴头煮汁，让患者喝三两升，能治多年不愈的消渴病，没有治不好的。

又，驴脂加乌梅做成药丸，能治缠绵多年的疟疾。在疟疾还没有发作时服药三十丸。

又，治病人头部的一切风邪：用驴毛一斤炒黄，投放进一斗酒中，浸渍三天；空腹慢慢饮服，让病人喝醉，和衣盖被躺着出汗。第二天再按前一天的方法饮服。服药时忌讳吃陈仓米和麦面等。

突然发作心绞痛，疼痛辐射牵连到腰部和脐部的，用驴乳三升，趁热饮服能治愈。

狐①

肉：温。有小毒，主疮疥，补虚损，及女子阴痒②绝产，小儿

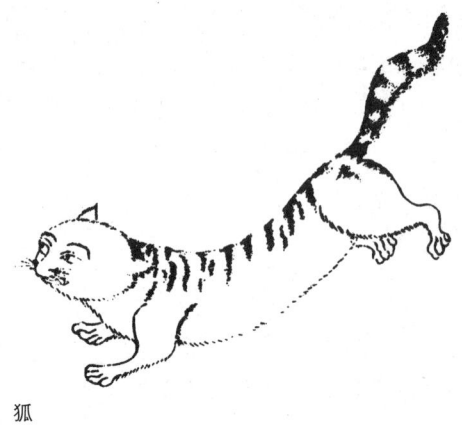

狐

阴㿉卵肿③,煮炙任食之良。又主五藏邪气,服之便瘥。空心服之佳。

肠肚:微寒。患疮疥久不瘥,作羹臛食之。小儿惊痫及大人见鬼,亦作羹臛食之良。其狐魅状候:或叉手有礼见人,或于静处独语,或裸形见人,或只揖无度,或多语,或紧合口,叉手坐,礼度过,常尿屎乱放,此之谓也。如马疫亦同,灌鼻中便瘥。

患蛊毒寒热,宜多服之。

头:烧,辟邪。

[注释]

①狐:为犬科动物狐。狐肉有补虚暖中、解疮毒之效。

②阴痒:又称外阴瘙痒。中医病名。证见外阴部或阴道内瘙痒,甚则奇痒难忍,坐立不安;或伴见带下色黄、量多。外阴不洁、虫蚀感染或湿热下注,均可导致本病。

③阴㿉卵肿:睾丸肿大。可由疝气或睾丸发炎等原因引起。卵,睾丸。

[译文]

狐肉：性温，有小毒。能治疮和疥，补益虚损，治妇女阴痒和不育，和小孩睾丸肿胀疼痛。随意煮熟或炒熟吃下，疗效良好。又治五脏邪气，吃下就会痊愈。空腹吃狐肉效果比较好。

狐的肠、肚：性微寒。患疮疥久治不愈的，可用狐肠、肚做成肉羹食用。小孩患惊痫及大人为鬼怪所惊的，也用狐肠、肚做成肉羹食用，效果良好。狐魅病有以下症状：或见人就拱手行礼，或在僻静的地方自言自语，或在人面前裸露身体，或没有节制地打躬作揖，或爱说话，或紧闭嘴巴，拱手端坐，礼节过度，常大小便胡乱排放，这就是所谓的"狐魅"病。如果马得了这种病也是一样的表现，用狐狸的肚、肠煎汤，从鼻子里灌进去就可以治好。

患蛊毒、恶寒发热，可多量地服用狐肠肚汤。

狐头：火烧后服用，能避除邪气。

獭①

獭肝：主痊病相染，一门悉患者。以肝一具，火炙，末，以水和方寸匕服之，日再服。

患咳嗽者，烧为灰，酒服之。

肉：性寒，无毒。煮汁主治时疫及牛马疫，皆煮汁停冷灌之。

又，若患寒热毒，风水虚胀②，即取水獭一头，剥去皮，和五藏、骨、头、尾等，炙令干。杵末，水下方寸匕。日二服，十日瘥。

谨按：服之下水胀，但热毒风虚胀，服之即瘥。若是冷气虚胀，食益虚肿甚也。只治热，不治冷，不可一概尔。

[注释]

①獭（tǎ）：为鼬科动物水獭。肉和肝可食及入药。獭肝有养阴滋热、宁嗽止血之效。肉可补虚调经通便。

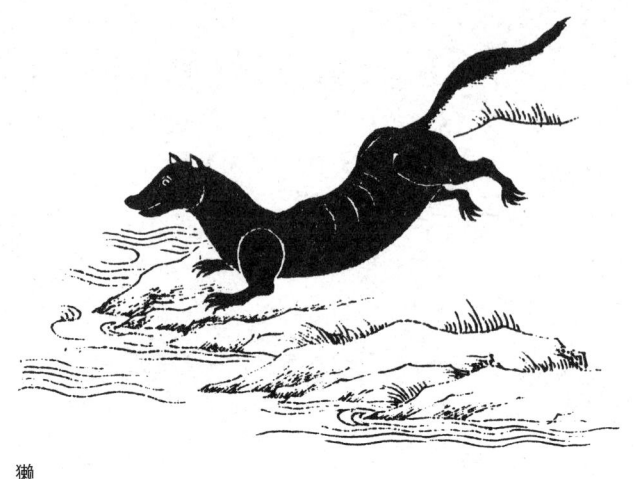

獭

②虚胀：中医病名。证见腹部胀满。由于病因的不同，兼证有所不同。肝肾阴虚，或如本条所说的"热毒风"引起者，可兼见形体消瘦、面色黧黑，心烦口燥，牙龈、鼻腔出血，尿短色赤等证。脾肾阳虚，或如本条所说的"冷气"引起者，可兼见精神萎靡，面色苍白和萎黄，怕冷，手足不温，饮食欠佳等证。

[译文]

獭肝：主治痊病互相传染、一家人全都得这种病的。用獭肝一副，火上炙干，研成末，用水调和一方寸匕服下，日服两次。

患咳嗽的，獭肝烧成灰，用酒送服。

獭肉：性寒，无毒。煮成汁主治季节性传染病和牛、马的传染病，都是煮成汁晾凉后灌服。

又，患寒气或热毒，以及风邪水肿、肚腹虚胀的，可用水獭一只，剥去皮，与五脏、骨骼、头、尾等部位一起炙干，杵成粉末。用水服下一方寸匕，每天两次。连服十日可痊愈。

谨按：食用水獭能消除水肿虚胀，虚胀若是由热毒风邪引起的，吃了水獭就会好；若是属于冷气引起的，吃了反会肿得更加厉害。獭只治热证，不治冷证，所以不可一概而论。

猯①

肉：平，味酸。主服丹石劳热。患赤白痢多时不瘥者，可煮肉经宿露中，明日空腹和酱食之一顿，即瘥。

又，瘦人可和五味煮食，令人长脂肉肥白。曾服丹石，可时时服之。丹石恶发热，服之妙。

骨：主上气咳嗽，炙末，酒和三合服之。日二，其嗽必瘥。

[注释]

①猯：为鼬科动物獾。獾肉有补中益气、灭蛔虫之效，脂肪炼制的獾油主治烫伤、烧伤等。

[译文]

獾肉：性平，味酸。治丹石药引起的热毒和虚劳发热。患赤白痢长时间不愈的，可把獾肉煮熟露天放一夜，第二天空腹加上酱吃一顿就可治好。

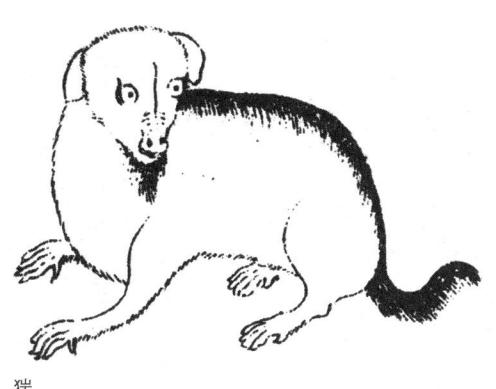

猯

又，消瘦的人，可用獾肉加上作料烹煮食用，能使人身上长肉，变得白胖。服过丹石药的人，可经常吃一些獾肉。丹石药毒性发作引起发热的，吃獾肉效果很灵妙。

獾骨：治咳嗽气逆，骨炒炙研末，用酒调和三合服下。每天两次，咳嗽必愈。

野　猪①

三岁胆中有黄②。研和水服之，主鬼疰痫病。

又，其肉主癫痫，补肌肤，令人虚肥。雌者肉美。其冬月在林中食橡子，肉色赤者，补人五藏，不发风虚气也。其肉胜家猪也。

又，胆：治恶热毒邪气。肉不发病、减药力，与家猪不同。

其膏：炼令精细，以一匙和一盏酒服。日三服，令妇人多乳。服十日，可供三四孩子。

脂：主妇人无乳者，服之即乳下。本来无乳者，服之亦有。

齿作灰服，主蛇毒。

青蹄者，不可食。

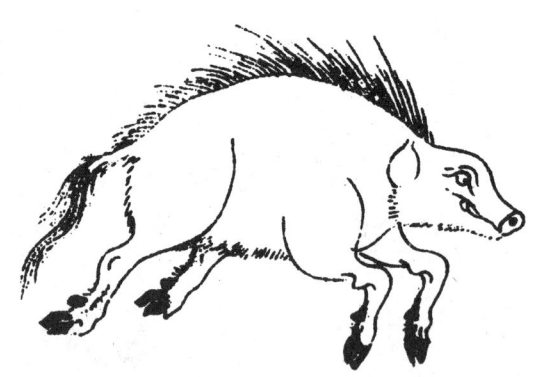

野猪

[注释]

①野猪：为猪科动物野猪。肉、脂肪（野猪脂）、胆、齿、睾丸（野猪外肾）等均可入药。

②黄：即野猪黄，为野猪胆囊中的结石。

[译文]

三岁的野猪胆中会有野猪黄。野猪黄研细，用水调和服下，治鬼疰和癫痫病。

又，野猪肉治癫痫，滋润肌肤，使人肉虚肥胖。雌野猪肉味美。那些冬天在树林子里吃橡子，肉色发红的，能补益人的五脏，不引发体内的风气和虚证。它的肉胜过家养的猪。

又，野猪胆：治疗急性的热毒邪气。野猪肉不会引发疾病或减弱药物的效力，和家猪肉有所不同。

野猪膏：炼制精细，用一匙猪膏调和一盏酒服下，每天三次，能使妇女多下乳。服用十天后，乳汁多得可以喂养三四个孩子。

野猪脂：治妇女产后无乳，吃下去乳汁就分泌出来了。原来就没有乳汁的妇女，吃了猪脂也会有。

野猪牙齿烧成灰服用，主治蛇毒。

蹄子青色的野猪，不可食用。

豺①

寒。

豺皮主疳痢，腹中诸疮，煮汁饮之。或烧灰和酒服之，其灰傅䘌齿疮。

肉酸不可食，消人脂肉，损人神情。

头骨烧灰，和酒灌解槽牛马，便驯良，即更附人也。

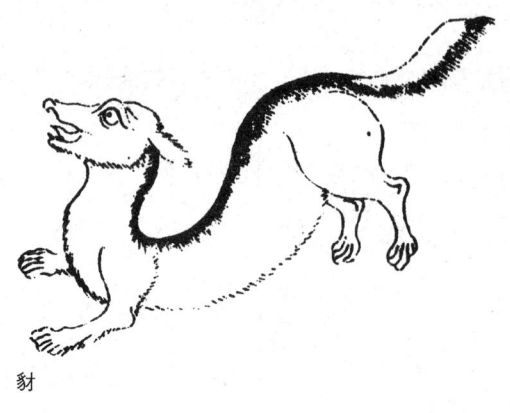

豺

[注释]

①豺：为犬科动物豺。皮、骨可入药。豺肉有补气强力、化积消胀之效。

[译文]

性寒。

豺皮治疳痢和腹中的各种疮毒，煮汁饮用。或烧灰用酒调服，它的灰外敷，治龋齿引起的牙龈疮毒。

豺肉味酸，不可食用，能消损人的脂肪和肌肉，损伤人的精神。

豺头骨烧成灰，用酒调和，灌喂脱槽难驯的牛马，会变得驯服温顺，更加亲近人。

鸡①

丹雄鸡：主患白虎②，可铺饭于患处，使鸡食之良。

又取热粪封之取热，使伏于患人床下。

其肝入补肾方中，用冠血和天雄③四分，桂心二分，太阳粉④四分，丸服之，益阳气。

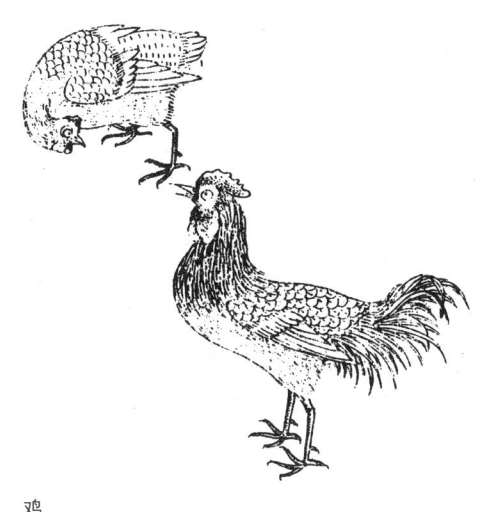

鸡

乌雄鸡：主心痛，除心腹恶气。

又，虚弱人取一只，治如食法。五味汁和肉一器中，封口，重汤⑤中煮之，使骨肉相去即食之，甚补益。仍须空腹饱食之。肉须烂，生即反损。亦可五味腌，经宿，炙食之，分为两顿。

又，刺在肉中不出者，取尾二七枚，烧作灰，以男子乳汁⑥和封疮，刺当出。

又，目泪出不止者，以三年冠血傅目睛上，日三度。

乌雌鸡：温，味酸，无毒。主除风寒湿痹，治反胃，安胎及腹痛，踒⑦折骨疼，乳痈。

月蚀疮⑧绕耳根，以乌雌鸡胆汁傅之，日三。

产后血不止，以鸡子三枚，醋半升，好酒二升，煎取一升，分为四服，如人行三二里，微暖进之。

又，新产妇可取一只，理如食法。和五味炒熟，香，即投二升酒中，封口经宿，取饮之，令人肥白。

又，和乌油麻二升，熬令黄香，末之入酒，酒尽极效，即饱热能食⑨。

黄雌鸡：主腹中水癖⑩水肿，以一只理如食法：和赤小豆一升同煮，候豆烂即出，食之。其汁，日二夜一，每服四合。补丈夫阳气，治冷气。瘦著床者，渐渐食之良。

又，先患骨热者，不可食之。鸡子动风气，不可多食。

又，光粉诸石为末，和饭与鸡食之。后取鸡食之，甚补益。

又，子：醋煮熟，空腹食之，治久赤白痢。

又，人热毒发，可取三颗鸡子白，和蜜一合，服之瘥。

治大人及小儿发热，可取卵三颗，白蜜一合，相和服之，立瘥。卵并不得和蒜食，令人短气⑪。

又，胞衣⑫不出，生吞鸡子清一枚，治目赤痛，除心胸伏热，烦满咳逆，动心气⑬，不宜多食。

鸡具五色者，食之致狂。肉和鱼肉汁食之，成心瘕⑭。六指、玄鸡白头家鸡，及鸡死足爪不伸者，食并害人。

鸡子和葱食之，气短。鸡子白共鳖同食，损人。鸡子共獭肉同食，成遁尸注⑮，药不能治。

鸡兔同食成泻痢。小儿五岁已下，未断乳者，勿与鸡肉食。

[注释]

①鸡：即雉科动物家鸡。其肉、卵可食。砂囊的内壁（鸡内金）、蛋壳内膜（凤凰衣）可入药。

②白虎：中医病名。肢体关节疼痛如被虎咬，常于夜半寅时发病，昼轻夜重，故名"白虎病"。

③天雄：毛茛科植物乌头的子根的加工品。有祛风散寒、益火助阳之效。

④太阳粉：太阳为朱砂或水银之别名，朱砂和水银，旧时常用于丹药。

⑤重汤：两重汤水。重汤即隔水煮。把要煮的东西加水装入容器，再连

容器放进水里煮。

⑥男子乳汁：生男孩的妇女的乳汁。

⑦踒（wō）：扭伤。

⑧月蚀疮：中医病名。又名月食疮。症见小儿耳廓生疮，时愈时发，或有脓液。

⑨即饱热能食：原文前有"以乌油麻一升，熬之令香，末，和酒服之"，疑与前文重复为衍文，故删。

⑩水癖：中医病名。体内水液不能正常生发消解，致使水气结聚，停留在两胁之侧，转动便痛，不耐风寒，不想进食，而且呼吸气短。

⑪短气：呼吸急促不相接续。元气大虚所致，可见于多种疾病。

⑫胞衣：即胎盘。包于胎儿体表的一层膜。

⑬心气：心脏系统的功能。也指心口疼的疾患。

⑭心瘕：心下（胃口）生有瘕块。

⑮遁尸注：中医病名，尸病的一种。心腹胀满刺痛，喘息气急，有气向两胁攻冲，或上冲心胸。经常复发，停遁不消，故称遁尸，或名遁尸注。有传染性，或类似今传染性肝炎。

[译文]

丹砂色的红公鸡：治白虎病。可用饭摊放在病人患部，让鸡去啄食，疗效很好。

还可用热鸡粪封在患部使吸取其热量，同时让鸡伏在患者的床下。

鸡肝可入补肾方。用鸡冠血加天雄四分，桂心二分，太阳粉四分，制成药丸服用，能补益阳气。

黑色公鸡：治心口痛，消除心腹之间的邪恶病气。

又，身体虚弱的人，可用一只黑公鸡，像平时吃鸡一样收拾好。把鸡肉调上作料汁放在一个容器中，封上口，隔水炖煮，煮到鸡骨和肉分离时吃下去，很能补益。也是须空腹一顿吃饱。鸡肉一定要烂熟，不熟透反而对身体有损害。也可把鸡肉用作料腌一夜，炒熟食用，分两顿吃完。

又，刺扎在肉里拔不出来的，用鸡尾巴上的毛十四根烧成灰，用生男孩的妇女的乳汁调和，封在伤口上，刺就能出来。

又，眼睛流泪不止的，可用三年的黑公鸡冠血敷在眼睛上，每天三次。

黑母鸡：性温，味酸，无毒。能驱除风寒湿邪引起的痹症，治反胃，安胎，止腹痛以及扭伤、骨折引起的筋骨疼痛，治乳痈。

月蚀疮绕着耳朵根生长的，用黑母鸡的胆汁外敷，每天三次。

产后流血不止，用黑母鸡的鸡蛋三只，醋半斤，好酒二升，合煎成一升药液，分成四次服用。每次间隔人步行二三里路的时间，将药液微微加热后喝下。

又，新分娩的产妇，可用一只黑母鸡，按一般的吃鸡法收拾了。加上作料炒熟，散发出香味后，放入二升酒中，封上容器口过一夜。第二天取出来饮下，能使人白胖。

又，用黑母鸡肉加黑芝麻二升，煮到发黄、散发出香气，研成末放进酒里。等把酒喝完了，疗效极好。能使人感到肚腹饱满浑身发热，饭量增加。

黄母鸡：治腹中水癖和水肿病。用一只鸡按一般吃法收拾好，加赤小豆一升一起炖煮，等赤小豆煮烂后取出鸡肉来吃。鸡汤，按白天两次晚上一次服用，每次喝四合。能补男子的性功能，消除体内的冷气。瘦弱卧床不起的，不时地这样吃一些，效果不错。

又，患过骨热症的人，不可吃黄母鸡。黄母鸡的蛋会引动风气，不可多吃。

又，光粉（铅粉）及各种石药研成粉末，拌进饭里喂给黄母鸡。然后把这鸡吃了，很有补益作用。

又，黄母鸡的蛋用醋煮熟，空腹吃下，治疗慢性赤白痢疾。

又，患者热毒发作，可用三个黄母鸡蛋的蛋清，调和蜂蜜一合，吃了能消除。治大人和小孩发热，可用黄母鸡的蛋三个，白蜜一合，调和在一起服下，立刻就好了。鸡蛋不能和蒜一起吃，能使人气短。

又，产后胞衣不下的，可生吞黄母鸡蛋的蛋清一个。还治眼睛发红疼痛，消除心胸暗伏的热邪，止烦躁、满闷和咳嗽气逆。但能引动心气病，不宜多吃。

鸡具有五彩羽毛，吃了能使人患癫狂。它的肉和鱼肉汁一起食用，会导致心瘕病。六个脚趾的鸡、白头的黑鸡，以及死了以后脚爪不伸开的鸡，吃了都会损害人。

鸡蛋和葱同吃，会使人气短。鸡蛋清和鳖一同吃，也会损害人。鸡蛋和水獭肉一起吃，会得遁尸注，药物不能治好。

鸡肉和兔肉同吃，会患腹泻痢疾。小孩五岁以下，还没有断奶的，不要给他鸡肉吃。

鹅[1]

脂：可合面脂[2]。

肉：性冷，不可多食。令人易霍乱。与服丹石人相宜。亦发痼疾。

卵：温。补五藏，亦补中益气。多发痼疾[3]。

[注释]

①鹅：即鸭科动物鹅。脂肪、卵、肉可食。

②面脂：润面的脂膏。

③痼疾：病势缠绵，迁延难愈的疾病。

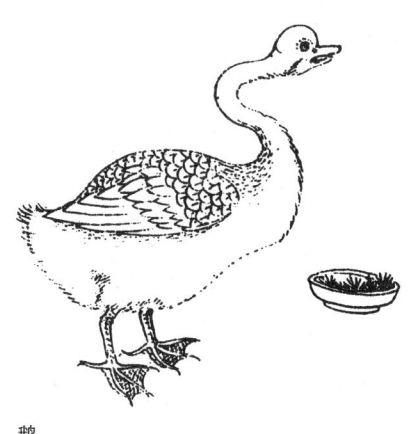

鹅

[译文]

鹅脂：可配制润面的脂膏。

鹅肉：性冷，不可多吃，容易使人患霍乱吐泻。适合服丹石药的人食用。也能引发旧有痼疾。

鹅蛋：性温。能补益五脏，也能补中益气。常能引发旧有痼疾。

野鸭（鹜）、鸭[①]

野鸭：寒。主补中益气，消食。九月已后即中食，全胜家者。虽寒不动气，消十二种虫，平胃气[②]，调中轻身。

又，身上诸小热疮[③]，多年不可者，但多食之即瘥。

白鸭肉：补虚，消毒热，利水道，及小儿热惊痫，头生疮肿。

又，和葱豉作汁饮之，去卒烦热。

又，粪：主热毒毒痢。

又，取和鸡子白，封热肿毒上，消。

又，黑鸭：滑中[④]，发冷痢，下脚气，不可多食。

子：微寒。少食之，亦发气，令背膊闷。

项中热血：解野葛[⑤]毒，饮之瘥。

卵：小儿食之，脚软不行，爱倒。盐淹食之即宜人。

屎：可搨[⑥]蚯蚓咬疮。

[注释]

①野鸭、鸭：野鸭即绿头鸭。鸭为鸭科动物家鸭，古代认为白鸭、黑鸭作用有异。肉、脂肪、卵、血等可食，也可入药。

②胃气：指胃的生理功能。

③热疮：热毒引起的疮疖。

④滑中：中即中焦脾胃。滑中即中气滑泄，脾胃功能低下，可表现为泄

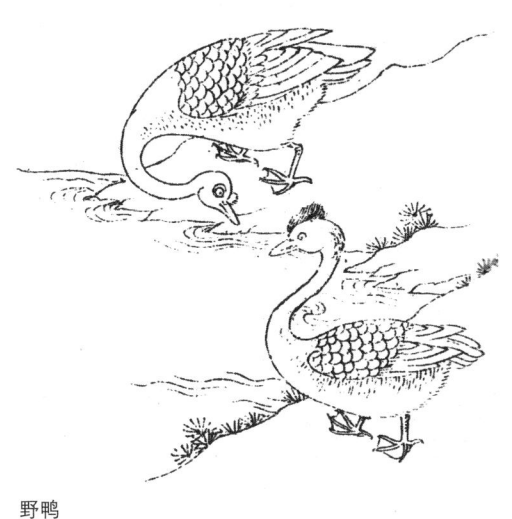

野鸭

泻不止,形寒气短,消化不良,食欲不振等。

⑤野葛:植物名。即马钱科植物胡蔓藤,又名钩吻、断肠草,含剧毒。

⑥搨(tà):同"拓"。此处为贴敷的意思。

[译文]

野鸭:性寒。能补中益气,消积食。九月以后即适合食用,胜过家鸭很多,虽然性寒,却不会引发病气,能驱除十二种寄生虫,安胃气,调理脾胃,使身体轻健。

又,身上的各种小热疮,多年不愈者,只要多吃些野鸭肉就会好。

白鸭肉:补虚,消除毒热,利小便,治小儿惊痫发热,治头上生的疮疖肿毒。

又,鸭肉加葱、豆豉煮汁饮服,能消除突发的烦热。

又,鸭粪:治疗热毒蕴积引起的毒痢。

又,用鸭粪拌上鸡蛋清,封敷在热性肿毒上面,肿毒就消除了。

又,黑鸭:滑中,能引发冷痢和脚气病,不可多吃。

黑鸭蛋:性微寒。少量食用,也能引发气病,使人肩背部闷胀。

食疗本草　185

鸭脖中的热血：能解野葛的毒，喝下就会好。

鸭蛋：小孩吃了，腿脚发软走不成路，容易跌倒。盐腌后吃，就对人有益。

鸭屎：可以外敷蚯蚓咬疮。

鹧鸪①

能补五藏，益心力②，聪明。此鸟出南方，不可与竹笋同食，令人小腹胀。自死者，不可食。一言此鸟天地之神，每月取一只飨至尊，所以自死者不可食也。

[注释]

①鹧鸪：为雉科动物鹧鸪，肉鲜美可食。

②心力：中医所指的心脏系统的机能。

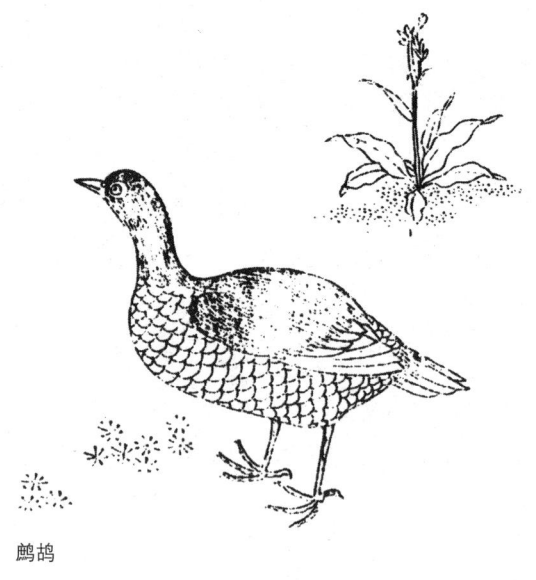

鹧鸪

[译文]

能补益五脏，增益心力，使人聪明智慧。这种鸟出产在南方，不要与竹笋一起食用，会使人小腹发胀。自己死亡的鹧鸪不要食用。有种说法认为，这种鸟是被天地之神每月用一只去祭献给至尊天帝，所以自己死亡的鹧鸪（是被献给天帝的），不能吃。

雁①

膏：可合生发膏。仍治耳聋。
骨灰和泔洗头，长发。

[注释]

①雁：为鸭科动物白额雁及其同属的几种动物（如鸿雁、豆雁等）。肉，有补虚祛风、强筋壮骨之效；脂肪，有活血祛风、清热解毒之效。

[译文]

雁膏：能配制生发膏。还可治耳聋。
雁骨烧成灰，加进淘米水洗头，能使头发萌生。

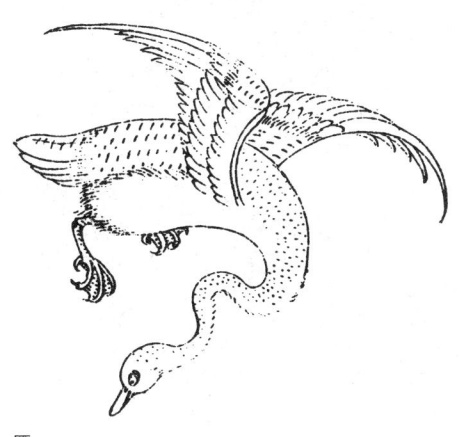

雁

雀①

其肉：十月已后、正月已前食之，续五藏不足气，助阴道②，益精髓，不可停息。

粪：和天雄、干姜为丸，令阴强。

脑：涂冻疮。

卵白：和天雄末、菟丝子末为丸，空心酒下五丸。主男子阴痿不起，女子带下，便溺不利。除疝瘕③，决痈肿，续五藏气。

[注释]

①雀：即雀科动物麻雀。其肉、卵、粪入药。有益精壮阳之效。

②阴道：亦即阳道，指男子性功能。

③疝瘕：疝气和瘕气。疝气，体内器官或组织脱出原位的病证。瘕气，体内结块的病证。

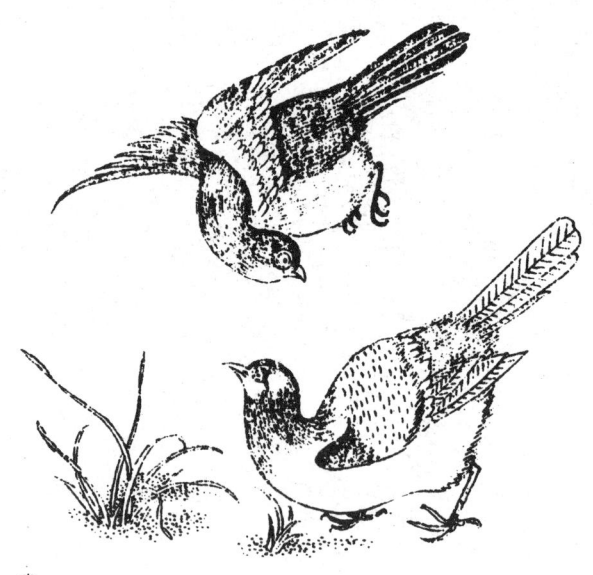

雀

[译文]

雀肉：十月以后、次年正月以前吃，能补益五脏的不足之气，增强男子性功能，补益精髓。不要中断服用。

雀粪：加天雄、干姜制成药丸，能使男子阴茎坚挺。

雀脑：外涂治冻疮。

蛋清：加天雄末、菟丝子末制成药丸，每日空腹用酒送服五丸，治男子阳痿不能勃起，女子带下和大小便不利。能治疝气和瘕气，消除痈肿，补续五脏气机。

山鸡、野鸡①（雉）

山鸡：主五藏，气喘不得息者。食之发五痔。和荞麦面食之，生肥虫。卵：不与葱同食，生寸白虫。

又，野鸡：久食令人瘦。又，九月至十二月食之，稍有补，他月即发五痔及诸疮疥。

不与胡桃同食，即令人发头风②，如在舡③车内，兼发心痛。亦不与豉同食。自死、足爪不伸，食之杀人。

菌子、木耳同食，发五痔，立下血。

[注释]

①山鸡、野鸡：山鸡，雉科动物长尾鸡。野鸡，即雉科动物雉。二者肉、蛋俱可食。有补中益气、强筋壮骨之效。

②头风：经久难愈的头疼病。病种甚多。

③舡：同"船"。

食疗本草

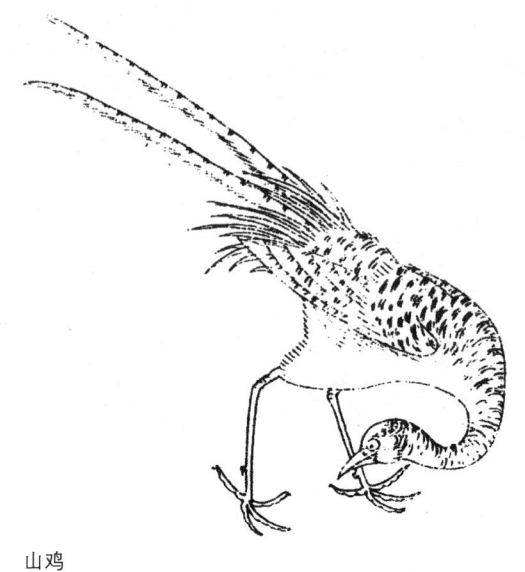

山鸡

[译文]

山鸡：补益五脏，治气喘不息。吃山鸡肉能引发五痔，与荞麦面一起食用，能使体内生肥虫（蛔虫）。山鸡蛋不能与葱同时吃，会生寸白虫（绦虫）。

又，野鸡：长吃使人消瘦。又，九月到十二月间吃野鸡肉，稍微有些补益。其他月份吃就能引发五痔和各种疮疥。

不要和胡桃一起食用，会使人发头风病，好像坐在船、车里一样头晕恶心，还能引发心口痛。也不要与豆豉一起食用。自己死去的野鸡，脚爪不伸开的，吃了能致人死命。

与菌子、木耳一起食用，能引发五痔，立刻便血。

鹑①

温。

补五藏，益中续气，实筋骨，耐寒暑，消结气。

患痢人可和生姜煮食之。

又云，鹑肉不可共猪肉食之，令人多生疮。

四月以后及八月已前，鹑肉不可食之。

[注释]

①鹑：雉科动物鹌鹑。肉可食，有补中益气、调肺气、利水湿之效。

[译文]

性温。

补益五脏，补益中焦，接续脏气，充实筋骨，使人能耐寒暑，消除腹中结气。

患痢疾的人可用鹑肉加生姜一起煮熟吃。

又有说法，鹑肉不能与猪肉一起吃，使人常生疮。

四月以后至八月以前，鹑肉就不可吃。

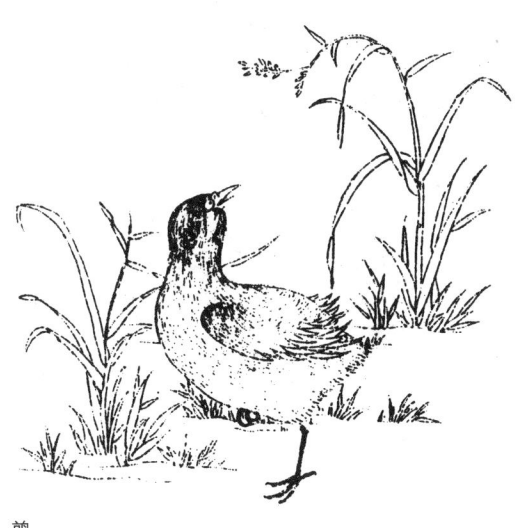

鹑

鸱①

头：烧灰，主头风目眩，以饮服之。

肉：食之治癫痫疾。

[注释]

①鸱（chī）：为鹰科动物白尾鹞。

[译文]

鸱头：烧成灰，治头风病的眼花眩晕，用米汤送服。

鸱肉：吃了治癫痫病。

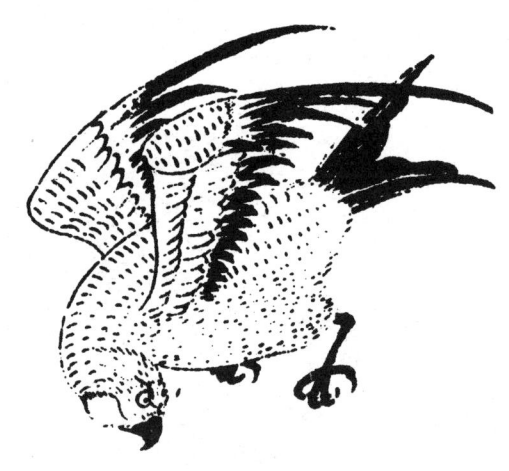

鸱

鸲鹆①（八哥）肉

寒。

主五痔，止血。

又，食法：腊日②采之，五味炙之，治老嗽。或作羹食之亦得；或捣为散，白蜜和丸并得。治上件③病，取腊月腊日得者良，有效。非腊日得者不堪用。

[注释]

①鸲鹆（qú yù）：椋鸟科动物八哥。

②腊日：腊八节。旧时腊祭的日子。汉代以冬至后第三个戌日为腊日，后来改为阴历十二月（腊月）初八日。

③上件：以前发生的，有"上述"之意。

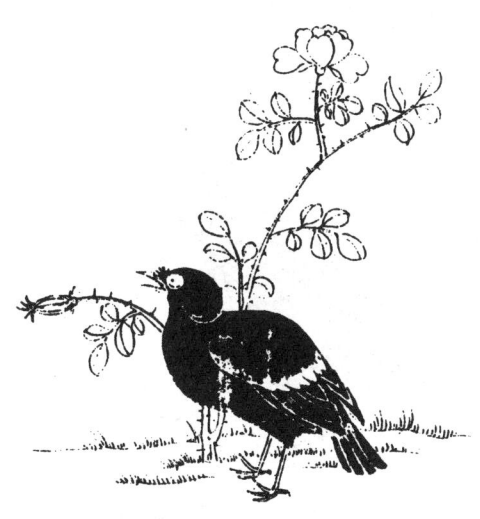

鸲鹆

[译文]

性寒。

主治五痔,能止血。

又,食用方法:腊八日捕捉鸲鹆,加作料炒熟,能治多年的咳嗽老病。或者煮成肉羹食用也可以;或捣末制成散剂,加白蜜制成药丸都可以。治上述的病证,用腊月初八捕到的鸲鹆好,有效。不是腊八日捕到的不能做药用。

慈 鸦[①]

主瘦病,咳嗽,骨蒸者,可和五味淹炙食之良。其大鸦[②]不中食,肉涩,只能治病,不宜常食也。

以目睛汁注眼中,则夜见神鬼。又"神通目法"中亦要用此物。又,《北帝摄鬼录》中,亦用慈鸦卵。

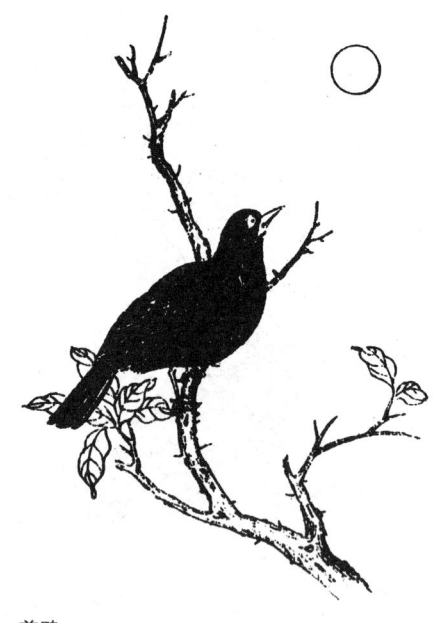

慈鸦

[注释]

①慈鸦：为鸦科动物寒鸦。

②大鸦：或指同科动物大嘴乌鸦，或指老的慈鸦。

[译文]

主治消瘦、咳嗽、骨蒸，可加上作料腌渍后炒熟吃，疗效很好。大鸦不好吃，肉涩，只能治病，不适合平常食用。

用慈鸦眼睛中的汁液点在人眼里，眼力好得夜里能看见鬼神。又，修炼"神通目法"中也要用到这种药。又，《北帝摄鬼录》书中，也用到慈鸦的蛋。

鸳 鸯①

其肉：主瘘疮，以清酒炙食之。食之则令人美丽。

又，主夫妇不和，作羹臛，私与食之，即立相怜爱也。

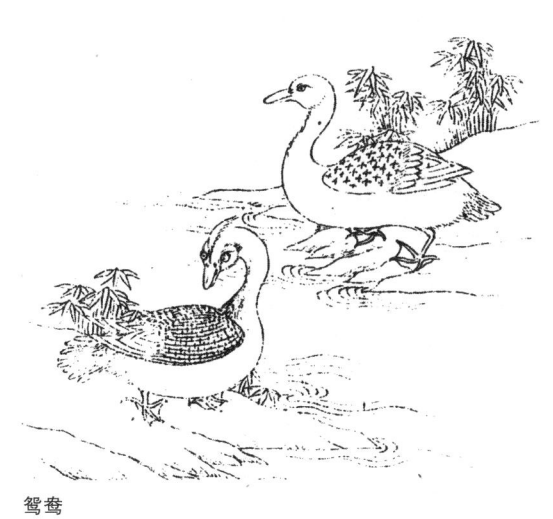

鸳鸯

食疗本草

[注释]

①鸳鸯：为鸭科动物鸳鸯。

[译文]

鸳鸯肉：治瘘疮，用清酒炙炒后食用，吃了鸳鸯肉会使人容颜美丽。

又，夫妻不和，可用鸳鸯肉做成肉羹，暗中给他们吃下（不让知道是鸳鸯肉），就会立刻互相怜爱起来。

蜜①

微温。

主心腹邪气，诸惊痫，补五藏不足气。益中止痛，解毒。能除众病，和百药，养脾气，除心烦闷，不能饮食。

治心肚痛，血刺腹痛及赤白痢，则生捣地黄汁，和蜜一大匙，服即下。

又，长服之，面如花色。仙方中甚贵此物。若觉热，四肢不和，即服蜜浆一碗，甚良。

又，能止肠澼②，除口疮，明耳目，久服不饥。

又，点目中热膜③，家养白蜜为上，木蜜次之，崖蜜更次。

又，治癞④，可取白蜜一斤，生姜三斤捣取汁。先秤铜铛，令知斤两，即下蜜于铛中消之。又秤，知斤两，下姜汁于蜜中，微火煎，令姜汁尽。秤蜜，斤两在即休，药已成矣。患三十年癞者，平旦服枣许大一丸，一日三服，酒饮任下。忌生冷醋滑臭物。功用甚多，世人众委，不能一一具之。

[注释]

①蜜：即蜂蜜，为蜜蜂科昆虫中华蜜蜂等所酿的蜜糖。富含果糖等多种

糖类和矿物质,为常用滋补品。有补中润燥、止痛解毒之效。

②肠澼:慢性痢疾的古称。澼,指垢腻黏滑似涕似脓的液体,因自肠中排出,故名。

③热膜:中医病名。膜指眼球表面产生的片状薄膜,通常伴有血丝,从白睛发出,侵向黑睛,甚至遮盖瞳孔,影响视力。血丝红赤稠密者属于肺肝风热引起,故名热膜,又名赤膜。

④癞:即麻风。

[译文]

性微温。

主治心腹间的病邪及各种惊痫,补益五脏不足的脏气。补脾胃、止痛,解毒。能治疗多种疾病,调和百药,调养脾脏的功能,消除心胸烦乱胀满、不欲饮食的症状。

治疗心口疼和肚子疼,腹内瘀血疼痛及赤白痢,用新鲜地黄捣出汁,加蜂蜜一大汤匙,服用后就可消除。

又,长期服用蜂蜜,脸色会像花朵一样明艳。修仙的药方中很器重这样东西。感觉发热、四肢不舒服的,马上喝蜂蜜水一碗,效果很好。

又,能愈肠澼,消除口疮,使耳聪目明。久服蜂蜜使人不易感到饥饿。

又,点眼治疗眼中的眼翳热膜,以家养蜜蜂酿制的白蜜为上,树上采到的野蜜次之,山崖间采到的野蜜又次之。

又,治疗癞病,可用白蜜一斤,生姜三斤捣烂取汁。先称一下熬药的铜锅,知道它的斤两,放入蜂蜜在锅中化开。再连锅带蜜称一下,知道它的斤两。把姜汁倒进蜂蜜里,小火煎熬,直到姜汁耗尽,再称蜂蜜,到还是原来的斤两时停下,药就算制成了。患癞病三十年的,白天吃枣子那么大的一丸,一天三次,用酒或米汤送服都可。服药期间忌讳吃生冷、味酸、滑溜及有刺激性气味的东西。蜂蜜的功效很多,世人有多种用法,不能一一细说。

牡 蛎①

火上炙,令沸。去壳食之,甚美。令人细润肌肤,美颜色。

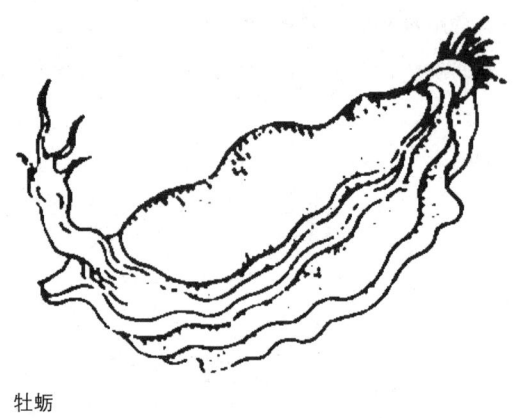

牡蛎

又，药家②比来取左顾③者，若食之，即不拣左右也。可长服之。海族之中，惟此物最贵。北人不识，不能表其味尔。

[注释]

①牡蛎：又名"蚝"，即牡蛎科动物长牡蛎、大连湾牡蛎或近江牡蛎等，味美可食。

②药家：经营药材生意的人。

③左顾：牡蛎壳形不规则，向左弯曲的为左壳，向右弯曲的为右壳。中药取材惯用左壳，称左顾牡蛎，或左牡蛎。

[译文]

火上炙炒，使肉汁溢出。去掉外壳食用，味道很美。能使人肌肤细润，容颜美好。

又，药家向来用向左弯曲的牡蛎入药。如果是食用，就不必挑拣壳是左弯还是右弯了。牡蛎可以长期食用。海里面的族类，以这种东西最为贵重。北方人不了解它，不能说出它的味道。

龟 甲①

温。味酸。

主除温瘴气,风痹,身肿,踒折。又,骨带入山林中,令人不迷路。其食之法,一如鳖法也。其中黑色者,常唼蛇,不中食之。其壳亦不堪用。

其甲:能主女人漏下赤白②、崩中,小儿囟不合,破症瘕、痎疟③,疗五痔,阴蚀④,湿痹,女子阴隐疮⑤及骨节中寒热,煮汁浴渍之良。

又,已前都用水中龟,不用唼蛇龟。五月五日取头干末服之,亦令人长远入山不迷。

又方,卜师处钻了者,涂酥炙,细罗,酒下二钱,疗风疾。

[注释]

①龟甲:为龟科动物乌龟的甲壳,有活血化瘀、滋阴补肾之效。龟肉大补,益阴补血。

②漏下赤白:中医病名。妇女非经期阴道出血,淋沥不断,称为"漏下"。漏下物颜色有多种,伤少阴肾经者,其色赤、白。

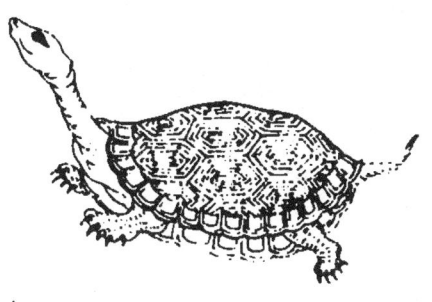

龟

③痎疟：又作痃疟。早期用作疟疾的统称，后世或将此特指间日疟、老疟等。

④阴蚀：中医病名。症见外阴部溃烂，形成溃疡，脓血不断，或痛或痒，肿胀坠痛，多伴有赤白带下、小便淋漓等。每因湿热下注，郁蒸生虫，虫蚀阴部所致。

⑤阴隐疮：阴疮和隐疮。阴疮即阴蚀，隐疮即痔疮。

[译文]

性温。味酸。

能解除温邪瘴气，治疗风邪痹病，身体肿胀，筋骨扭伤折伤。又，带着龟骨进山林，能使人不迷路。食用乌龟的方法，跟吃鳖的方法一样。其中黑色的乌龟，因为经常吃蛇，不能食用，它的壳也不能作药用。

龟甲：能治妇女漏下赤白，崩中出血，小儿囟门不闭合；能消散症病和瘕病的肿块，治痎疟，疗五痔，治阴蚀，除湿邪痹病。妇女阴蚀、痔疮及骨关节间的寒气和热气病，煮龟甲水洗浴或浸泡患部，效果很好。

又，以前都用水里的龟为药材，不用啖蛇的龟。五月五日取龟头干燥后研末服用，也能使人深入山林中不迷路。

又方，在占卜师那里钻了孔的龟甲，涂上酥炒炙，捣成末过细罗筛过，每日用酒服下二钱，治风疾。

魁 蛤①

寒。

润五藏，治消渴，开关节。服丹石人食之，使人免有疮肿及热毒所生也。

[注释]

①魁蛤：又名海蛤，为帘蛤科动物青蛤及其他几种近似种的海蛤。肉可

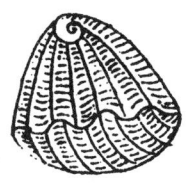

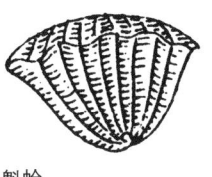

魁蛤

食,有清热利水、化痰软坚之效。

[译文]

性寒。

能滋润五脏,治疗消渴,使关节灵活。服药的人吃了,能避免生疮肿和热毒。

鳢鱼①(蠡鱼)

下大小便壅塞气。

又,作鲙②,与脚气风气人食之,效。

又,以大者洗去泥,开肚,以胡椒末半两,切大蒜三两颗,内鱼腹中缝合,并和小豆一升煮之。临熟下萝卜三五颗如指大,切葱一握,煮熟。空腹食之,并豆等强饱,尽食之,至夜即泄气无限,三五日更一顿。下一切恶气。

又,十二月作酱,良也。

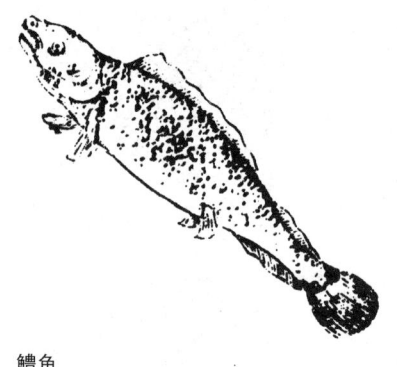

鳢鱼

[注释]

①鳢鱼：一名乌鱼、黑鱼。为鳢科动物乌鳢。肉可食，有补脾利尿之效。

②鲙（kuài）：同"脍"。细切的肉。

[译文]

能畅通大小便，消除壅塞不通的滞气。

又，细切成鱼片，给患脚弱病以及感受风邪的人吃，有效。

又，用大鳢鱼洗去泥，剖开鱼肚，用胡椒末半两，切碎的大蒜三两颗，放进鱼肚里缝起来，外加小豆一升一起烹煮。快熟的时候再放入三五根手指大的萝卜，切碎的葱一把，煮熟，空腹吃下，连小豆等一起吃完，吃到胀饱。到夜里就会排出所有壅塞的结气。三五天再吃一顿，能排除体内一切致病的恶气。

又，十二月用鳢鱼做鱼酱，质量很好。

鲇鱼①（鮧鱼）、鳠②（鮠鱼）

鲇与鳠：大约相似，主诸补益，无鳞，有毒，勿多食。赤目、

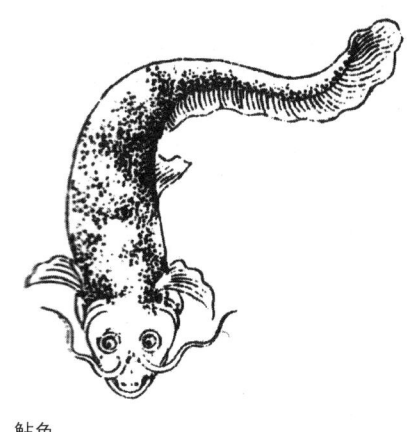

鮎鱼

赤须者并杀人也。

[注释]

①鮎鱼：即鲶鱼，为鮎科动物鮎鱼。肉可食，鳔、目、尾、涎亦可入药。有滋阴开胃、催乳利尿之效。

②鳠：即鮠鱼，为鳠科动物长吻鮠。肉可食，功效与鮎鱼同。

[译文]

鮎鱼和鳠鱼大体相似。有多种补益作用。没有鳞，有毒，不要多吃。凡红眼、红须的都能毒死人。

鲫　鱼①

食之平胃气，调中，益五藏，和莼菜②作羹食良。

作鲙食之，断暴下痢。和蒜食之，有少热；和姜酱食之，有少冷。

又，夏月热痢可食之，多益。冬月则不治也。

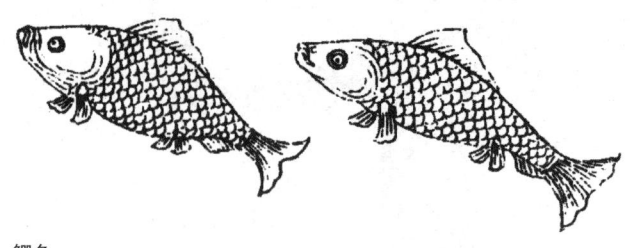

鲫鱼

骨：烧为灰，傅恶疮上，三五次瘥。

又，鲫鱼与鲂，其状颇同，味则有殊。鲂是节③化。鲫是稷米化之，其鱼肚上尚有米色。宽大者是鲫，背高肚狭小者是鲂，其功不及鲫鱼。

谨按：其子调中，益肝气。凡鱼生子，皆粘在草上及土中。寒冬月水过后，亦不腐坏。每到五月三伏时，雨中便化为鱼。

食鲫鱼不得食沙糖，令人成疳虫。丹石热毒发者，取莐首和鲫鱼作羹，食一两顿即瘥。

[注释]

①鲫鱼：为鲤科动物鲫鱼。肉鲜美可食，有健脾利湿、催乳之效。

②莼菜：又名凫葵，一种水生草本植物，睡莲科莼属。茎和叶的背面有黏液，花暗红色，嫩叶可做汤菜。

③节：竹节的意思。此处或为"栉"，梳、篦的意思。言鲂鱼背高腹狭似栉。

[译文]

吃鲫鱼能平降胃气，调理脾胃，补益五脏。加莼菜做成鱼汤食用，效果很好。

切成鱼片食用，能止住急性痢疾。与蒜一起吃，稍有一些热性；与姜、酱一起吃，会稍有一些凉性。

又，夏天患热痢，可以吃鲫鱼，有很好的疗效。冬天吃则治不了痢疾。

鲫鱼骨：烧成灰，敷在恶疮上，连敷三五次就治好了。

又，鲫鱼与鲫鱼，形状很相似，味道则差别很大。鲫鱼是"节"所化生的。鲫鱼是稷米化生的，鱼肚上还有稷米那样的颜色。体形宽大的是鲫鱼，背高肚腹狭小的是鲫鱼。鲫鱼的药效不如鲫鱼。

谨按：鲫鱼子能调理脾胃，补益肝功能。凡是鱼产卵，鱼卵都是粘在草上和泥土上，寒冬季节水退暴露出来之后，也不会腐败坏死。每到五月三伏天时，泡在雨水里就会孵化成鱼。

吃鲫鱼时不能吃沙糖，会使人生疳虫。服食丹石药的人热毒发作，可用莶苜和鲫鱼做成鱼汤，吃一两顿就好了。

鳝鱼①（黄鳝）

补五藏，逐十二风邪。患恶气人当作臛，空腹饱食，便以衣盖卧。少顷当汗出如白胶，汗从腰脚中出。候汗尽，暖五木汤②浴，须慎风一日。更三五日一服，并治湿风。

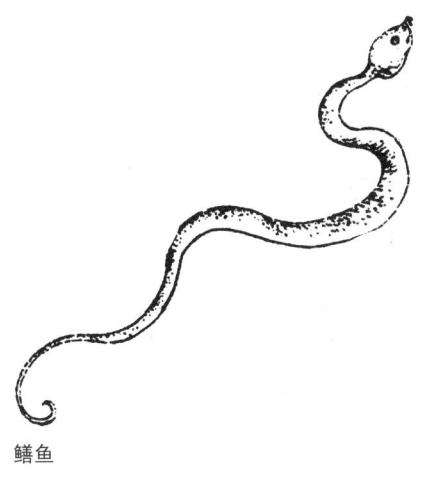

鳝鱼

[注释]

①鳝鱼：为鳝科动物黄鳝。可食。鳝肉有补中益血、除风湿、壮筋骨之效。

②五木汤：即"五枝汤"。用柳、槐、桃、楮、桑五种树枝煎成的药液，外洗躯体，去风。

[译文]

能补益五脏，驱除十二种风邪。患恶气的人，可用鳝鱼做成鱼汤，空腹吃饱，和衣盖被躺下。一会儿就会冒出白胶一样的汗，这些汗从腰部和腿脚冒出来。等汗出尽，再用热的五木汤洗浴，洗过之后须避风一天。过三五天再洗一次。该方还可治风湿。

鲤 鱼①

胆：主除目中赤及热毒痛，点之良。

肉：白煮食之，疗水肿脚满，下气。腹中有宿瘕②不可食，害人。久服天门冬人，亦不可食。

刺在肉中，中风水肿痛者，烧鲤鱼眼睛作灰，内疮中，汁出即可。

谨按：鱼血主小儿丹毒③，涂之即瘥。

鱼鳞：烧，烟绝，研。酒下方寸，破产妇滞血。

脂：主诸痫，食之良。

肠：主小儿腹中疮。

鲤鱼鲊④：不得和豆藿叶⑤食之，成瘦。

其鱼子不得合猪肝食之。

又，凡修理，每断去脊上两筋及脊内黑血，此是毒故也。

炙鲤鱼切忌烟，不得令熏着眼，损人眼光。三两日内必见验也。

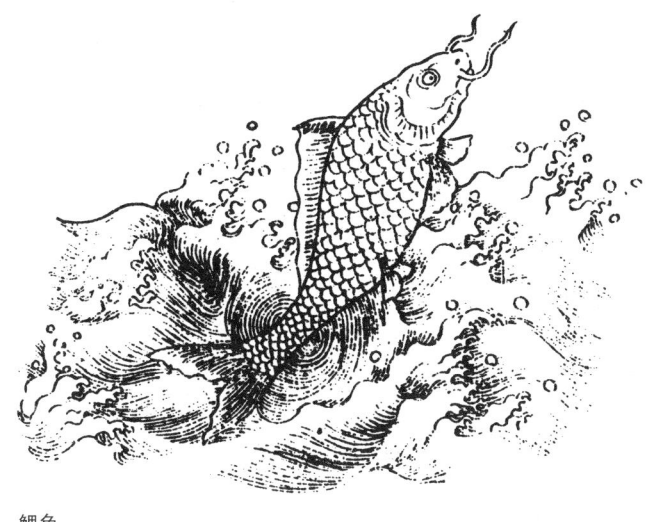

鲤鱼

又，天行病后不可食，再发即死。

又，其在砂石中者，有毒，多在脑髓中，不可食其头。

[注释]

①鲤鱼：即鲤科动物鲤鱼。肉可食，富营养。有补虚祛湿、利尿消肿、下气通乳之效。

②宿瘕：久患的腹中瘕疾结块。

③丹毒：中医病名。多由外伤感染引起，初起患部鲜红一片，边缘清楚，灼热痒痛，并出现硬结和水肿，丹毒范围迅速蔓延，能引起发热恶寒，甚则出现高热昏迷、恶心呕吐等邪毒攻心的症状。

④鲊（zhǎ）：用盐和红曲腌制的鱼。

⑤豆藿叶：豆叶，豆苗。古时用作蔬菜。

[译文]

鲤鱼胆：能消除眼睛发红及热毒引起的眼睛疼痛。点眼效果好。

鲤鱼肉：白水煮了吃，能治水肿、脚胀，消滞气。腹中宿有瘕块的人不可吃它，对人有害。常服天门冬的人，也不要吃它。

刺在肉里，受了风邪和水邪的感染引起肿胀疼痛的，可用鲤鱼眼睛烧成灰，上在创口里面，等浓液排出来就好了。

谨按：鱼血治小儿丹毒，涂在患部就可痊愈。

鲤鱼鳞：烧到不再冒烟，研成末，一次用酒送服一方寸匕，能消散产妇体内滞留的瘀血。

鲤鱼脂：治各种癫痫病，服下疗效很好。

鲤鱼肠：治小孩腹内所生的疮。

鲤鱼鲊：不能和豆苗菜一起吃，会使人消瘦。

鲤鱼子不能和猪肝一起吃。

又，凡加工收拾鲤鱼，总要挑去它脊背上的两根筋，洗掉鱼脊内的黑血，因为这些都是毒物。

煎炒鲤鱼时要避忌冒出的油烟，不要让它熏着眼睛，会损伤人的视力，三两天内就能出现后果。

又，流行性传染病愈后不能吃鲤鱼，引起复发会死人。

又，鲤鱼生长在水里沙石中的，有毒。毒性多在脑髓中，因此不要吃它的头。

鲟　鱼[①]

有毒。主血淋[②]。可煮汁食之。其味虽美，而发诸药毒。

鲊：世人虽重，尤不益人。服丹石人不可食，令人少气[③]。发一切疮疥，动风气。不与干笋同食，发瘫痪风[④]。小儿不与食，结症瘕及嗽。大人久食，令人卒心痛，并使人卒患腰痛。

[注释]

①鲟鱼：即鲟科动物中华鲟。肉可食，有益气补虚、活血通淋之效。

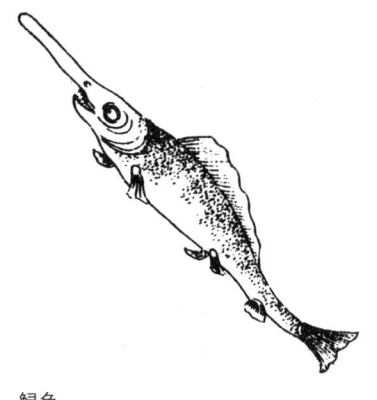

鲟鱼

②血淋：中医病名。淋证的一种，证见小便淋漓不尽、涩痛有血等。
③少气：自觉气息不够用，呼吸微弱短促，言语无力。
④瘫痪风：中医病名，一作摊缓风。肝肾久虚，风邪侵袭，筋骨缓弱，故名摊缓。证见手足无力，口角流涎，言语不利，皮肤顽痹不仁，步履艰难。

[译文]

鲟鱼有毒。治血淋，可煮成鱼汤喝下。鲟鱼肉味虽美，但能引发各种药物的毒性。

制作的鲟鱼鲊，人们虽然喜欢吃，其实并无补益。服食丹石药的人不可吃它，能使人少气。能引发各种疮疥和体内风气。不要和干笋一起吃，会引发瘫痪风。小孩不要给他吃，吃了能在腹内结成症瘕，并引起咳嗽。大人长期食用，会突发心痛病，还能使人突然患上腰痛病。

猬①

猬肉：可食。以五味汁淹、炙食之，良。不得食其骨也。其骨能瘦人，使人缩小也。

食疗本草

谨按：主下焦弱，理胃气，令人能食。

其皮可烧灰和酒服，及炙令黄，煮汁饮之，主胃逆。细剉，炒令黑，入丸中治肠风[2]，鼠奶痔[3]，效。

其脂：主肠风、痔瘘。可煮五金八石[4]。与桔梗、麦门冬反恶[5]。

又有一种，村人谓之"豪猪[6]"，取其肚烧干，和肚屎用之，捣末细罗。每朝空心温酒调二钱匕。有患水病[7]鼓胀者，服此豪猪肚一个便消，瘥。此猪多食苦参，不理冷胀，只理热风水胀。形状样似猬鼠。

[注释]

①猬：又称猬鼠，即刺猬科动物刺猬或短刺猬。肉可食。猬皮有降气止痛、凉血止血之效。

②肠风：中医病名。又称"肠风下血"，包括今痔疮出血。中医认为因风邪侵袭大肠所致。

③鼠奶痔：肛门内生赘肉如豆，时出脓血，即今直肠息肉。

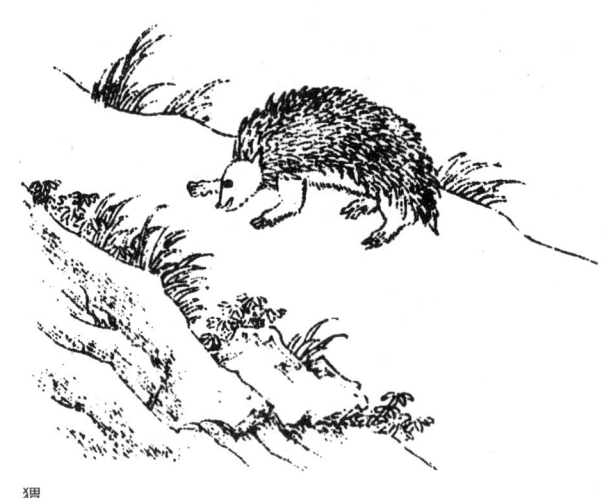

猬

④五金八石：道家常用的炼丹材料。五金，即金、银、铜、铁、锡；八石，即朱砂、雄黄、云母、空青、硫黄、戎盐、硝石、雌黄。

⑤反恶：即相反、相恶。两药同用，可产生毒副作用的，叫相反；其中一种药性减弱的，叫相恶。

⑥豪猪：即豪猪科动物豪猪。其肉、肚、毛刺均可药用。肉甘美多脂肪，滑利大肠。

⑦水病：即水肿病，中医病名。证见肚腹胀大，气喘，或有下肢面目水肿等。由肾脾两虚所致，肾虚不能宣通水气，脾虚不能制水，故多量水液充盈肚腹四肢，形成水肿。

[译文]

猬肉：可以吃。用各种调料汁腌渍后炒熟吃，效果很好。不要吃它的骨头，猬骨能使人消瘦，身材短缩矮小。

谨按：主治下焦虚弱，调理胃功能，使人饭量增加。

猬皮可烧成灰，调酒服用；还可火上炒黄，煮汁饮用，治胃气上逆、反胃。猬皮切碎炒黑，做成药丸，能治肠风和鼠奶痔，有效。

猬脂：治肠风、痔瘘。能用它煮炼去五金八石的毒性。它的药性和桔梗、麦门冬相恶。

又有一种动物，村民称为"豪猪"的，用它的胃连里面的屎一起烤干，捣成细末，过细罗筛过。每天早上空腹用温酒调服二钱匕。如有患水病肚腹鼓胀的，服完一副这样制作的豪猪肚，鼓胀就消去，病就好了。这种豪猪常吃苦参，不治冷性的鼓胀，只治风热引起的水胀。豪猪的外形类似猬鼠。

鳖①

主妇人漏下，羸瘦。中春食之美，夏月有少腥气。

其甲：岳州②、昌江③者为上。赤足不可食，杀人。

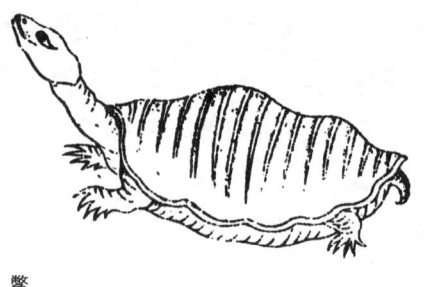

鳖

[注释]

①鳖：又名团鱼、甲鱼，为鳖科动物中华鳖。肉可食，能滋阴凉血。鳖甲入药，有养阴清热、平肝息风、软坚散结之效。

②岳州：古地名。今湖南省洞庭湖周围东、南、北一带地方。

③昌江：在今江西省东北部一带。

[译文]

主治妇女漏下，虚弱消瘦。仲春二月食用味道鲜美，夏天食用则有一些腥气。

鳖甲：以产于岳州、昌江的药效最好。足赤红色的鳖不能吃，能毒死人。

蟹①

足斑、目赤不可食，杀人。

主散诸热。又，堪治胃气，理经脉，消食。

蟹脚中髓及脑，能续断筋骨。人取蟹脑、髓，微熬之，令内疮中，筋即连续。

又，八月前，每个蟹腹内有稻谷一颗，用输海神。待输芒②后，过八月方食即好。未输时为长未成。经霜更美，未经霜时有毒。

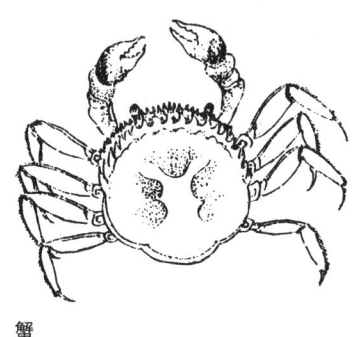

蟹

又，盐淹之作蟧③，有气味，和酢④食之，利肢节，去五藏中烦闷气。其物虽恶形容⑤，食之甚益人。

爪：能安胎。

[注释]

①蟹：为方蟹科动物中华绒螯蟹及同类动物。可食。

②输芒：传说蟹于八月稻熟时，腹中藏一稻芒，向东献与海神，谓之"输芒"。

③蟧：《大观本草》作"蝑"，二者互通，意为盐腌制的蟹。

④酢：同"醋"。

⑤恶形容：形容容貌丑恶。

[译文]

腿上有斑点、眼睛红色的蟹不能吃，能毒死人。

能消解各种病热。又能治疗胃气不调，调理经脉，消化积食。

蟹腿内的髓和蟹脑，能接续折断的筋骨。用蟹脑或蟹髓，微熬一下，调入疮口里面，断了的筋就会接续起来。

又，八月份以前，每只蟹的肚子里都有稻谷一粒，用它贡献给海神（俗称"输芒"）。要等蟹"输芒"以后，过了八月再吃才好。没有经过

食疗本草　213

"输芒"的蟹,还没有长成。下霜以后的蟹味更鲜美,没经过霜的蟹有毒。

又,用盐腌成蝑,闻着有些味道,加醋一起吃,能使四肢关节灵活,消除五脏中的烦满胀闷。蟹这种动物虽然长相丑陋凶恶,吃起来却对人很有益处。

蟹爪:能安胎。

乌贼鱼[①]

食之少有益髓。

骨:主小儿、大人下痢,炙令黄,去皮细研成粉,粥中调服之良。

其骨能销目中一切浮翳[②]。细研和蜜点之妙。

又,骨末治眼中热泪[③]。

又,点马眼热泪甚良。

久食之,主绝嗣无子,益精。其鱼腹中有墨一片,堪用书字。

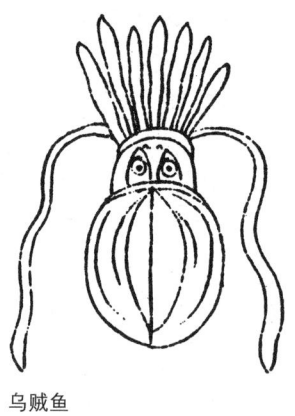

乌贼鱼

[注释]

①乌贼鱼：本名乌鲗，俗称花枝、墨鱼。乌贼科动物的总称。肉鲜美，有益气强志、补肝滋肾之效。内贝壳（乌贼骨，海螵蛸）有制酸止痛、止血涩精之效。

②翳（yì）：眼睛角膜病变后遗留下来的瘢痕组织。中医也把凡眼内外所生遮蔽视线的目障都称作翳。浮翳，即一种表浅的翳膜。

③热泪：中医病名。证见目中多泪，泪下有热感，甚至泪热如汤。常伴有眼红赤肿痛、怕光等。由风热或内热上攻及异物入目引起。

[译文]

吃了它稍微能补益精髓。

乌贼鱼骨：治小孩、大人的痢疾。炒黄，去皮，研成细粉，调在粥里吃下，疗效很好。

它的骨头能消除眼睛里各种浮翳。研成细末，用蜂蜜调和点眼，效果好。

又，乌贼骨末能治眼睛的热泪病。

又，给马点眼，治热泪病效果很好。

长期食用，治不育无子，补益肾精。这种鱼肚子里有一个墨片，能用来写字。

鳗鲡鱼①

杀诸虫毒，干烧炙之令香，末，空腹食之，三五度即瘥。长服尤良。

又，熏②下部痔，虫尽死。患诸疮瘘及疬疡风，长食之甚验。

腰肾间湿风痹，常如水洗者，可取五味、米煮，空腹食之，甚补益。湿脚气③人服之良。

又，诸草石药毒，食之，诸毒不能为害。④

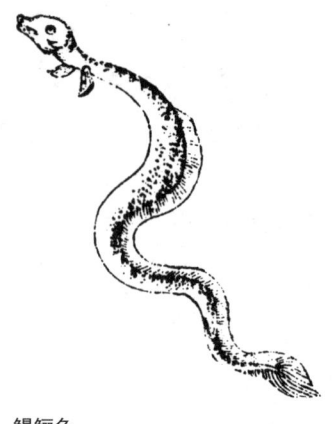

鳗鲡鱼

又，五色者，其功最胜也。

又，疗妇人带下百病，一切风瘙如虫行。其江海中难得五色者，出歙州⑤溪泽潭中。头似腹蛇，背有五色文者是也。

又，烧之熏毡中，断蛀虫。置其骨于箱衣中，断白鱼⑥、诸虫咬衣服。

又，烧之熏舍屋，免竹木生蛀蚋。

[注释]

①鳗鲡鱼：为鳗鲡科动物鳗鲡。肉可食，有补虚消痔、驱风湿之效。

②熏：中医治法。用药物燃烧产生的烟气或者煮沸后产生的蒸气熏蒸肌体，用以治病的方法。

③湿脚气：中医病名，脚弱病的一种。证见膝脚浮肿，腿膝软弱，小便不利等。由下受水湿，经络不能疏通宣泄所致。

④此条后有"又，压诸草石药毒，不能损伤人"，与上文应为同一条，故删。

⑤歙州：古地名，辖境约在今安徽省南部、新安江上游。

⑥白鱼：即衣鱼、蠹鱼。为衣鱼科昆虫衣鱼。无翅、怕光，能常蛀咬衣

物和书籍等。

[译文]

　　能杀各种虫毒，干燥后烧炙到发出香味，研成末，空腹服下。服三五次就可痊愈。经常服用更好。

　　又，用它熏身体下部的痔疮，能使引起痔疮的病虫全都被杀死。患各种疮瘘及疬疡风的人，长期服用很有效果。

　　腰肾部的湿痹风痹，常有如水洗般发凉的感觉的，可用鳗鲡鱼加入各种作料、米，一起煮熟空腹吃下，很能补益。患湿脚气的人吃了疗效也很好。

　　又，患有各种草药、矿物药毒症的，吃了鳗鲡鱼，这些药毒就不能发作为害。

　　又，五彩斑斓的鳗鲡鱼，药效最强。

　　又，治妇女带下等多种妇科病，各种风疹瘙痒、皮肤瘙痒如虫爬等。在江海里难得捕到的五色鳗鲡鱼，出产在歙州的溪流、沼泽、水潭中，头像蝮蛇、背上有五色花纹的就是。

　　又，用烧鳗鲡鱼的烟熏毛毡，能杀绝里面的蛀虫。鳗鲡鱼骨放在箱子里的衣服中间，能禁绝白鱼和其他虫子咬衣服。

　　又，烧鳗鲡鱼熏房屋，能使其中的竹、木构架和器物免生蛀虫。

鼍① (鮀鱼)

疗惊恐及小腹气疼②。

[注释]

　　①鼍（tuó）：一名鮀鱼，为鼍科动物扬子鳄。肉可食，治症瘕恶疮。鳞甲有逐瘀消积杀虫之效。

　　②气疼：中医病名。即气滞积聚引起的疼痛，多发于胸腹腰胁。多由情绪变化、痰湿阻滞或饮食劳伤等引起。

食疗本草

[译文]

治疗受惊吓引起的病症和小腹气疼。

鼋①

微温。

主五藏邪气，杀百虫蛊毒②，消百药毒，续人筋。

膏：摩风及恶疮。

又，膏涂铁，摩之便明。《淮南》术方③中有用处。

[注释]

①鼋（yuán）：又名绿团鱼、癞头鼋，为鳖科动物鼋，大型鳖类动物。

②蛊毒：中医病名。指各种虫蛇毒气及由其引起的疾病。

③术方：原作"方术"。今依原注改。

[译文]

性微温。

治五脏的邪气，杀灭各种虫害和蛊毒，消解各种药物的毒性，接续人体筋络。

鼋膏：涂抹能治风疹和恶疮。

又，鼋膏涂在铁器上，一打磨就会发亮。《淮南子》仙术方中有用到它的地方。

鲛　鱼①

平。

补五藏。作鲙食之，亚于鲫鱼。作鲊鳙②食之并同。

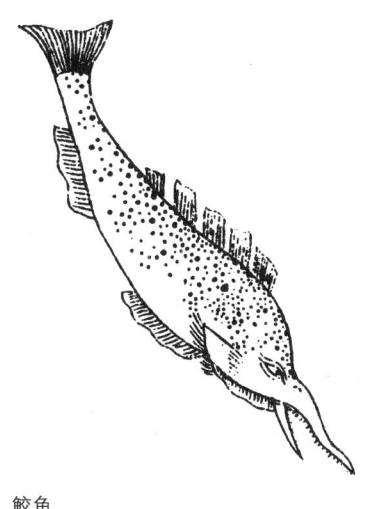

鲛鱼

又，如有人^③患喉闭^④，取胆汁和白矾灰，丸之如豆颗，绵裹内喉中。良久吐恶涎沫，即喉咙开。腊月取之。

[注释]

①鲛鱼：又名鲨鱼，为皱唇鲨科动物白斑星鲨及其他种类的鲨鱼。肉味美可食，有补益、消肿去瘀之效。

②鯚（sù）：干鱼。

③人：原作"大"，今依文意改。

④喉闭：咽喉肿胀，喉道闭阻的病证。由肝肺火盛，复感风寒，或过食肥腻燥热食物所致。

[译文]

性平。

补益五脏。做成鱼片食用，效果不如鲫鱼。加工成鱼鲊和鱼干吃，效果也一样。

又，如果有人患喉闭，可用鲛鱼胆汁加白矾粉末，做成豆粒大小的药丸，用丝绵裹好放进喉咙。过稍长一段时间，吐出难闻难看的涎液痰沫，就是喉咙畅通了。鲛鱼胆要腊月采集。

白　鱼①

主肝家不足气，不堪多食，泥②人心。虽不发病，终养蛊所食。

和豉作羹，一两顿而已。新鲜者好食。若经宿者不堪食。久食令人腹冷生诸疾。或淹、或糟③藏，犹可食。

又可炙了，于葱、醋中重煮④食之。调五藏，助脾气，能消食；理十二经络，舒展不相及气。

时人好作饼，炙食之。犹少动气，久亦不损人也。

[注释]

①白鱼：即鲤科动物翘嘴红鲌。肉有健脾利水之效。

②泥：腻渍。

③糟：食品加工方法，加酒糟腌制。

④重煮：原文作"重煮（一两沸）"，今据文意，删去括号内文字。

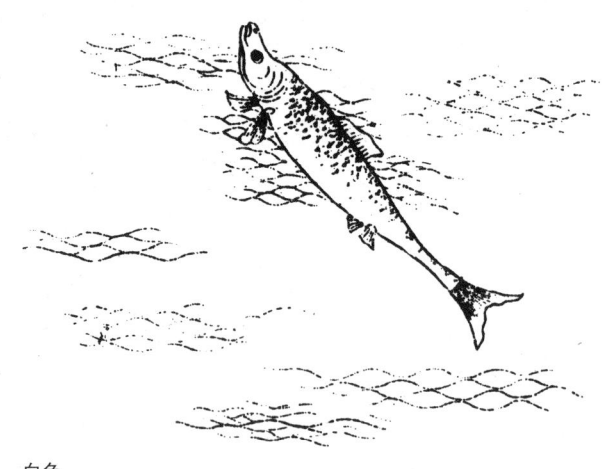

白鱼

[译文]

能补养肝脏功能不足。不能多吃，会使人心生腻渍，虽然不会引发疾病，终究会滋生体内蜃虫所需的食料。

白鱼加豆豉做成鱼汤，吃一两顿也罢了。新鲜的白鱼好吃，放置过夜的不能吃。常吃白鱼会使人腹中生冷，易患很多疾病。腌制过或者糟起来的，还可以吃一些。

还可以将白鱼炒过，加葱、醋多煮一两滚吃下去，能调理五脏，增强脾脏功能，消化积食，调理十二经络，舒展人体紊乱的气机。

现在的人喜欢把白鱼做成饼，炒了吃。这样吃法也稍微能引动气病，但长期食用也不怎么对人有害。

鳜　鱼[①]

平。

补劳，益脾胃。稍有毒。

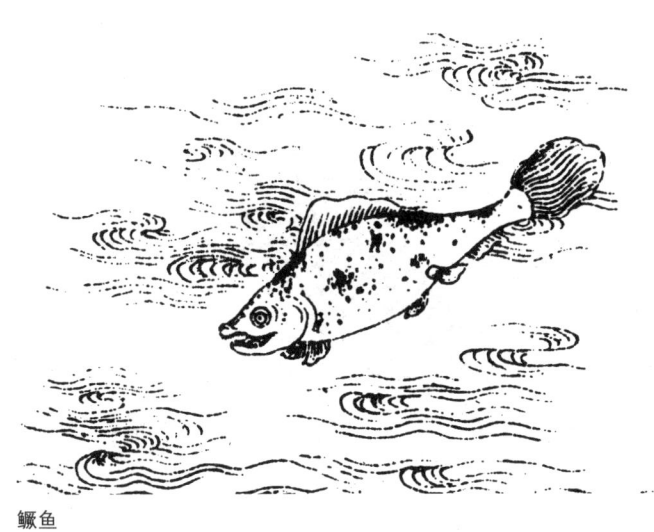

鳜鱼

[注释]

①鳜鱼：又名石桂鱼、桂鱼。为鮨科动物鳜鱼。可补气血、健脾胃。

[译文]

性平。

补劳损，健脾胃。稍微有点毒性。

青 鱼①

主脚气烦闷。又，和韭白煮食之，治脚气脚弱，烦闷，益心力也。

又，头中有枕，取之蒸，令气通，曝干，状如琥珀。此物疗卒心痛，平水气②。以水研服之良。

又，胆、眼睛：益人眼。取汁注目中，主目暗。亦涂热疮，良。

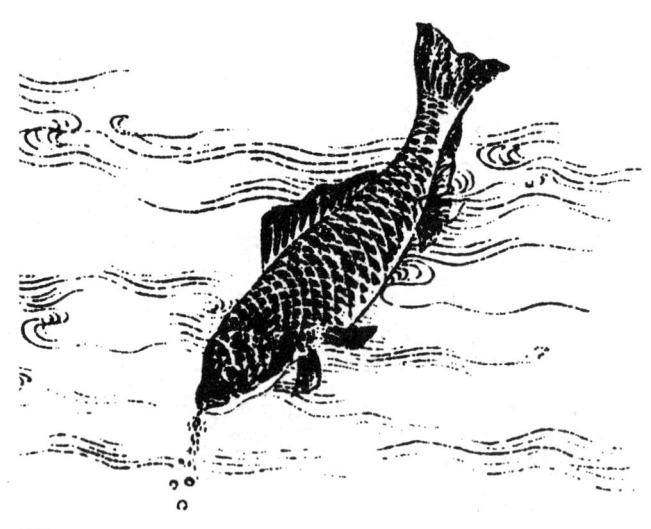

青鱼

[注释]

①青鱼：即鲤科动物青鱼。其肉、胆、枕骨均可药用。

②水气：指体内水液受寒而凝集不化的疾病。也指水肿病。

[译文]

主治脚气病引起的心胸烦胀。又，加韭白煮了吃，治脚气病所致的下肢软弱，心胸烦闷，增强心脏功能。

又，青鱼头里面有枕骨。取出蒸到水汽直往上冲时，取出晒干，形状像琥珀。这种东西能治突发的心口痛，消除水气。加水研开服用效果比较好。

又，青鱼胆、眼睛：有益人的眼睛。用胆汁或睛汁点在人眼里，治视力昏暗。也能外涂治热性疮肿，效果很好。

石首鱼①（黄花鱼）

作干鲞②，消宿食。主中恶③。不堪鲜食。

[注释]

①石首鱼：为石首鱼科动物大黄鱼或小黄鱼。肉可食，有开胃益气、明目下气之效。

②鲞（xiǎng）：鱼干或者成片的腌腊食品。

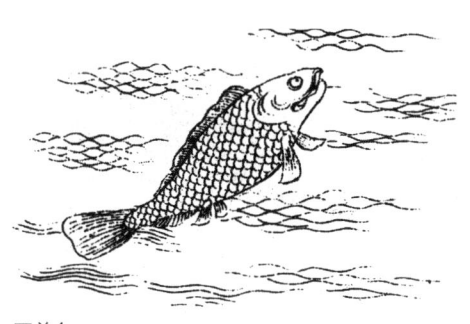

石首鱼

③中恶：中医病名。又名客忤、卒忤，因感受秽毒或不正之气，突然昏厥，不省人事。

[译文]

做成鱼干吃，能消积食。治疗中恶。鲜石首鱼不能吃。

嘉 鱼①

微温。

常于崖石下孔中吃乳石沫，甚补益。微有毒。其味甚珍美也。

[注释]

①嘉鱼：鲤科动物齐口裂腹鱼，又名两穴鱼、雅鱼，产于岷江、大渡河等水系，冬季常于河流的深坑或水下岩洞中越冬。肉味鲜美，鱼卵生食有毒。

[译文]

性微温。

常在山崖下石穴中吃钟乳石的水沫，很能补益人。略微有些毒性，味道非常鲜美。

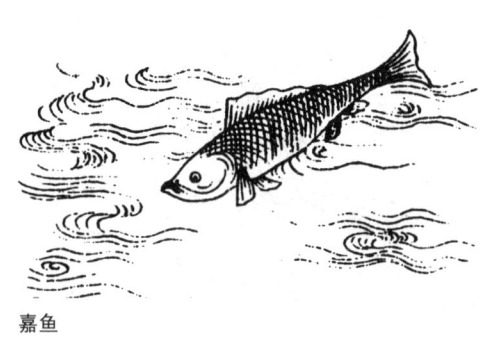

嘉鱼

鲈 鱼①

平。

主安胎,补中。作鲙尤佳。

补五藏,益筋骨,和肠胃,治水气。多食宜人。作鲊犹良。

又,暴干甚香美。虽有小毒,不至发病。

[注释]

①鲈鱼:鮨科动物鲈鱼。有补中、益肝肾之效。

[译文]

性平。

能安胎,补养脾胃。做成鱼片吃效果尤其好。

能补益五脏,强壮筋骨,调和肠胃,治疗水气病。常吃对人有好处,加工做成鱼鲊效果更好。

又,曝晒成鱼干味道很鲜美。虽有小毒,但不至于引起疾病。

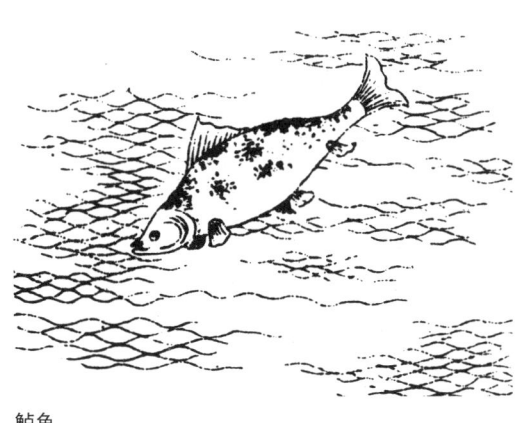

鲈鱼

鲎①

平。

微毒。治痔，杀虫。多食发嗽并疮癣。

壳：入香，发众香气。

尾：烧焦，治肠风泻血，并崩中带下及产后痢。

脂：烧，集鼠。

[注释]

①鲎（hòu）：为鲎科动物东方鲎。肉可食。

[译文]

性平。

有微毒。能治痔病，杀虫。多吃会引发咳嗽和疮癣。

鲎壳：加进香料里，能激发各种香料的香气。

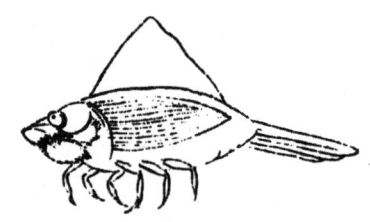

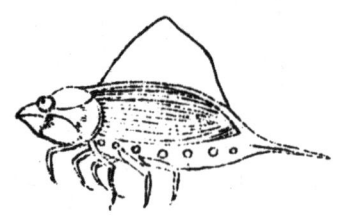

鲎

鲎尾：烧焦，治肠风病的便血，以及妇女崩中出血、带下和产后痢疾。

鲎脂：燃烧，气味能诱集老鼠。

时鱼① （鲥鱼）

平。

补虚劳，稍发疳痼。

[注释]

①时鱼：为鲱科动物鲥鱼，肉可食，有温中补虚之效。

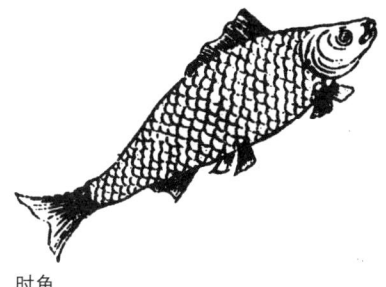

时鱼

[译文]

性平。

补益虚劳，有时能引发小孩的疳疾和难愈的痼疾。

黄赖鱼① （黄颡鱼）

一名鉠𩵽。醒酒。亦无鳞，不益人也。

[注释]

①黄赖鱼：为鳢科动物黄颡鱼。肉可食，有利尿消肿之效。

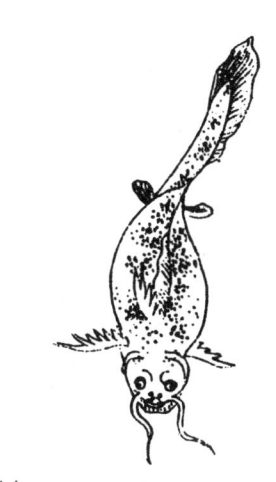

黄赖鱼

食疗本草　227

[译文]

一名鲑鱿。能醒酒。没有鳞片,不能补益人。

比目鱼①

平。

补虚,益气力。多食稍动气。

[注释]

①比目鱼:鲽形目各种鱼类的总称。因双眼都生在身体一侧,故称"比目鱼",鱼体侧扁不对称,双侧体色不同。有眼的一侧静止时在上,有颜色;无眼的一侧静止时伏卧在泥沙上,白色。味鲜可食,有补虚益气之效。

[译文]

性平。

能补虚,增益气力。多吃略微能引发气病。

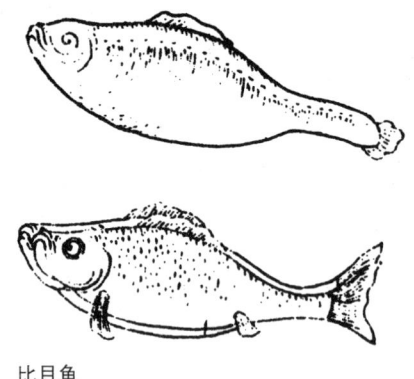

比目鱼

鲚鱼①

发疥,不可多食。

[注释]

①鲚鱼:为鳗科动物鲚鱼,肉可食,有补气之效。

[译文]

能引发疥疮,不可多吃。

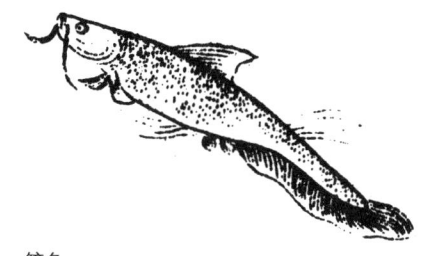

鲚鱼

鯸鮧鱼①(河豚)

有毒,不可食之。其肝毒杀人。缘腹中无胆,头中无鳃,故知害人。若中此毒及鲈鱼毒者,便剉芦根煮汁饮,解之。

又,此鱼行水之次,或自触着物,即自怒气胀,浮于水上,为鸦鹢所食。

[注释]

①鯸鮧(hóu yí)鱼:又名"鯸鲐",即河鲀,为鲀科弓斑东方鲀、暗色东方鲀及虫纹东方鲀等多种鱼类。体内含毒素,以卵

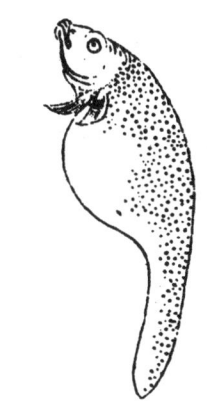

鯸鮧鱼

食疗本草

巢及肝脏、血液等处最多。肉味鲜美可食,其他部位不可食用。

[译文]

　　有毒,不能吃。鱼肝中的毒素能杀死人。因其肚子里没有鱼胆,头部没有鳃,所以可推知对人有害。如果中了这种鱼的毒和鲈鱼毒,立刻用芦根切碎,煮成药液饮下,能消解。

　　又,这种鱼在水里歇息,有时触碰到别的东西,也会立刻发起怒来,鱼腹胀气,浮在水面上,结果被鸦、鹞等鸟类吃掉。

鯮鱼[①]

　　平。

　　补五藏,益筋骨,和脾胃。多食宜人。作鲊尤佳。曝干甚香美。不毒,亦不发病。

[注释]

　　①鯮鱼:为鲤科动物鯮鱼。肉细嫩可食,有益筋骨、和脾胃之效。

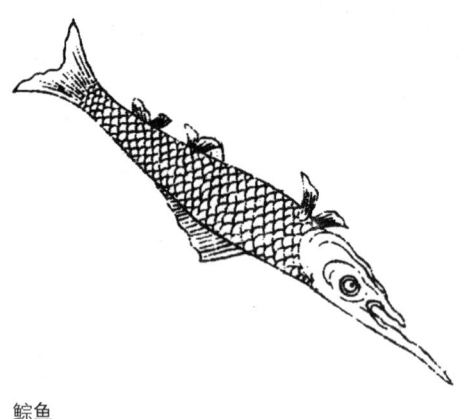

鯮鱼

[译文]

性平。

能补益五脏,强健筋骨,调和脾胃。多吃对人很有好处,腌制成鱼鲊效果尤其好。晒干后味道很香美。无毒,也不会引发疾病。

黄鱼① (鳣鱼)

平。有毒。

发诸气病,不可多食。亦发疮疥,动风。不宜和荞麦同食,令人失音也。

[注释]

①黄鱼:一作鳣(zhān)鱼,又名达氏鳇,为鲟科动物鳇鱼。其肉一说无毒,有益气补虚之效。

[译文]

性平。有毒。

能引发各种气病,不可多吃。也会引发疮疥,引动风气。不适合与荞麦面一起食用,会使人咽喉失音说不出话。

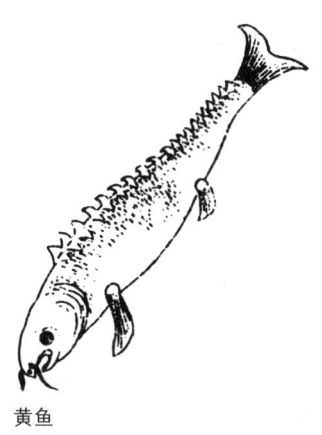

黄鱼

魴　鱼[①]

调胃气，利五藏。和芥子酱食之，助肺气，去胃家风。

消谷不化者，作鲙食，助脾气，令人能食。

患疳痢[②]者，不得食。作羹臛食，宜人。其功与鲫鱼同。

[注释]

①魴鱼：即鳊鱼。为鲤科动物三角鲂。药效同鲫鱼。

②疳痢：即小儿疳痢或小儿疳瘦，证见小儿瘦弱干枯，消化不良，腹痛下痢，脱肛等。多由乳哺不节，生冷过度，伤于脾胃，日久脏腹不调，大肠虚弱所致。

[译文]

能调和胃气，调理五脏。和芥子酱一起吃，能增强肺功能，去除胃部风邪。

患者不能消化饮食的，用鲂鱼切成鱼片吃，能增强脾脏功能，使人饭量增加。

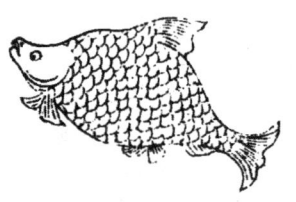

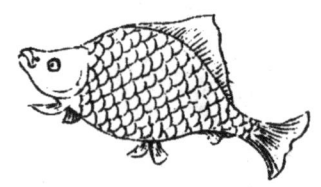

魴鱼

患疳瘦、痢疾的人，不要吃鲂鱼。鲂鱼做成鱼汤喝，对人有好处。鲂鱼功效与鲫鱼相同。

牡鼠①（鼠）

主小儿疳②疾、腹大贪食者，可以黄泥裹烧之。细拣去骨，取肉和五味汁作羹与食之。勿令食著骨，甚瘦人。

又，取腊月新死者一枚，油一大升，煎之使烂，绞去滓，重煎成膏，涂冻疮及折破疮。

[注释]

①牡鼠：即鼠、老鼠，为鼠科动物褐家鼠、黑家鼠及黄胸鼠等。肉有治虚劳鼓胀、疳积羸瘦之效。

②疳：原作"痫"，今依文意改。

[译文]

治小儿疳疾、肚大贪吃等，可用黄泥裹住老鼠烧熟，仔细拣去骨头，取出鼠肉加调料汁做成肉汤，给患者食用。不要让吃着鼠骨头，会使人消瘦。

又，用腊月里刚死的老鼠一只，油一大升，把老鼠煎得烂熟，绞出汁，滤去其中的渣滓，用鼠汁煎成药膏。外涂能治冻疮和折伤破损所成的疮。

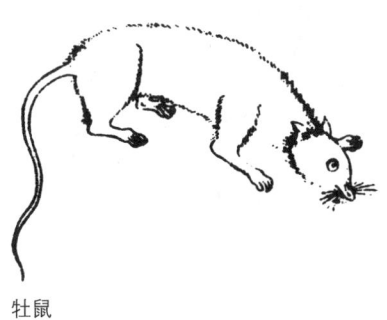

牡鼠

蚌[①]（蚌蛤）

大寒。

主大热，解酒毒，止渴，去眼赤。动冷热气。

[注释]

①蚌（bàng）：即蚌蛤。为蚌科动物背角无齿蚌等。肉可食，有清热滋阴、解毒之效。

[译文]

性大寒。

能去高热，解酒毒，止消渴，治眼睛红赤。能引动体内的冷气或热气病。

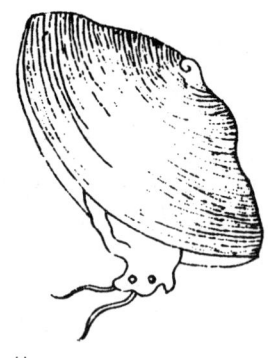

蚌

车螯①

车螯、蝤蛑②类,并不可多食之。

[注释]

①车螯(áo):大蛤,即帘蛤科动物文蛤的同类物。肉煮食,可解酒毒,治消渴及痈肿。

②蝤蛑(yóu máo):即蝤蛑(móu),为梭子蟹科动物锯缘青蟹,性凶猛。肉味鲜美。

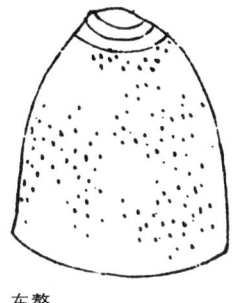
车螯

[译文]

车螯、蝤蛑等类,都不可多吃。

蚶①

温。

主心腹冷气,腰脊冷风;利五藏,建胃,令人能食。每食了,以饭压之,不尔令人口干。

又云,温中,消食,起阳,味最重。出海中,壳如瓦屋。

又云,蚶:主心腹腰肾

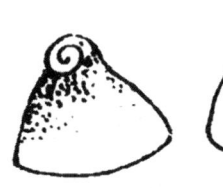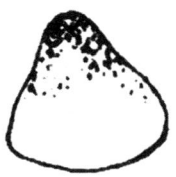

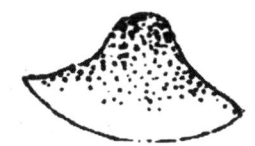
蚶

冷风，可火上暖之，令沸，空腹食十数个，以饮压之，大妙。

又云，无毒；益血色[2]。

壳：烧，以米醋三度淬后埋，令坏，醋膏丸。治一切血气[3]，冷气，症癖。

[注释]

①蚶（hān）：为蚶科动物魁蚶及同属多种蚶子。肉、壳（又名瓦楞子）入药。肉有温中健胃、补血活血之效，壳有软坚、化痰、散瘀、消积之效。

②血色：指面部的颜色，或称"气色"。

③血气：血气不足，血和中气的不足。

[译文]

性温。

治心腹腰脊的冷气病。补益五脏，健胃，使人饭量增加。每次吃完蚶，要再吃些饭压压，不然会使人口干。

又说，能温养脾胃，消化积食，助阴茎勃起，在药方里的分量很重。出产自海里，壳像瓦屋一样有楞沟。

又说，蚶：主治心腹腰肾等处的冷风。可放在火上烧烤，让壳里的汁液沸腾，空腹吃十来个，喝些米汤压一压，特别有效。

又说，无毒；补血色。

蚶壳：火烤后，用米醋连淬三次埋起来，使它腐朽。再用醋调和制成药膏或药丸，能治一切血气不足，冷气病，症癖。

蛏[1]

味甘，温，无毒。补虚，主冷利[2]。煮食之，主妇人产后虚损。生海泥中，长二三寸，大如指，两头开。

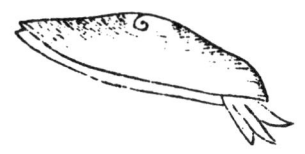
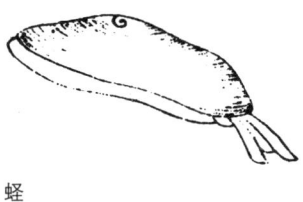

蛏

主胸中邪热、烦闷气。与服丹石人相宜。天行病后不可食,切忌之。

又云,蛏:寒,主胸中烦闷邪气,止渴。

须在饭后食之佳。

[注释]

①蛏(chēng):为竹蛏科动物蛏蛏,肉可食,有养阴、清热、除烦之效。

②冷利:即冷痢。痢疾的一种,排泄物或黑或白或青,由脾胃虚弱受寒所致。

[译文]

味甘,性温,无毒。补虚,治冷痢。煮熟食用,治妇女产后的虚损。生长在海边的泥滩中,长二三寸,大如手指,蚌壳两头均可张开。

能消除胸中的邪热和烦满气闷。给服食丹石药的人吃很合适。患流行性传染病之后不可吃,这一点要特别忌讳它。

又说,蛏:性寒,主治胸中烦乱满闷,止消渴。

须在饮食后食用最好。

淡 菜[1]

温。

补五藏,理腰脚气,益阳事。能消食,除腹中冷气,消痃癖气[2]。亦可烧令汁沸出食之。多食令头闷,目暗,可微利即止。北人多不识,虽形状不典,而甚益人。

又云:温,无毒。补虚劳损,产后血结,腹内冷痛。治症瘕,腰痛,润毛发,崩中带下。烧一顿令饱,大效。又名"壳菜",常时频烧食即苦,不宜人。与少米先煮熟后,除肉内两边镶及毛[3]了,再入萝卜,或紫苏、或冬瓜皮同煮,即更妙。

[注释]

①淡菜:为贻贝科动物的贝肉。可食,有补肝肾、益精血之效。
②痃癖气:脐腹或者胸肋两侧筋脉攻撑急痛的疾病。因邪冷之气积聚而成。
③镶及毛:镶指连接贝壳的韧带,毛指能从贝壳内向外伸出的分枝状触手。

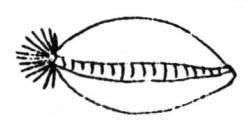

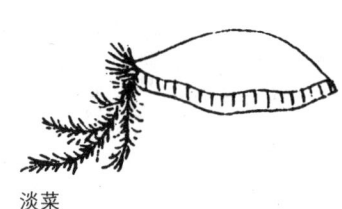

淡菜

[译文]

性温。

补益五脏，治疗腰脚的毛病，有助于男子性事。能消化积食，驱除腹中的冷气，治痃癖。也可在火上烤到壳中肉汁沸出后吃。多吃能使头脑冈胀，视力昏暗，可以少吃点尝尝滋味就行了。北方人大多不熟悉淡菜。它的外形虽然不太雅观，对人却很有益处。

又云：性温，无毒。补益虚劳、虚损，治产后血瘀，腹内发冷作痛。消腹内症瘕结块，治腰痛，滋润毛发，止崩中出血、带下。烧熟饱吃一顿，十分有效。又名"壳菜"。平时经常烧淡菜吃就适得其反，对人体没好处。加少量的米一起煮熟后，除尽淡菜肉两边的韧带和触手，再加入萝卜，或者紫苏，或者冬瓜皮一同煮，效果会更好。

虾[①]

平。

无须及煮色白者，不可食。

谨按：小者生水田及沟渠中，有小毒。小儿患赤白游肿[②]，捣碎傅之。

动风发疮疥。勿作鲊食之，鲊内者甚有毒尔。

[注释]

①虾：为长臂虾科动物青虾及多种淡水虾的统称。可食。有补肾壮阳、通乳托毒之效。

②赤白游肿：中医病名，又名赤白游风。证见皮肤突发光亮肿块，游走不定，触摸有硬实感，自感灼热微痒，麻木不疼。好发于头脸胸腹等处。由风邪外袭、壅塞肌表，或内蕴湿热、外受风邪所致。类今血管神经性水肿。

[译文]

性平。

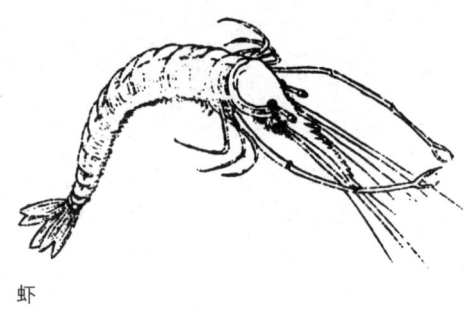
虾

没有触须及煮熟色发白的，不可食用。

谨按：小虾生长在水田或沟渠中，有小毒。小孩患赤白游肿，可用虾捣碎敷在患处。

虾容易引动风气，发疮疥。不要腌制做成虾鲊吃，做成鲊的虾毒性很大。

蚺 蛇^①

膏：主皮肤间毒气。

肉：主温疫气。可作鲙食之。如无此疾及四月勿食之。

胆：主蜃疮瘘^②，目肿痛，疳蜃。

小儿疳痢^③，以胆灌鼻中及下部。

除疳疮^④，小儿脑热^⑤，水渍注鼻中。齿根宣露，和麝香末傅之。其胆难识，多将诸胆代之。可细切于水中，走者真也。又，猪及大虫^⑥胆亦走，迟于此胆。

[注释]

①蚺（rán）蛇：为蟒蛇科动物蟒。肉性温，可祛风杀虫。胆性寒，有燥湿、杀虫、明目之效。

②蜃疮瘘：蜃疮即多发于口鼻等处的溃疡。溃疡穿孔，即为瘘。

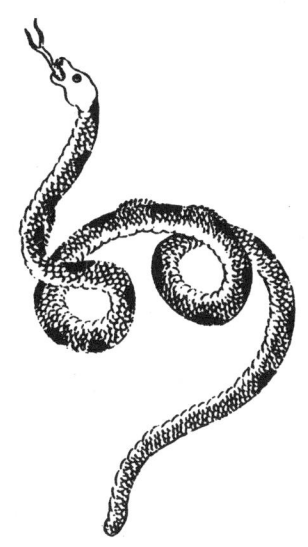

蚺蛇

古人认为其是由肉眼看不见的蠹虫噬咬所致。

③小儿疳痢：中医病名。小孩长期瘦弱枯干，营养不良，脱肛下痢的疾患。

④疳疮：溃疡疮口。

⑤脑热：中医病名。证见鼻干、口渴、心烦、不寐等。由小儿肺脏壅滞，内有积热，上攻于脑所致。

⑥大虫：老虎。

[译文]

蚺蛇脂油：治皮肤间的毒气。

蚺蛇肉：主治瘟疫（因感受疠疫邪气而发生的急性传染病）。可切成肉片食用。如果没有这些病的，或者在四月里，不要吃它。

蚺蛇胆：主治蠹虫蚝咬造成的疮瘘，眼睛肿痛，蠹虫疳病。

小孩患疳痢，可用蚺蛇胆汁灌进鼻子和肛门里。

治疗疳疮和小儿脑热，用水泡蚺蛇胆汁，灌进鼻中。如果口唇溃烂致牙根外露的，用胆汁调和麝香粉末涂敷。蚺蛇的胆难于识别，多有用各种胆来代替的。可切碎投进水中，能在水里游动的是真品。又，猪胆和老虎胆也能在水里游动,但速度要慢于蚺蛇胆。

蛇蜕皮①

主去邪,明目。治小儿一百二十种惊痫,寒热,肠痔②,蛊毒③,诸蛋恶疮,安胎。熬用之。

[注释]

①蛇蜕皮:为游蛇科动物锦蛇和乌梢蛇等多种蛇蜕下的皮膜。有祛风、定惊、解毒、退翳等功效。

②肠痔:中医病名。证见肛门边有肿核疼痛,引起恶寒发热或肿核出血。为肛门部痈疽及由此形成的肛周脓肿。

③蛊毒:毒虫恶气所伤引起的疾患。

[译文]

能驱除邪气,明目。治小孩一百二十种惊痫、寒热疾病、肠痔、蛊毒、各种蛋虫噬咬造成的恶疮,安胎。水熬后服用。

蝮 蛇①

胆:主诸蛋。

肉:疗癞②,诸瘘;下结气,除蛊毒。如无此疾者,即不假③食也。

[注释]

①蝮蛇:为蝮蛇科动物蝮蛇。有剧毒。蛇胆、肉有祛风攻毒之效。

②癞:一指麻风病,一指各种疥癣皮肤病。

③假(jiǎ):借,此处引申为给予的意思。

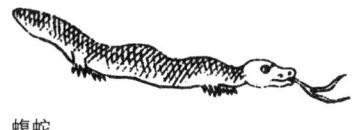

蝮蛇

[译文]

  蝮蛇胆：主治蛊虫引起的各种蛊病。

  蝮蛇肉：治癞病和各种瘘疮。消除体中积聚的结气，消蛊毒。如果没有这些疾病，就不要给他吃。

田　螺

大寒。

汁饮疗热，醒酒，压丹石。不可常食。

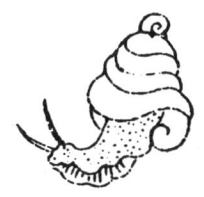

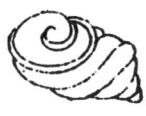 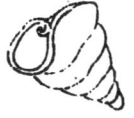

田螺

[注释]

①田螺：为田螺科的中国圆田螺等多种软体动物。有清热利水之效。

[译文]

性大寒。

田螺的汁液服下能治热病，醒酒，抑制丹石药的毒性。不可经常食用。

海 月①

平。

主消痰，辟邪鬼毒。

以生椒酱调和食之良。能消诸食，使人易饥。

又，其物是水沫化之，煮时犹是水。入腹中之后，便令人不小便，故知益人也。

又，有食之人，亦不见所损。此看之，将②是有益耳。亦名"以下鱼"。

[注释]

①海月：为海月蛤科动物海月。肉可食，有消食化痰之效。

②将（qiāng）：愿。可能的意思。

[译文]

性平。

能消痰，辟除邪气鬼毒。

用生花椒酱调和服用为好，能消各种积食，使人容易感到饥饿。

又，这种动物是水沫化生而成的，煮了还会变成水。但吃到肚子里以后，却并不使人小便，所以知道它对人有益处。

又，吃过海月的人，也不见有什么损害。由此来看，可能是对人有好处。也叫"以下鱼"。

卷下

胡 麻[①]

胡麻：润五藏，主火灼。山田种为四棱[②]。土地有异，功力同。休粮[③]人重之。填骨髓，补虚气。

青蘘[④]：生杵汁，沐头发良。牛伤热亦灌之，立愈。

胡麻油：主喑痖，涂之生毛发。

[注释]

①胡麻：为胡麻科植物脂麻。一名芝麻、油麻。种子黑色（乌油麻）、白色（白油麻），可供食用及榨油。叶可食。有补益肝肾之效。

②山田种为四棱：旧时认为胡麻随土地肥力不同，结的蒴果荚有四棱、八棱的区别。"沃地种者八棱"，贫瘠土地出产的，蒴果荚四棱。

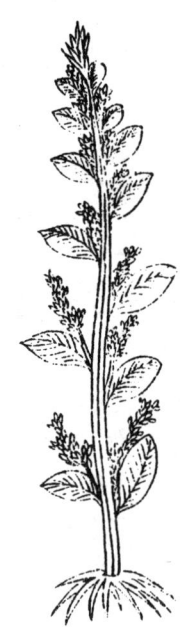

胡麻

③休粮：也叫"辟谷"。古代修炼仙术的方士们常用的修炼方法，即停食谷类，以便使身体脱离五谷浊气。

④青蘘（ráng）：胡麻叶。

[译文]

胡麻：能滋润五脏，主治内热熏蒸五脏。山地出产的蒴果荚有四棱。虽产地不同，功效是一样的。练习休粮的方士们很重视它。能填充骨髓，补虚益气。

青蘘：用新鲜青蘘捣出汁洗头发，效果很好。牛患热病，也可灌给青蘘汁，马上就会痊愈。

胡麻油：能治疗嗓子喑哑发不出声音。外涂能促使毛发萌生。

白油麻①

大寒。无毒。

治虚劳，滑肠胃，行风气，通血脉，去头浮风，润肌。食后生啖一合，终身不辍。与乳母食，其孩子永不病生。若客热，可作饮汁服之。停久者，发霍乱。

又，生嚼傅小儿头上诸疮良。久食抽人肌肉。生则寒，炒则热。

又，叶：捣和浆水，绞去滓，沐发，去风润发。

其油：冷，常食所用也。无毒，发冷疾，滑精髓，发藏腑渴，困脾藏，杀五黄，下三焦热毒气，通大小肠，治蛔心痛②，傅一切疮疥癣，杀一切虫。取油一合，鸡子两颗，芒硝③一两，搅服之，少时即泻，治热毒甚良。治饮食物，须逐日熬熟用，经宿即动气。有牙齿并脾胃疾人，切不可吃。陈者煎膏，生肌长肉，止痛，消痈肿，补皮裂。

[注释]

①白油麻：即白芝麻，种子白色的胡麻。

②蛔心痛：中医病名。因蛔虫上扰引起的上腹部疼痛，时发时止。痛时剧烈，面色苍白，四肢厥冷，又称蛔厥。今见于胆管蛔虫症、蛔虫性肠梗阻等。

③芒硝：即硫酸钠晶体。有破痞、温中、消食、逐水、缓泻等效。

[译文]

性大寒。无毒。

治虚劳，润肠胃，散风气，疏通血脉，驱除头部浮浅的风邪，滋泽肌肤。可于每餐饭后生吃白油麻一合，浑身就不会感到疲乏。给哺乳的母亲吃，她的孩子永远不会生病。外感热邪的，可用白油麻煎成汤汁服下。药汁放久了的，吃了会引起突发的吐泻。

又，生白油麻嚼烂，外敷治小孩头上的各种疮疖，效果很好。长期服用，会消耗人的肌肉。生用性寒，炒熟则性热。

又，白油麻叶：捣碎加淘米水，用纱布绞去渣滓后洗头发，能驱除头部的风邪，滋润头发。

白油麻油：性冷。就是平时所吃的油。无毒，能引发冷性病症，滑泄精髓，引发脏腑虚损消渴，困顿脾脏。能治五种黄疸病，消三焦脏腑的毒热邪气，理顺大小肠，治疗蛔虫引起的心口痛；外敷治各种疮疥癣，杀各种寄生虫。用白油麻油一合，鸡蛋两个，芒硝一两，搅拌后服用，一会儿就会腹泻，治疗热毒效果很好。用它烹调食物，须每天重新把油熬熟使用，放过夜的容易动气。有牙病和脾胃病的人，切记不可以吃它。放久了的白油麻油煎制成膏，能生肌长肉，止痛，治痈肿，愈合皮肤皲裂。

麻蕡①（麻子）

微寒。

治大小便不通，发落，破血，不饥，能寒。取汁煮粥，去五藏风，润肺，治关节不通、发落，通血脉，治气②。

青叶：甚长发。

研麻子汁，沐发即生长。

消渴：麻子一升捣，水三升，煮三四沸，去滓冷服半升，日三，五日即愈。

麻子一升，白羊脂七两，蜡五两，白蜜一合，和杵，蒸食之，不饥。

又取大麻，日中服子末三升，东行茱萸根剉八升，渍之。平旦服之二升，至夜虫下。

《洞神经》（云）③：要见鬼者，取生麻子、菖蒲、鬼臼等分，杵为丸，弹子大，每朝向日服一丸。服满百日即见鬼也。

[注释]

①麻蕡（fén）：为桑科植物大麻雌株的幼嫩果穗。大麻的根、茎皮、叶、花枝、种子皆可入药。种子又名麻子仁、火麻仁，含油脂，有滑肠润燥通便之效。

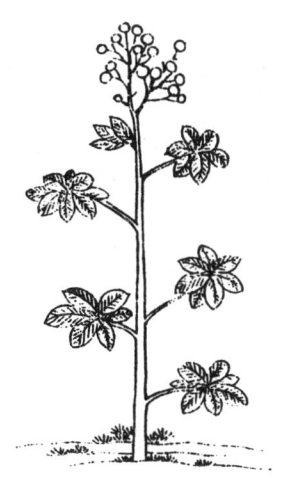

麻蕡

②气：气病。脏腑经络气机功能失调的一类病证。有虚实之分。虚者由精气内夺所致，证见气耗、气消、气脱等；实者由邪气偏盛所致，证见气结、气乱、气逆等。

③《洞神经》（云）："《洞神经》"三字底本原在"又取大麻"前，然此书本系道家劾召鬼神之符书，与后文语意不相关联，而与本条符合甚贴切，疑系传抄有误，故移此处，补"云"字。

[译文]

性微寒。

治大小便不通，脱发。能消散瘀血，使人不易饥饿，耐寒冷。捣出汁煮粥，能驱除五脏风邪，润肺气，治疗关节活动不灵、脱发，能疏通血脉，治气病。

青叶：很能促进头发萌长。

麻子研汁洗头，头发就会萌长。

治消渴：麻子一升捣碎，加水三升，煮三四滚，滤去渣滓，放冷后一次服用半升，一日三次，连服五天就会痊愈。

麻子一升，白羊脂七两，蜡五两，白蜜一合，捣和在一起后蒸熟食用，能使人不易饥饿。

又，日中时分服用大麻子末三升；向东生长的茱萸根八升剉碎，用水浸泡，第二天清晨服二升，到晚上寄生虫就会被排出。

《洞神经》载：想看见神鬼的人，用等量的生麻子、菖蒲、鬼白，捣碎做成弹子大的药丸。每天早晨面向太阳服一丸，服满一百天就能看见神鬼了。

饧　糖①

饧糖：补虚，止渴，健脾胃气，去留血，补中。白者，以蔓菁汁煮，顿服之。

主吐血，健脾。凝强者为良。主打损瘀血，熬令焦，和酒服之，能下恶血。

又伤寒大毒嗽，于蔓菁、薤②汁中煮一沸，顿服之。

[注释]

①饧糖：即糖。由高粱米、大麦、小麦、粟等淀粉质的粮食经发酵糖化制成的食品，质地有软硬之分。味甘性温，有补中缓急、润肺止咳、解毒等效。

②薤（xiè）：多年生草本植物，地下有鳞茎，鳞茎和嫩叶可食。

[译文]

饧糖：能补虚弱，止消渴，健脾胃功能，消散瘀血，补益中气。用白色的饧糖，以蔓菁汁煎后，一次服下。

能治吐血，健脾。凝固得比较结实的饧糖比较好。主治跌打损伤所致的瘀血，把饧糖熬焦，以酒调和服下，能消散腐败的瘀血。

又，患伤寒病，剧烈咳嗽，用饧糖在蔓菁和薤的汁液中煮一滚，一次服下。

大　豆①

平。

主霍乱吐逆。

微寒。主中风脚弱，产后诸疾。若和甘草煮汤饮之，去一切热毒气。

善治风毒脚气②，煮食之，主心痛，筋挛，膝痛，胀满。杀乌头、附子毒。

大豆黄屑③：忌猪肉。小儿不得与炒豆食之。若食了，忽食猪肉，必壅气致死，十有八九。十岁以上者不畏也。

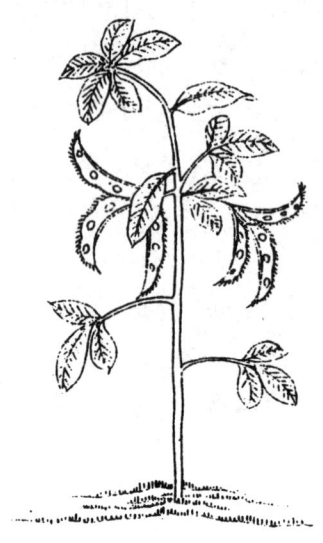

大豆

  大豆卷④：蘖长五分者，破妇人恶血，良。

  大豆，寒。和饭捣涂一切毒肿。疗男女阴肿，以绵裹内之。杀诸药毒。

  又，生捣和饮，疗一切毒，服、涂之。

  谨按：煮饮服之，去一切毒气，除胃中热痹⑤，伤中⑥，淋露⑦，下淋血，散五藏结积内寒。和桑柴灰汁煮服，下水鼓⑧腹胀。

  其豆黄：主湿痹，膝痛，五藏不足气，胃气结积，益气润肌肤。末之，收成炼猪膏为丸，服之能肥健人。

  又，卒失音，生大豆一升，青竹箅子⑨四十九枚，长四寸，阔一分，和水煮熟，日夜二服，瘥。

  又，每食后，净磨拭，吞鸡子大，令人长生。初服时似身重，一年已后，便觉身轻。又益阳道。

[注释]

①大豆：为豆科植物大豆的种子。营养丰富，有祛风湿、解诸毒等效。

②风毒脚气：即脚气，外感湿邪风毒等所致。其风毒盛者，为风毒脚气。

③黄屑：豆黄的屑末，即豆黄上掉下的黄色菌丝体。豆黄是一种由黑大豆经蒸捣加工成的加工品。制法是把黑大豆蒸熟，铺在席上，盖以蒿草，等长出黄色的菌丝体后，晒干捣末。

④大豆卷：发芽的大豆。

⑤胃中热痹：中医病名。又名胃痹热中。即邪热闭积于胃中，引起善饥能食、小便频多，或多饮多尿，或目黄等热中证。

⑥伤中：中医病名。指内脏或膈受损。一指中焦脾胃功能受损。本处应指后者。

⑦淋露：中医病名。指淋证和恶露不止。淋证指小便淋漓不尽的症状；露即恶露，产妇分娩后经产道排出的子宫内膜组织及血液等，产后三周后仍然淋漓不止的，即为"恶露不止"。

⑧水鼓：即水臌。由肝脾受伤，水气内停所致的以腹满胀大为主要表现的臌胀病。今称腹水。

⑨筭子：筹码。筭，同"算"。青竹筭子，即做成筹码样的青竹子。

[译文]

性平。

主治霍乱呕吐气逆。

性微寒。治疗感受风邪引起的脚弱病，各种产后的疾病。加甘草煎汤饮服，可治各种热邪毒气。

善治风毒脚气病。煮熟食用，治心口痛，筋脉拘挛，膝痛，脘腹胀满。能消中药乌头、附子的毒性。

豆黄屑：忌与猪肉同食。小孩不要给他吃炒豆。如果吃了炒豆，很快又吃猪肉，十有八九会气机壅塞而死。十岁以上的孩子就不怕了。

大豆芽：芽（根）长五分的，能解散妇女腹中腐败的瘀血，效果很好。

大豆，性寒。和米饭一起捣烂，外涂治各种毒肿。治疗男女阴部肿胀疼痛，用绵包裹放入患部。能解各种药物的毒性。

又，生大豆捣碎，以米汤调和饮下，能治各种毒气，内服或外涂均可。

谨按：煎成汁服用，能解各种毒气，消除胃中热痹，治中焦功能伤损，治各种淋症与恶露，治小便淋血，消散五脏滋生聚结的内寒。用桑树枝的灰汁煎大豆汤服用，能消水臌腹胀。

制成的豆黄：主治湿痹，膝痛，五脏功能不足，胃气聚积结滞。能益气，滋润肌肤。豆黄研末，吸取炼好的猪油做成药丸，服用能使人肥胖健壮。

又，嗓子突然发不出声音，用生大豆一升，长四寸、宽一分的青竹箅子四十九枚，加水煮熟。一日夜服两次，可痊愈。

又，每餐饭后，用鸡蛋大小一把大豆，摩擦揉搓干净后吞下，能使人长寿。开始服用时感觉身体似乎有些沉重，一年以后，便觉身体轻捷。又能壮阳。

薏苡仁[①]

平。

去干湿脚气，大验。

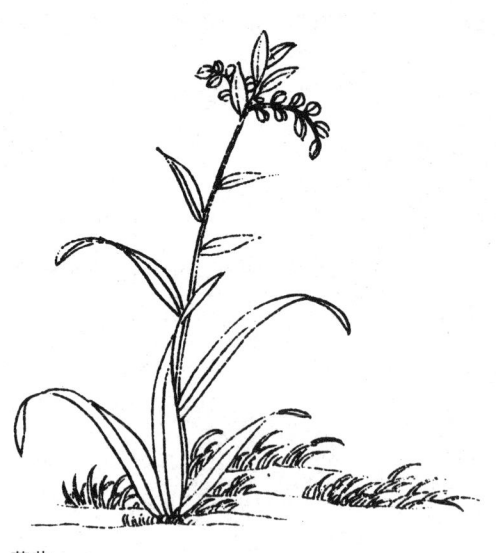

薏苡

[注释]

①薏（yì）苡（yǐ）仁：为禾本科植物薏苡的种仁。可煮食，有利水消肿、健脾祛湿等效。

[译文]

性平。

治疗干、湿脚气病，效果非常好。

赤小豆①

和鲤鱼烂煮食之，甚治脚气及大腹水肿。别有诸治，具在鱼条中。散气，去关节烦热。令人心孔开，止小便数。菉、赤者并可食。

止痢。暴痢后，气满不能食，煮一顿服之即愈。

毒肿②：末赤小豆和鸡子白薄之，立瘥。

风搔隐轸③：煮赤小豆，取汁停冷洗之，不过三四。

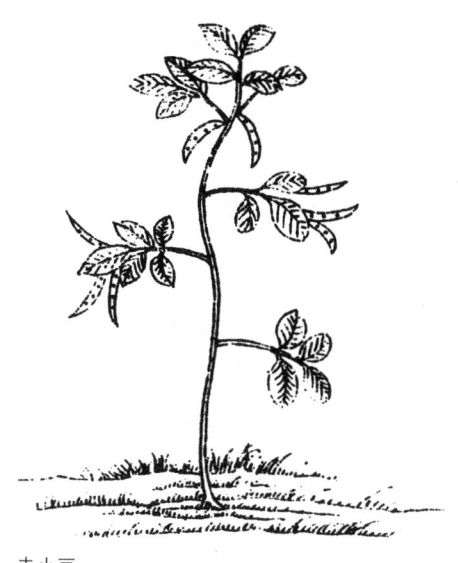

赤小豆

[注释]

①赤小豆：又名杜赤豆、红饭豆，为豆科植物杜赤豆或赤豆的种子。有利尿、消炎解毒之效。

②毒肿：毒性肿块。

③风搔隐轸：中医病名，即风搔隐疹。皮肤表面出现风团，剧烈瘙痒，时隐时现。由内蕴湿热、兼外感风邪或者对某些物质过敏所致。

[译文]

和鲤鱼一起煮烂食用，很能治脚气病和水肿、腹水。其他的各种症治疗效，都在"鲤鱼"条目下。能消散结气，驱除关节间的劳热。开人心窍，治疗小便次数多。绿小豆、赤小豆都可这样吃。

能止痢。急性痢疾之后，脘腹气胀不能进食的，煮赤小豆，一顿服下，就会痊愈。

治毒肿：用赤小豆末调和蛋清涂抹，很快就好了。

治风搔隐疹：赤小豆煮汁，放凉后洗浴患处，不过三四次就好了。

青小豆①

寒。

疗热中，消渴，止痢，下胀满。

[注释]

①青小豆：即绿豆。

[译文]

性寒。

治疗中焦热盛、消渴，止泻痢，消除撑胀满闷。

酒①

味苦。主百邪毒，行百药。当酒卧，以扇扇，或中恶风②。久饮伤神损寿。

谨按：中恶疰忤③，热暖姜酒一碗，服即止。

又，通脉，养脾气，扶肝。陶隐居④云："大寒凝海，惟酒不冰。"量其性热故也。久服之，厚肠胃，化筋。初服之时，甚动气痢⑤。与百药相宜。只服丹砂人饮之，即头痛吐热。

又，服丹石人胸背急闷热者，可以大豆一升，熬令汗出，簸去灰尘，投二升酒中。久时顿服之，少顷即汗出瘥。朝朝服之，甚去一切风。妇人产后诸风，亦可服之。

又，熬鸡屎如豆淋酒⑥法作，名曰紫酒。卒不语、口偏者，服之甚效。

昔有人常服春酒⑦，令人肥白矣。

紫酒：治角弓风⑧。

姜酒：主偏风⑨中恶。

桑椹酒：补五藏，明耳目。

葱豉酒：解烦热，补虚劳。

蜜酒：疗风癣。

地黄，牛膝，虎骨，仙灵脾，通草，大豆，牛蒡，枸杞等，皆可和酿作酒，在别方。

蒲桃子酿酒，益气调中，耐饥强志，取藤汁酿酒亦佳。

狗肉汁酿酒，大补。

[注释]

①酒：为粮食和酒曲发酵酿制而成的一种酒精饮料，一般以陈久为佳。

食疗本草

少量饮用有促进血液循环，通经活络，祛风湿，助药势之效。

②恶（wù）风：指病人遇风觉冷，避风即可缓解的症状。

③中恶疰忤：感受秽邪不正之气，突然昏厥，不省人事。

④陶隐居（456~536）：南朝宋梁间著名医药学家、道家。字通明，自号华阳隐居。丹阳（今江苏镇江附近）人。曾把《神农本草经》与《名医别录》合编加注而成《本草经集注》七卷，收药730种，为本草学重要文献。《食疗本草》引用其书。

⑤气痢：痢疾的一种。因气虚或气滞或冷停肠胃所致。气虚者下痢滑泄，大便随矢气（放屁）而出；气滞者痢下甚急，但多蟹沫（细小气泡）。

⑥豆淋酒：黑豆淋制的药酒，能破血祛风。方法：用黑豆炒焦，以酒淋之，或者大豆炒至半熟，粗捣，筛，蒸，放入盆中，以酒淋之。

⑦春酒：也叫冻醪，寒冬酿造，以备春天饮用的酒。

⑧角弓风：即角弓反张。证见项背强直，使身体后仰，弯曲如弓状。其病由风邪伤人，或伤口中恶风邪引起，故名。多见于高热抽筋、破伤风等病症中。

⑨偏风：又称"偏枯"，即今半身不遂。多因营卫两虚，正气不足，外邪侵入，经脉阻塞所致。证见单侧肢体运动障碍、麻木疼痛，严重的则废而不用。

[译文]

味苦。主治各种邪恶毒气，激发各种药物的药效。酒后睡卧，用扇扇风，有可能中恶风。长期饮用会损伤神志，减损寿命。

谨按：中恶疰忤，用温热的姜酒一碗，服下就能止住。

又，能疏通血脉，补益脾脏功能，扶养肝脏。陶隐居说："严寒能让大海凝固，而酒却不会结冰。"大概是酒性热的缘故吧。长期服用，能增强肠胃功能，舒活筋骨。初饮酒时，常能引起气痢。与各种药物都可配伍使用。只是服丹砂的人饮了，会立即头痛、呕吐、发热。

又，服用丹石药的人，胸背拘紧胀闷发热的，可用大豆一升，熬到水气冒尽，簸去灰尘，放进两升酒里。过段时间，一次服下，一会儿汗液出来症状就消失了。每天早上喝一点酒，很能驱除各种风邪。妇女产后的各种风邪，也可饮酒去除。

又，用制作豆淋酒的方法，熬鸡屎淋出的酒，名叫"紫酒"。突然不能说话、嘴歪向一边的人，饮下很有效。

过去有人经常饮用春酒，能使人体胖肤白。

紫酒：主治角弓风。

姜酒：治疗半身不遂，中恶。

桑葚酒：补益五脏，增强视力听力。

葱豉酒：清除烦热，补益虚劳。

蜜酒：治疗风疹。

地黄、牛膝、虎骨、仙灵脾、通草、大豆、牛蒡、枸杞等，都可加进酒酿酿酒，具体方法在其他的方子里。

葡萄籽酿酒，能补益气机，调和脾胃，使人能耐饥饿，增强记忆。用葡萄藤汁酿酒，效果也很好。

用狗肉汁酿酒，有很强的滋补作用。

粟　米①

陈者止痢，甚压丹石热。颗粒小者是，今人间多不识耳。其粱米粒粗大，随色别之。南方多畲田②种之，极易舂，粒细，香美，少虚怯。祇为灰中种之，又不锄治故也。得北田种之，若不锄之，即草翳死；若锄之，即难舂。都由土地使然耳。但取好地，肥瘦得所由，熟犁，又细锄，即得滑实。

[注释]

①粟米：即谷子，又名小米。为禾本科植物粟的种仁。谷类中粟米养分最高。有益脾胃、养肾气、除烦热、利小便之效。

②畲（shē）田：用火耕即放火烧山的方式耕作的田地。

[译文]

  陈粟米能止痢疾,很能消减丹石药的热毒。颗粒小的是粟米,如今的人们大多不加辨别。粱米颗粒粗大,随颜色不同而有所区别。南方多用火烧过的畲田种粟米,很容易舂出米来,粒细,味香美,少有不充实的。这是因为这粟是种植在草木灰中,又不锄草管理的缘故。如果在北方田地种粟米,不锄草的话,苗就会被杂草遮盖荫蔽而死;锄草,结出的米又会难舂。这都是水土不同的结果。选择良田,地力肥瘦得宜,充分耕犁,细心锄草松土,粟米就能圆滑饱满。

秫　米[①]

其性平。

能杀疮疥毒热。拥五藏气,动风,不可常食。北人往往有种者,代米作酒耳。

又,生捣和鸡子白,傅毒肿良。

根:煮作汤,洗风。

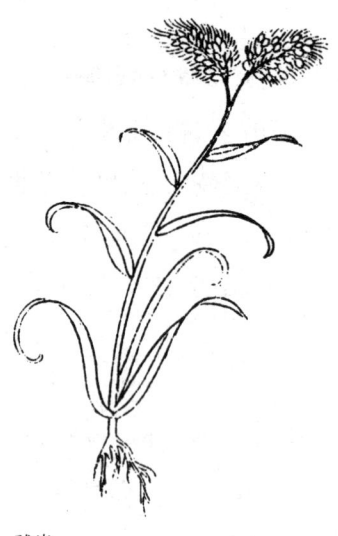

秫米

又，米一石，曲三升，和地黄一斤，茵陈蒿一斤，炙令黄，一依酿酒法。服之治筋骨挛急。

[注释]

①秫（shú）米：即黏高粱，有时也泛指高粱。有和胃安眠之效。

[译文]

性平。

能治疮疥，消热毒。能使五脏气机壅堵，动风气，不可常吃。北方往往有种的，代替米酿酒用。

又，生秫米捣碎调和鸡蛋清，外涂治毒肿，效果很好。

秫米根煮水，外洗可去风邪。

又，秫米一石，酒曲三升，加上地黄一斤，茵陈蒿一斤，一起炒到颜色变黄，按照一般酿酒的方法酿成酒。服用这种酒可治筋骨挛曲不能伸张。

穬 麦①

主轻身，补中。不动疾。

[注释]

①穬（kuàng）麦：为禾本科植物裸麦，大麦的一种。因其内外颖壳分离，籽粒裸露，又称裸大麦、青稞。有消食、和中之效。

[译文]

能使人身体轻捷，补益脾胃。不会引发疾病。

粳 米①

平。

主益气，止烦泄。其赤则粒大而香，不禁水停。其黄绿即实中。

又，水渍有味，益人。都大新熟者，动气。经再年者，亦发病。江南贮仓人皆多收火稻②。其火稻宜人，温中益气，补下元③。烧之去芒。舂舂米食之，即不发病耳。

仓粳米：炊作干饭食之，止痢。又，补中益气，坚筋骨，通血脉，起阳道。

北人炊之于瓮中，水浸令酸，食之暖五藏六腑之气。

久陈者，蒸作饭，和醋封毒肿，立瘥。④又，研服之，去卒心痛。

白粳米汁：主心痛，止渴，断热毒痢⑤。

若常食干饭，令人热中⑥，唇口干。不可和苍耳食之，令人卒心痛，即急烧仓米灰，和蜜浆服之，不尔即死。不可与马肉同食之，发痼疾。

淮泗之间米多。京都、襄州土粳米亦香、坚实。又，诸处虽多，但充饥而已。

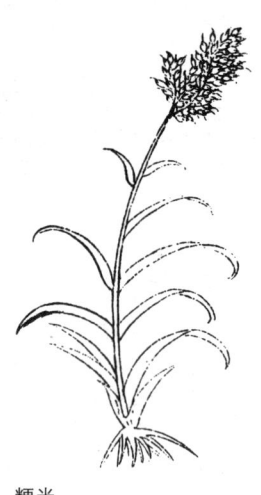

粳米

性寒。拥诸经络气，使人四肢不收，昏昏饶睡。发风动气，不可多食。

[注释]

①粳（jīng）米：稻米的一种。为禾本科植物粳稻的种仁。我国主食之一，南方尤多食用。有益脾胃、除烦渴之效。

②火稻：火烧过的畲田种植的旱稻。

③下元：中医指肾气。

④原条目下引"又，毒肿恶疮：久陈者，蒸作饭，和酢封肿上，立瘥"，两条内容重复，校合。

⑤热毒痢：中医病名。骤受暑湿热毒所致的痢疾。症见大便次数多，口渴。

⑥热中：此处指内热，因饮食失节等致使胃气不行，脾胃郁火。症见身热心烦，口渴等。

[译文]

性平。

益气，消烦，止泻。赤壳的粳米粒大味香，但不能防止体内水液停滞；壳色黄绿的粳米能健脾胃。

又，水田的粳米有香味，补益人。一般新成熟的粳米会引动气病。贮藏两年的，亦能引发疾病。江南地区储藏粮食者大多收藏火稻。火稻对人很适宜，能温中益气，补益下焦肾气。粳米烧去谷壳上的芒尖，春天春出米来吃，就不会引发疾病。

仓粳米：做成干饭食用，能止泻痢。又能补中益气，健固筋骨，疏通血脉，帮助勃起。

北方人用粳米在瓮中煮饭，用水浸泡使发酵变酸，吃了能温暖五脏六腑之气。

多年陈粳米蒸成饭，用醋调和封涂在疮肿上，很快就会治好。又，研成

食疗本草

末服用，治疗突发的心口痛。

白粳米汤：治心口痛，止消渴，治热毒痢。

如果经常吃粳米干饭，会使人脾胃郁热，口唇干燥。粳米不要和苍耳子一起服用，会使人突发心口疼。这时要立即用仓米烧成灰，调和蜜浆水服下，不然病人就会死去。粳米不能和马肉一起吃，会引发旧有的瘤疾。

淮水、泗水之间粳米出产很多。京都（今陕西西安）、襄州（今湖北襄阳一带）出产的当地品种粳米也味道香美、籽粒坚实。

又，别的地方虽然出产很多，但只供充饥用而已。

粳米性寒。能壅滞各种经脉气机，使人四肢无力，昏昏嗜睡。能引发风邪，引动气病。不能多吃。

青粱米①

以纯苦酒一斗渍之，三日出，百蒸百暴，好裹藏之。远行一餐，十日不饥。重餐，四百九十日不饥。

又方，以米一斗，赤石脂三斤，合以水渍之，令足相淹。置于暖处二三日，上青白衣②，捣为丸，如李大。日服三丸，不饥。

谨按：《灵宝五符经》中，白鲜米九蒸九暴，作辟谷粮。此文用青粱米，未见有别出处。其米微寒，常作饭食之，涩于黄，如白米，体性相似。

[注释]

①青粱米：为禾本科植物粟的一种，籽粒大，壳色青黑。有补脾胃、养五脏之效。按颜色不同，可分为青粱米、黄粱米、白粱米等不同品种。

②青白衣：指食物发酵后出现的一层青白色的菌丝体。

[译文]

青粱米用纯醋一斗浸泡，三天后取出，蒸过再晒干，反复百次。包裹好藏起来。走远路时吃上一顿，十天都不饥饿。再吃一顿，四百九十天都不会饥饿。

又方，用青粱米一斗，赤石脂三斤，混合后用水浸泡，让水足够把米淹没。放在温暖的地方两三天，让它生出青白衣，捣烂做成李子大小的药丸。每天服用三丸，能不饥饿。

谨按：《灵宝五符经》中记载，白鲜米经过九蒸九晒，可作为辟谷的粮食。此处说用青粱米，没有见到别的出处。青粱米性微寒，经常做成饭吃，味道比黄粱米涩，跟白粱米差不多，形状功效也相似。

白粱米①

患胃虚并呕吐食及水者，用米汁二合，生姜汁一合，和服之。

性微寒。除胸膈中客热，移易五藏气，续筋骨。此北人长食者是，亦堪作粉。

[注释]

①白粱米：见青粱米注。其米壳色白的为白粱米。

[译文]

胃气虚弱，呕吐食物与清水的病人，用白粱米汤二合，生姜汁一合，调和服用。

白粱米性微寒。能消除胸膈中感受的外热，调节五脏的气机，接续筋骨。这是北方人常吃的种类，也可以磨成面粉食用。

黍 米①

寒。

患鳖瘕②者，以新熟赤黍米，淘取泔汁，生服一升，不过三两度愈。

谨按：性寒，有少毒。不堪久服，昏五藏，令人好睡。仙家重此。作酒最胜余米。

又，烧为灰，和油涂杖疮，不作瘢，止痛。

不得与小儿食之，令儿不能行。若与小猫、犬食之，其脚便踋曲，行不正。缓人筋骨，绝血脉。

合葵菜食之，成痼疾。于黍米中藏干脯适③。《食禁》云：牛肉不得和黍米、白酒食之，必生寸白虫。

黍之茎穗，人家用作提拂④，以将扫地。食苦瓠毒，煮汁饮之即止。

又，破提扫⑤煮取汁，浴之去浮肿。

又，和小豆煮汁，服之下小便。

[注释]

①黍米：为禾本科稷属黍的种子。稷的黏性品种。性平，味甘。有益气补中之效。

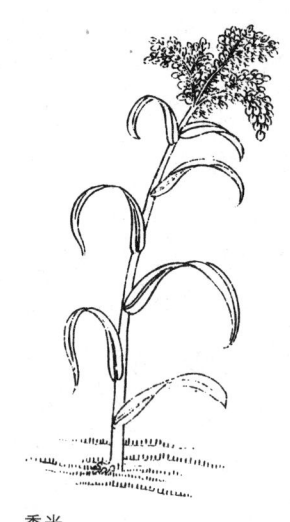

黍米

②鳖瘕：中医病名。腹中有形状像鳖的瘕块。因脾胃虚弱，受冷不能正常消化食物引起。

③适：底本作"通"，疑有误。今依意改。

④提拂：扫帚。

⑤提扫：扫帚。

[译文]

性寒。

患鳖瘕的人，用新收获的赤壳黍米水淘后，取淘米水，生服一升，服上两三次就可痊愈。

谨按：黍米性寒，有小毒。不可久服，能使五脏功能昏愦，使人嗜睡。修仙的人重视此物。用它做酒，比其他的米都好。

又，黍米烧成灰，用油调和涂杖刑的创伤，能不落瘢痕，又可止痛。

不要给小孩吃黍米，会使小孩腿软不能行走。如果给小猫、小狗吃了，它们的腿脚就会歪曲，行走不正。黍米能使人的筋骨弛缓软弱，血脉断绝。

黍米和葵菜一起吃，会患顽固难愈的疾病。在黍米中可以贮存肉干。《食禁》中记载，牛肉不能和黍米、白酒一起吃，会生寸白虫（绦虫）。

黍米的茎秆和果穗，老百姓做成扫帚，用来扫地。吃苦瓠中毒，用它煮汁饮下就消解了。

又，用旧的黍米茎穗扫帚，煮汁，沐浴能消浮肿。

又，黍米和小豆煮汤，喝下利小便。

稷①

益气，治诸热，补不足。

山东多食。

服丹石人发热，食之热消也。发三十六种冷病气②。八谷之中，最为下苗。黍乃作酒，此乃作饭，用之殊途。

不与瓠子同食，令冷病发，发即黍酿汁，饮之即瘥。

[注释]

①稷：为禾本科稷属植物。稷与黍同类，黏者为黍，不黏者为稷。稷有健脾胃、补中益气、凉血解毒之效。

②冷病气：即冷病，寒性疾病。

[译文]

能益气，治疗各种热病，补益各种不足。

太行山以东地区多食稷。

服丹石药的人药性发热，吃稷能消热。能引发三十六种冷病气。八种谷物之内，稷是最次的种类。黍用来酿酒，稷用以做饭，二者用途不同。

稷不可与瓠子同食，能使冷病发作。这时可饮黍酿制的浆水，喝下就可痊愈。

小　麦①

平。

养肝气，煮饮服之良。服之止渴。

又云：面有热毒者，为多是陈𪎭之色。

又，为磨中石末在内，所以有毒，但杵食之即良。

又，宜作粉食之，补中益气，和五藏，调经络，续气脉。

又，炒粉一合，和服断下痢。

又，性主伤折，和醋蒸之，裹所伤处便定。重者，再蒸裹之，甚良。

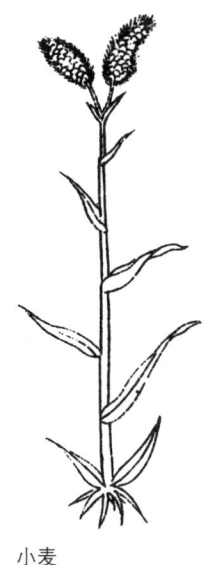

小麦

[注释]

①小麦：为禾本科植物小麦的种子。富含淀粉。性凉，味甘。有养心、益肾、除热、止渴之效。

[译文]

性平。

能补养肝功能，煮汤食用效果好，喝下能止渴。

又云：有热毒的小麦面粉，大多呈陈旧、黄黑的颜色。

又，小麦面之所以有毒，是因为有磨中的石末混在里面。用杵捣出的小麦面，吃起来就很好。

又，小麦适合制成面粉食用，能补中益气，调和五脏，调理经络，接续气脉。

又，炒熟的小麦粉一合，用水调服止下痢。

又，小麦有治疗筋骨折伤的功效。加醋蒸熟，裹起来敷在伤处便可。严重的再次蒸敷，效果很好。

大麦①

久食之,头发不白。和针沙、没石子②等染发黑色。

暴食之,亦稍似令脚弱,为下气及腰肾间气故也。久服即好,甚宜人。

熟即益人,带生即冷,损人。

[注释]

①大麦:为禾本科植物大麦的果实。有益气补中、实五脏、厚肠胃之效。

②针沙、没石子:针沙,为制钢针时磨下的细粉屑。没石子(一作没食子),为没食子蜂的幼虫寄生在没食子树幼枝上所生的虫瘿,富含没食子鞣质及没食子酸。没石子与针沙反应后生成黑色的鞣酸铁。古代用以染发。

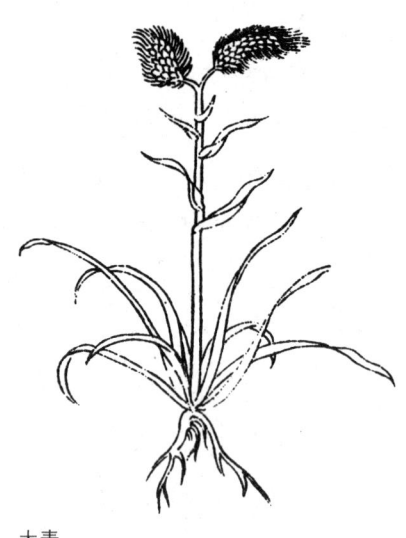

大麦

[译文]

长期食用大麦,能使头发不白。大麦粉与针沙、没石子等调和能把头发染黑。

突然食用大麦,略微会使人腿脚软弱,这是因为大麦能消气,连带消减腰肾间阳气的缘故。食用久了就会好,很能补益人。

做熟透的大麦对人有好处,夹生的性冷,会损害人。

曲①

味甘,大暖。疗藏腑中风气,调中下气,开胃消宿食。主霍乱,心膈气,痰逆。除烦,破症结及补虚,去冷气,除肠胃中塞、不下食。令人有颜色。六月作者良,陈久者入药。用之当炒令香。

六畜②食米胀欲死者,煮曲汁灌之,立消。落胎,并下鬼胎③。

又,神曲④,使⑤,无毒。能化水谷,宿食,症气。健脾暖胃。

[注释]

①曲:一种人工制作的富含酵母菌等,用于发酵的引子,如酒曲、面曲等。有行滞气、散风冷、助消化之效。

②六畜:即马、牛、羊、猪、狗、鸡等六种常见家畜家禽。

③鬼胎:感染鬼气而怀上的胎儿。相当于症瘕之类疾病引起的假孕、葡萄胎等。

④神曲:由辣蓼、青蒿、杏仁等中药加入面粉或麸皮混合发酵而成,为健脾和胃消食良药。胃酸过多、发酵异常者忌用。

⑤使:使药。中医药方中起主要作用的称为君药,协助君药或加强君药功效的为臣药,协助治疗兼证或抑制主要药物毒烈之性的为佐药,引导各药到达病变部位或调和诸药的为使药。

[译文]

味甘,性大热。能治疗脏腑中的风邪,调理脾胃消散滞气,开胃消积食。主治霍乱吐泻，心膈结气，痰壅气逆。能消烦躁，破除腹内症瘕结块，补虚，驱除冷气。治疗肠胃壅塞，饮食不下。使人气色好。六月制作的曲质量好。曲储藏久了的能入药。药用时要把它炒香。

六畜吃了米腹中发胀将死的，用曲煮汁灌下去，腹胀很快可以消除。能下胎儿，也能打下鬼胎。

又，神曲，能作使药，无毒。能消化水谷、宿食，去腹中症结的滞气。健脾暖胃。

荞 麦①

寒。

难消，动热风。不宜多食。

虽动诸病，犹压丹石。能炼五藏滓秽，续精神。其叶可煮作菜食，甚利耳目，下气。其茎为灰，洗六畜疮疥及马扫蹄②至神。

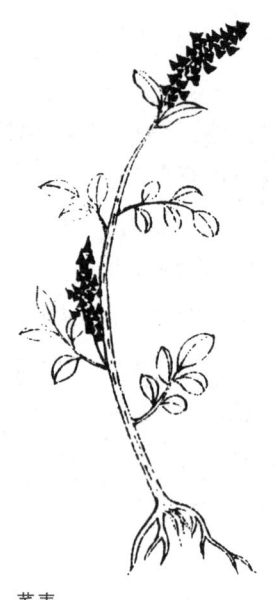

荞麦

味甘平，寒，无毒。实肠胃，益气力，久食动风，令人头眩。和猪肉食之，患热风，脱人眉须。虽动诸病，犹挫丹石。能炼五藏滓秽，续精神。作饭与丹石人食之良。其饭法：可蒸使气馏，于烈日中暴，令口开，使舂取人作饭。叶作茹③食之，下气，利耳目。多食即微泄。烧其穰作灰，淋洗六畜疮，并驴马躁蹄④。

[注释]

①荞麦：为蓼科植物荞麦。有开胃宽肠、下气消积之效。

②马扫蹄：马蹄部的疮疡。

③茹：蔬菜。

④躁蹄：即扫蹄。

[译文]

性寒。

不易消化。能引动风热。不宜多食。

荞麦虽然能引发各种疾病，但能抑制丹石药的毒性。能消解五脏内的渣滓废物，振作精神。它的叶子可煮熟做菜吃，对视力、听力很有好处，能下气。它的茎烧灰淋出汁水，洗治六畜的疮疥和马扫蹄，效果特别神妙。

荞麦味甘，性平、寒，无毒。能健肠胃，增益气力，常吃会引动风气，使人头昏。和猪肉一起吃，易患风热，使人眉毛、胡须脱落。虽然会引发许多疾病，但能够抑制丹石药的毒性。能消解五脏渣滓、污秽，振作精神。做成饭给服食丹石药的人吃，很有好处。做荞麦饭的方法：将荞麦蒸到水气上冲，放在烈日下曝晒，使荞麦壳裂开口，舂出荞麦仁做饭。叶可作蔬菜食用，能下气，有利于视力、听力。多吃会轻微腹泻。用荞麦茎秆烧灰淋水，能洗治六畜的疮疡及驴和马的烂蹄病。

藊豆①（扁豆）

微寒。

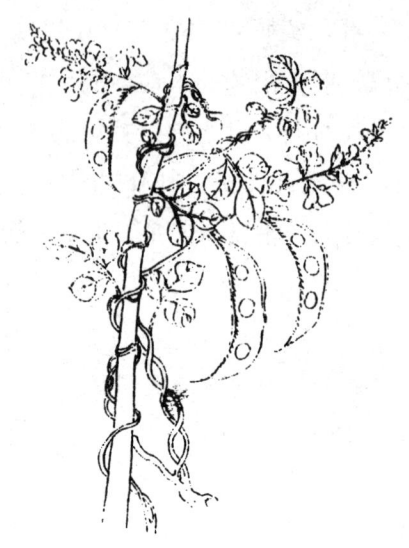

藊豆

主呕逆,久食头不白。患冷气人勿食。

疗霍乱吐痢不止,末和醋服之,下气。

其叶治瘕,和醋煮。理转筋②,叶汁醋服效。

又,吐痢后转筋,生捣叶一把,以少酢浸,取汁服之,立瘥。

其豆如菉豆,饼食亦可。

[注释]

①藊豆:为豆科植物扁豆。有健脾和中、解暑化湿之效。

②转筋:局部肌肉拘挛强直的表现。常见于小腿腓肠肌(腿肚子)。

[译文]

性微寒。

主治呕吐呃逆。长期食用不生白发。患有冷气病的人不要食用。

治霍乱病呕吐、腹泻不止,可用扁豆研末用醋调服。还有下气的功效。

扁豆叶能治胸腹生结块的瘕病，加醋煮熟吃下。治转筋，扁豆叶捣汁加醋调服有效。

又，治疗呕吐腹泻后引起的转筋，用新鲜扁豆叶一把捣烂，加少量醋浸渍后取汁液服用，会很快痊愈。

扁豆粒有绿豆那么大，做成饼食用也可以。

豉①

能治久盗汗患者，用以二升微炒令香，清酒三升渍。满三日取汁，冷暖任人服之，不瘥，更作三两剂即止。

陕府豉汁甚胜于常豉。以大豆为黄②蒸，每一斗加盐四升，椒四两，春三日，夏二日，冬五日即成。半熟，加生姜五两，既洁且精，胜埋于马粪中。黄蒸，以好豉心代之。

[注释]

①豉（chǐ）：为用豆科植物黄豆或黑豆的种子浸泡后蒸或煮熟，经过发酵而成的食品。有解表、除烦、宣郁、解毒等效。

②黄：豆黄。

[译文]

能治疗长期盗汗，用豆豉两升微火炒香，加清酒三升浸渍。满三天后榨取汁液，冷服或热服，由病人随意选用。如果服下病没有痊愈，可照此法再加工两三剂服下，盗汗就会止住。

陕西一带制作的豆豉汁比一般的要好得多。是用大豆蒸制豆黄，每一斗大豆加盐四升，花椒四两。春季用三天，夏季二天，冬季五天，就可做成。待发酵到半熟时，加入生姜五两，这样既清洁又品质好，胜过埋在马粪中发酵的。"黄蒸"法，可用好的豉心代替。

菉豆① （绿豆）

平。

诸食法，作饼炙食之佳。

谨按：补益，和五藏，安精神，行十二经脉，此最为良。今人食，皆挞去皮，即有少拥气。若愈病，须和皮，故不可去。

又，研汁煮饮服之，治消渴。

又，去浮风，益气力，润皮肉。可长食之。

[注释]

①菉豆：为豆科植物绿豆。有清热解毒、消暑利水之效。

[译文]

性平。

各种食用方法中，以做成饼炒熟食用为好。

谨按：补益身体，调和五脏，安定精神，促进十二经脉运行，绿豆的效果是最好的。现在人们吃绿豆，都要捶打去皮，这样的吃法会稍许壅堵气机。如果用来治病，必须带皮才有效，所以不可以去皮。

又，绿豆加水研磨成汁，煮汤服用，治消渴病。

又，能疏散肌表浮风，增益气力，滋润皮肤肌肉。可以长期食用。

白 豆①

平。无毒。

补五藏，益中，助十二经脉，调中，暖肠胃。

叶：利五藏，下气。嫩者可作菜食。生食之亦妙，可常食。

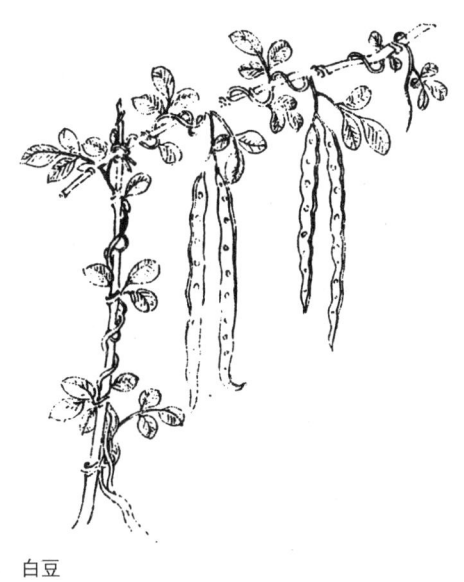

白豆

[注释]

①白豆：即饭豆。为豆科植物饭豇豆的种子。有调中益气、健脾益肾之效。

[译文]

性平。无毒。

补五脏不足，益脾胃，促进十二经脉运行，调理中焦，温暖肠胃。

白豆叶：有益五脏，能消排滞气。嫩叶可做菜吃。生吃也很好，可以经常食用。

醋①（酢酒）

多食损人胃。消诸毒气，煞邪毒。能治妇人产后血气运②：取美清醋，热煎，稍稍含之即愈。

又，人口有疮，以黄檗皮醋渍，含之即愈。

又，牛马疫病，和灌之。

服诸药，不可多食。不可与蛤肉同食，相反。

又，江外人多为米醋，北人多为糟醋。发诸药，不可同食。

酢矸青木香服之，止卒心痛、血气等。

又，大黄涂肿，米醋飞丹③用之。

治疬癣，醋煎大黄，生者甚效。

用米醋佳，小麦醋不及。糟多妨忌。大麦醋，微寒。余如小麦醋也。

气滞风壅，手臂、脚膝痛：炒醋糟裹之，三两易，当瘥。人食多，损腰肌藏。

[注释]

①醋：古称苦酒、酢、醯等。用米、麦、高粱或酒、酒糟等酿制成的含有乙酸的液体。有散瘀、止血、解毒、杀虫之效。

②血气运：中医病名。一作血运、血晕或血运闷。多发生于妇女产后，症见心烦闷，头晕眼花，恶心呕吐，甚则神昏口噤，像要断气一样。常因产后出血过多，血气极虚，或下血过少，血随气上逆引起。为产后危重症之一。

③飞丹：即将药末在液体中搅拌沉淀提制出极细的粉末，再做成丹丸。药物经研磨和溶液提取法制成极细的粉末，称为"飞"。药末制成的圆形小颗粒叫做"丹"。

[译文]

多食会损伤胃。能消解体内各种毒气，去邪毒。能治妇女产后血气运：用质量好的清醋，煎热，含一些在嘴里，就可治愈。

又，人嘴里生疮的，把醋浸渍过的黄柏皮含在嘴里，就能痊愈。

又，牛、马患传染病，可以用醋灌下治疗。

服用各种药物时，不能多吃醋。不能与蛤肉同时吃，会物性相反出现毒副作用。

又，江南人多用米作醋，北方人多用酒糟作醋。醋能引发各种药物的毒性，不可同时服用。

用青木香浸在醋里研成末服下，能治疗突发的心口痛和各种血气不足的疾病。

又，大黄用米醋飞制后做成丹，用于外涂疮肿。治疗腹内结块扯牵作疼的痃癖等病，可用醋煎大黄。用生大黄煎，效果很好。

药用以米醋为好，小麦醋有所不及，糟醋则多有禁忌。大麦醋，性微寒，其他方面则和小麦醋一样。

治气滞不通，风邪壅阻，手臂、脚膝疼痛：可用醋糟炒热后裹敷。换三两次药，就可痊愈了。人过多食用醋，会损伤腰肌精气。

糯　米①

寒。

使人多睡。发风，动气，不可多食。

又，霍乱后吐逆不止，清水研一碗，饮之即止。

[注释]

①糯米：即江米。为禾本科植物糯稻的种仁。北方称江米。有补中益气、暖脾胃之效。

[译文]

性寒。

会使人嗜睡。能引发风邪和气病，不可多食。

又，霍乱后呕吐呃逆不止，用清水研糯米一碗，喝下就能止住。

食疗本草

酱①

主火毒，杀百药。发小儿无辜②。

小麦酱：不如豆。

又，榆仁酱：亦辛美，杀诸虫，利大小便，心腹恶气。不宜多食。

又，芜荑酱：功力强于榆仁酱。多食落发。

獐、雉、兔，及鳢鱼酱，皆不可多食。为陈久故也。

[注释]

①酱：用面粉或豆类，经蒸煮发酵，加盐、水等制成的糊状物，可作食品和调味品。有除热、解毒之效。

②无辜：中医病名。小儿羸疾，又名"蓦姑"，属疳类疾病。症见小儿长期面黄肌瘦，瘦弱虚羸等。

[译文]

主治热毒火气，能消减各种药物的药效。易使小儿患无辜病。

小麦酱：不如豆酱。

又，榆仁酱：也辛香味美，能杀死各种寄生虫，利大小便，消心腹间恶邪之气，但不可多吃。

又，芜荑酱：药效强于榆仁酱。吃多了会脱发。

獐、雉、兔及鳢鱼酱，都不可多吃。因为制作的时间太久。

葵①（冬葵）

冷。

主疳疮生身面上、汁黄者，可取根作灰，和猪脂涂之。

其性冷,若热食之,亦令人热闷。甚动风气。久服丹石人时吃一顿,佳也。

冬月葵菹②汁:服丹石人发动,舌干咳嗽,每食后饮一盏,便卧少时。

其子:患疮者吞一粒,便作头。

主患肿未得头破者,三日后,取葵子二百粒,吞之,当日疮头开。

女人产时,可煮,顿服之佳。若生时困闷,以子一合,水二升,煮取半升,去滓顿服之,少时便产。

又,凡有难产,若生未得者,取一合捣破,以水二升,煮取一升已下,只可半升,去滓顿服之,则小便与儿便出。切须在意,勿上厕。昔有人如此,立扑儿入厕中。

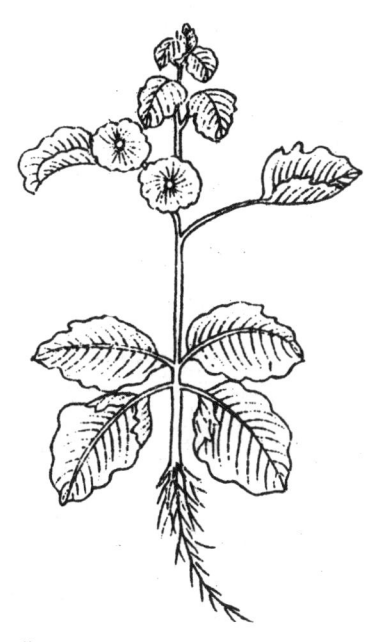

葵

又，苗叶细剉，以水煎服一盏食之，能滑小肠。

叶：女人产时，煮一顿食，令儿易出。

根：天行病后，食一顿，便失目。

吞钱不出，根煮汁，冷饮之，即出。

无蒜勿食。四季月③食生葵，令饮食不消化，发宿疾。

又，霜葵生食，动五种留饮④。黄葵尤忌。

[注释]

①葵：为锦葵科植物冬葵，古人常作蔬菜食用。有利水、滑肠、下乳汁之效。

②菹（zū）：腌制的蔬菜。

③四季月：四时的第三个月，即农历三月、六月、九月、十二月。季，旧时顺序的第三位。

④留饮：痰饮病的一种。水饮蓄积体内，长期滞留不行的疾病。系由中焦虚弱，失于运化，致津液凝固。症见口渴，四肢关节酸痛，背部寒冷，气短等。

[译文]

性冷。

主治生在躯干和面部的脓汁色黄的疖疮，可用葵根烧成灰，用猪油调和外涂。

葵菜性冷，但若趁热吃，也会使人发热胀闷。很能引发风气。长期服用丹石药的人偶尔吃一顿，效果很好。

冬天的葵菜汁：服食丹石药的人药毒发作，舌干咳嗽的，于每顿饭后饮一盏，然后躺下休息一会儿即可。

冬葵籽：患疮肿的人吞下一粒，就可结出脓头。

主治患疮肿三天后脓头尚未破溃排脓的，用葵籽二百粒吞服，当天脓头就会破开。

妇女临产时，可煮葵籽汁一顿喝下，效果很好。如生产时困闷难产的，可用葵籽一合，水二升，煮成半升药汁，滤去药滓一顿服下，一会儿便可产下。

又，凡有妇女难产或者婴儿不能完全娩出的，可用葵籽一合捣碎，加水二升，煮成不到一升药液，最好是半升，滤去药渣一顿服下，婴儿就会与小便一起排出来。此时切记不要上厕所，过去有人这样做，一下把胎儿掉进了厕所里。

又，葵叶切细，用水煎成药汁一盏服下，能滑利小肠。

葵叶：妇女生产时，煮了一顿吃下，可使婴儿容易生下来。

葵根：患流行病后吃一顿，就会双目失明。

钱币吞进肚子里排不出来，用葵根煮汁，放冷服下，钱币就会排出。

没有蒜不要吃葵菜。每年的三月、六月、九月、十二月吃生葵，会使饮食不消化，引发原有的老病。

又，经霜的葵菜生吃，能引发五种留饮病。黄葵尤其要禁忌。

苋①（苋菜）

补气，除热。其子明目。九月霜后采之。

叶：食亦动气，令人烦闷，冷中损腹。

不可与鳖肉同食，生鳖症②。又，取鳖甲如豆片大者，以苋菜封裹之，置于土坑内，上以土盖之，一宿尽变成鳖儿也。

又，五月五日采苋菜和马齿苋为末，等分，调与妊娠，服之易产。

[注释]

①苋：为苋科植物苋。苗可食。有清热、利窍之效。

②鳖症：中医病名。指腹中有结块，像鳖的形状一样。病因是脾胃虚弱，不能消化冷物。与鳖瘕的区别在于这种结块用手推不能移动。

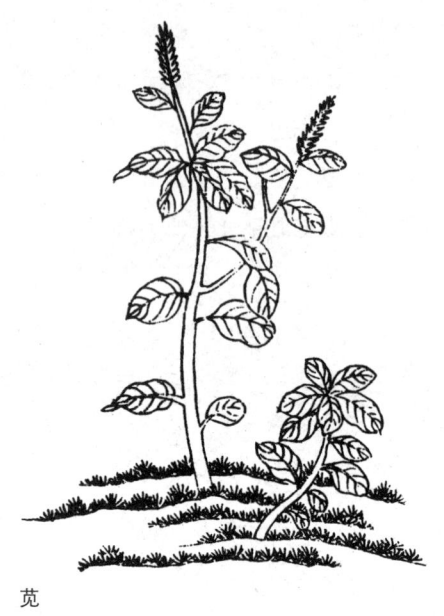

苋

[译文]

能补气,清热。苋菜籽能明目。九月霜降后采收。

苋叶:吃了也可动气,使人烦闷,使脾胃受寒,肠胃受损。

苋菜不可与鳖肉一起吃,会患鳖症。选豆瓣那么大的鳖甲,用苋菜密封包裹,放在土坑里用土盖上,一夜之后就都变成幼鳖了。

又,五月五日采收苋菜和马齿苋,制成末。二者等量的药末调和在一起,给孕妇服下,可以顺利分娩。

胡荽①

平。

利五藏,补筋脉。主消谷能食。若食多,则令人多忘。

又,食着诸毒肉,吐、下血不止,顿瘀②黄者,取净胡荽子一升,煮使腹破,取汁停冷,服半升,一日一夜二服即止。

又，狐臭蜃齿病人不可食，疾更加。久冷人食之，脚弱。患气，弥不得食。

又，不得与斜蒿③同食。食之令人汗臭，难瘥。

不得久食，此是薰菜④，损人精神。

秋冬捣子，醋煮熨肠头出，甚效。

可和生菜食，治肠风。热饼裹食甚良。

利五藏不足。不可多食，损神。

胡荽味辛温一云微寒，微毒。消谷，治五藏，补不足，利大小肠，通小腹气，拔四肢热，止头痛，疗沙疹、豌豆疮⑤不出，作酒喷之立出。通心窍，久食令人多忘。发腋臭，脚气。

根：发痼疾。

子：主小儿秃疮，油煎傅之。亦主蛊、五痔及食肉中毒下血；煮，冷取汁服。并州⑥人呼为"香荽"。入药炒用。

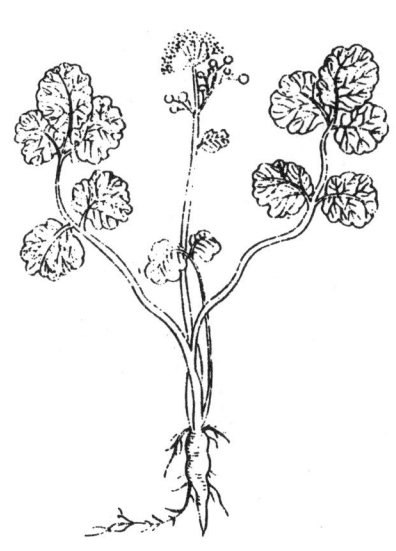

胡荽

[注释]

①胡荽：又名芫荽、香菜。为伞形科芫荽的带根全草。嫩苗可食，或作调味品。有发汗透疹、消食下气之效。

②痎：头疮。此处义同"瘘"。

③斜蒿：即邪蒿。

④薰菜：有刺激性气味的菜。薰为香草，又名零陵香，气味辛香。引申为香气或刺激性气味。

⑤沙瘆、豌豆疮：沙瘆，一种皮肤病，身上生细小红疹，发烧。豌豆疮，一种烈性传染病，即今天花，先发高热，继而全身起红色丘疹，再变成疱疹，最后变成脓疱，结痂脱落后留下瘢痕，俗称"麻子"。天花若不能透发形成疱疹溃脓，会危及生命。

⑥并州：约今山西北部太原一带地区。

[译文]

性平。

有益于五脏，能补筋续脉。能帮助消化五谷，增加食量。吃多了则会使人健忘。

又，吃了各种有毒的肉，吐血、下血不止，面色很快痿黄的，可用干净的胡荽籽一升，煮到籽壳破裂，倒出药汁放冷，一次服用半升。一日一夜共服两次，就可止血。

又，有狐臭、龋齿的病人不可吃，会使病势加重。久患冷病的人吃了它，会使腿脚软弱无力。患有气病的人更加不能吃。

又，胡荽不能和斜蒿一起吃。吃了会使人出臭汗，很难治愈。

不可常吃。这是有刺激性气味的薰菜，会损伤人的精神。

秋冬季将胡荽籽捣烂，用醋煮过，以纱布包裹热敷突出肛门外的大肠头治疗脱肛，很有效。

调和鲜菜一起吃，能治肠风。用热饼裹着胡荽食用更好。

能补益五脏不足，不可多吃，会损人精神。

胡荽味辛，性温（一说性微寒），有小毒。能消化五谷，调理五脏，补益不足；能利大小肠，疏通小腹滞气，消四肢邪热，止头痛，治沙疹。豌豆疮不能发出脓疱的，浸酒喷患处，立刻会发出。能通心窍，常食使人健忘。能引发腋臭和脚气病。

胡荽根：会引发久治不愈的顽疾。

胡荽籽：主治小孩头上的秃疮，可用油煎后外敷，也能治蛊毒、五痔及吃肉中毒引起的下血，可煎成汁放冷后服用。并州人称它为"香荽"。入药要炒过后使用。

邪　蒿①

味辛，温，平，无毒。似青蒿细软。主胸膈中臭烂恶邪气。利肠胃，通血脉，续不足气。生食微动风气，作羹食良。不与胡荽同食，令人汗臭气。

[注释]

①邪蒿：为伞形科植物邪蒿。有利肠胃、通血脉、益气之效。

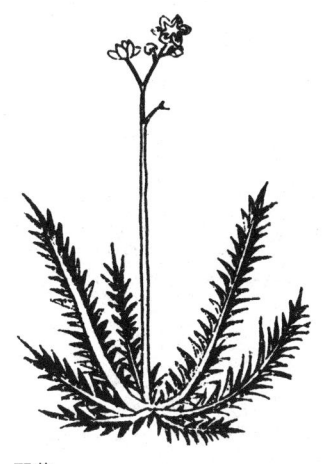

邪蒿

[译文]

　　味辛，性温、平，无毒。茎秆与青蒿相似而比较细软。主治胸膈中臭烂邪恶之气。调理肠胃，疏通血脉，接续不足的气机。生吃略微会引动风气，做成羹汤吃很好。不可和胡荽一起食用，会使人出臭汗。

同　蒿[①]

　　平。

　　主安心气，养脾胃，消水饮。又，动风气，熏人心，令人气满，不可多食。

[注释]

　　①同蒿：为菊科植物茼蒿。作蔬菜食用。有化痰止咳、清血养心等效。

[译文]

　　性平。

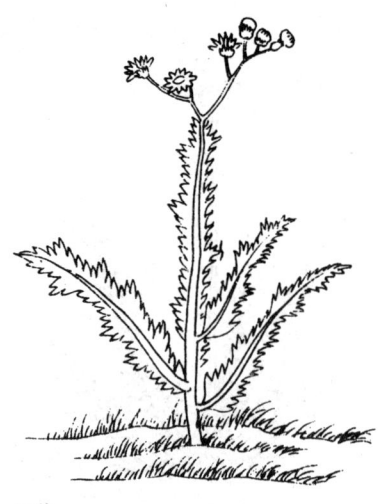

同蒿

能安定心脏功能，补养脾胃，消散体内滞留的水饮。又，能引发风气，气味刺激心脏，使人气闷，不可多吃。

罗　勒①

味辛、温，微毒。调中消食，去恶气，消水气，宜生食。

又，疗齿根烂疮，为灰用甚良。不可过多食，壅关节，涩荣卫，令血脉不行。

又，动风发脚气。患碗②，取汁服半合，定。冬月用干者煮之。

子：主目翳及物入目，三五颗致目中，少顷当湿胀，与物俱出。

又，疗风赤眵③泪。

根：主小儿黄烂疮④，烧灰傅之佳。北人呼为"兰香"，为石勒⑤讳也。

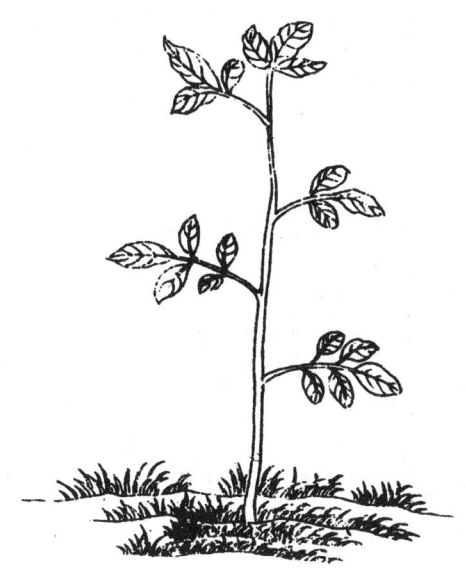

罗勒

[注释]

①罗勒：为唇形科植物罗勒，有芳香避秽之效，果实能去眼中风热，俗称"光明子"。

②哕（yè）：同"哕"。干呕。

③眵（chī）：眼屎，眼睛分泌物凝结成的淡黄色物质。

④黄烂疮：中医病名。又名肥疮。症见疮面浅，流黄脓。

⑤石勒（274~333）：羯族。上党武乡（今山西榆社北）人，十六国时期后赵的建立者。

[译文]

味辛，性温，有小毒。能调理脾胃，助消化，驱恶气，消散聚结的水气。适宜生吃。

又，治牙齿根部的烂疮，烧成灰敷用效果很好。不可过多食用，会使关节僵滞，凝涩荣卫之气，使血脉不畅通。

又，能引发风气和脚气病。干呕的患者，用罗勒汁半合喝下，即可止住，冬天可用干罗勒煮汁。

罗勒子：主治眼睛生云翳及异物入眼，可用三五粒放入眼中，一会儿罗勒子湿润膨胀，就黏着异物一起出来了。

又，可治疗风热侵袭引起的眼睛红赤流泪、眼屎多。

罗勒根：治小孩黄烂疮，烧成灰外敷效果很好。

北方人称为"兰香"，是为了避石勒的讳。

石胡荽①

寒。无毒。

通鼻气，利九窍，吐风痰，不任食。亦去翳，熟挼内鼻中，翳自落。俗名"鹅不食草"。

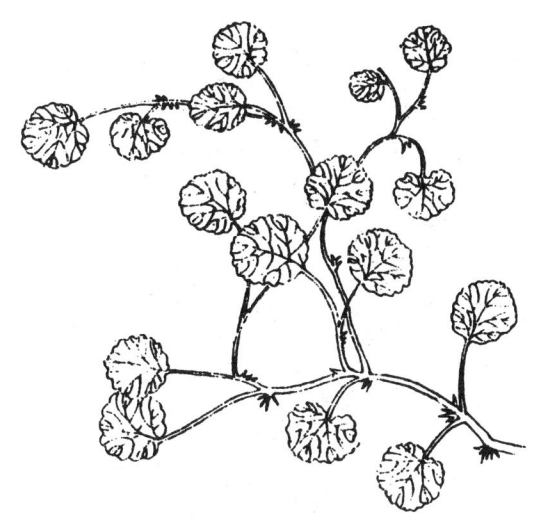

石胡荽

[注释]

①石胡荽：为菊科植物石胡荽的全草。揉搓后有刺激性香气。有通鼻、去翳、祛风、散寒之效。

[译文]

性寒。无毒。

能改善鼻腔功能，通九窍。能催吐风痰。不能充食用。也能消除眼中翳膜，反复揉搓后放进鼻腔里，眼内翳膜会自行脱落。俗名"鹅不食草"。

蔓菁①（芜菁）

温。

消食，下气，治黄疸，利小便。

根：主消渴，治热毒风肿。食，令人气胀满。

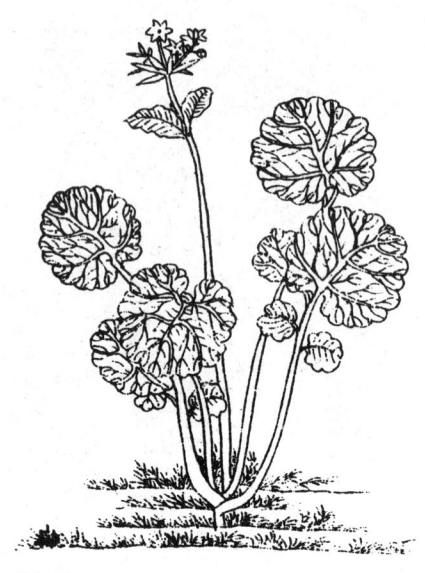

蔓菁

其子：九蒸九暴，捣为粉，服之长生。压油，涂头，能变蒜发②。

又，研子入面脂，极去皱。

又，捣子，水和服，治热黄、结实不通③，少顷当泻一切恶物，沙、石、草、发并出。又利小便。

又，女子妒乳肿，取其根生捣后，和盐醋浆水④煮，取汁洗之，五六度瘥。又，捣和鸡子白封之，亦妙。

[注释]

①蔓菁（mán jing）：一名大头菜，为十字花科植物芜菁。其块根可食用。根和种子入药。有开胃下气、利湿解毒之效。

②蒜发：少白头，青壮年人的花白头发。

③结实不通：即便秘。大便坚实不易排出。

④浆水：也称酸浆。米饭煮熟后放进冷水里浸泡，使发酵变酸，其汁水便是浆水。可调制食品。有调中和胃、化滞止渴等效。

[译文]

性温。

能消化积食，下气，治黄疸，利小便。

蔓菁根：主治消渴，治热毒风疹。食用会使人腹中气滞胀满。

蔓菁子：经过反复九次蒸熟曝晒，捣成粉，服用能延年益寿。榨出的油涂抹头部，能治疗青壮年早生白发。

又，蔓菁子研成粉末加入面脂中，很能消除皱纹。

又，蔓菁子捣碎用水调服，可治实热黄疸，大便秘结不通。服下后一会儿就会泻出所有的污秽浊物，沙粒、石子、乱草、毛发等可一起排泄出来。又能利小便。

又，妇女患乳肿，可用蔓菁根捣烂后，加入盐、醋、浆水一起煮，用汤汁洗治患部五六次就可痊愈。又，蔓菁根捣碎，用鸡蛋清调和敷于患部，效果也很好。

冬　瓜①

寒。

右主治小腹水鼓胀②。

又，利小便，止消渴。

又，其子：主益气耐老，除心胸气满，消痰止烦。

又，冬瓜子七升，以绢袋盛之，投三沸汤中，须臾出，曝干，又内汤中。如此三度乃止，曝干。与清苦酒浸之一宿，曝干为末，服之方寸匕，日二服，令人肥悦。

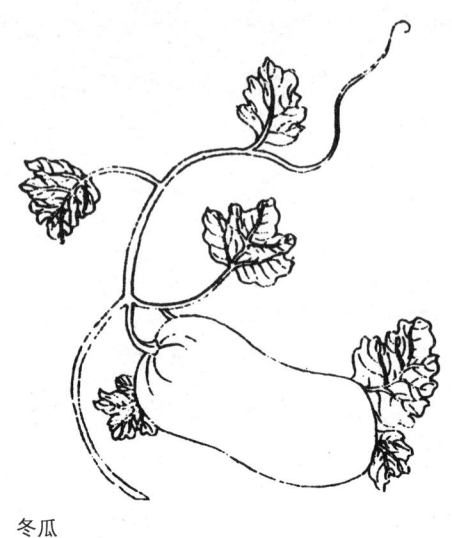

冬瓜

又，明目，延年不老。

案经：压丹石，去头面热风。

又，热发者服之良。患冷人勿食之，令人益瘦。

取冬瓜一颗，和桐叶与猪食之。一冬更不食诸物，自然不饥，其猪肥长三四倍矣。

又，煮食之，能炼五藏精细。欲得肥者，勿食之，为下气。欲瘦小轻健者，食之甚健人。

又，冬瓜人三五升，退去皮壳，捣为丸。空腹及食后各服廿丸，令人面滑静如玉。可入面脂中用。

[注释]

①冬瓜：又名白瓜，为葫芦科植物冬瓜。可作菜蔬。瓜皮、瓜子入药。有利水、消痰、清热、解毒之效。

②水鼓胀：中医病名。一作鼓胀。证见腹部积水胀大，肚皮青筋显露，但四肢水肿不太明显。今血吸虫病、肝硬化等病皆可出现本证。

[译文]

性寒。

主治小腹部的腹水鼓胀。

又,能利小便,止消渴。

又,冬瓜子:能益气,抗衰老,消除心胸间气滞满闷,消痰饮,止烦躁。

又,冬瓜子七升,装在绢袋里,放入煮沸三次的开水中,稍停取出来晒干,再放入那样的开水里。如此反复三次,最后晒干。用清醋浸泡一夜,晒干研成粉末。一次服方寸匕,一天两次,可使人身体长肥,心情舒畅。

又,能明目,使人延年不老。

按经:能抑制丹石药的毒性,驱除头面部的风热。

又,发热的人,服用效果好。患冷病的人不要吃冬瓜,会使人身体越发消瘦。

用冬瓜一个,加桐叶一起给猪吃下,一个冬天不用再喂别的东西,这猪不会感到饥饿,还会长肥三四倍。

又,冬瓜煮了吃,能调理五脏精气。瘦人想要肥胖的,不要吃它,因为它能下气。想要变得瘦小轻捷健壮的,吃了很能使人健美。

又,冬瓜仁三五升,剥去外壳,捣烂做成药丸。空腹及饭后各服二十丸,可使人面部皮肤像玉一样的滑润细腻。也可配入面脂中使用。

濮 瓜①

孟诜说:肺热消渴,取濮瓜去皮,每食后嚼吃三二两,五七度良。

[注释]

①濮瓜:即冬瓜的别称。

食疗本草　　295

[译文]

孟诜说：治疗肺热消渴，可用濮瓜去皮，每顿饭后嚼食二三两。连服五七次后效果很好。

甜 瓜①

寒。

右止渴，益气，除烦热。多食令人阴下痒湿，生疮。

又，发瘅黄②，动宿冷病，患症瘕人不可食瓜。若食之饱胀，入水自消。

其瓜蒂：主治身面四肢浮肿，杀蛊，去鼻中瘜肉③，阴瘅黄及急黄④。

又，生瓜叶：捣取汁，治人头不生毛发者，涂之即生。

案经：多食令人羸惙虚弱，脚手少力。其子热，补中焦，宜人。其肉止渴，利小便，通三焦间拥塞气。

又方，瓜蒂七枚，丁香七枚，小豆七粒，捣为末，吹黑豆许于鼻中，少时治癞气，黄汁即出，瘥。

又，补中。打损折，碾末酒服去淤血，治小儿疳。《龙鱼河图》云：瓜有两鼻者杀人；沉水者杀人；食多饱胀，可食盐，化成水。

寒，有毒。止渴，除烦热，多食令人阴下湿痒，生疮。动宿冷病，发虚热，破腹。又，令人惙惙弱，脚手无力。少食即止渴，利小便，通三膲间拥塞气。兼主口鼻疮。

叶：治人无发，捣汁涂之即生。

[注释]

①甜瓜：一名香瓜，为葫芦科植物甜瓜的果实。常见瓜果，多生食。有清暑热、解烦渴、利小便之效。果蒂名"瓜蒂"，为催吐药。种子名"甜瓜

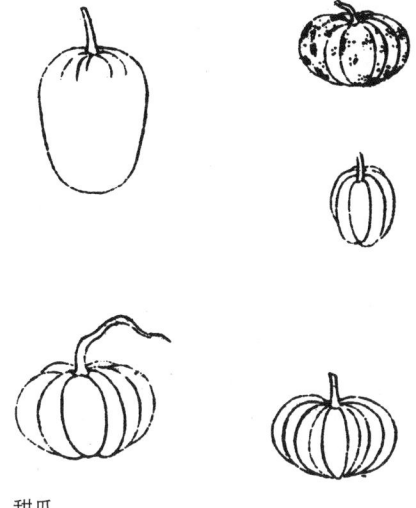

甜瓜

子",有消瘀散结、开痰利气之效。

②瘅黄：即热盛黄疸。

③瘜肉：即息肉。人体组织表面多生的赘生物。

④阴瘴黄及急黄：阴瘴黄，中医病名，即阴黄，黄疸病之一。《诸病源候论》载作"阳气伏，阴气盛，热毒加之。故但身面色黄，头痛而不发热，名为阴黄"。后世所指阴黄，多因阳黄迁延日久，证见身目萎黄晦黯，胃弱腹胀，神疲乏力，胁肋隐痛等。今慢性肝炎中常见此证。急黄，指急性黄疸，证见高热烦渴，小便黄赤，突然面目全身发黄，或者很快死亡后才出现黄疸。是肝细胞广泛坏死或者肝功能急速破坏的一种重症表现。

[译文]

性寒。

能止渴，补益气机，消除烦热。多食使人阴部瘙痒潮湿，生疮。

又，能引发黄疸病，引动旧有的冷病，患症瘕的病人不可吃甜瓜。如果吃得太过饱胀，可把身体浸泡在水里，腹胀就会自行消去。

食疗本草

甜瓜蒂：主治身体面部四肢的浮肿，杀蛊毒，消鼻中的息肉，治阴黄和急黄。

又，生甜瓜叶：捣取汁液，治患者头上不长毛发。外涂可使头发萌生。

按经：过量食用使人瘦弱疲乏，四肢无力。甜瓜子性热，能补益脾胃，对人体有益。甜瓜肉能止渴，利小便，疏通三焦的壅塞之气。

又方，甜瓜蒂七个，丁香七枚，小豆七粒，一起捣为末，吹进大约黑豆大的粉末在鼻腔中，一会儿就可使鼻腔壅气消散，流出黄色脓汁而病愈。

又，甜瓜能补中，治跌打损伤骨折，碾成末用酒调服能消除瘀血，治疗小孩疳疾。《龙鱼河图》记载：甜瓜有两个瓜蒂者能毒死人；会沉入水中的甜瓜能毒死人。吃瓜过饱腹胀，可吃些盐，腹中的瓜会化成水。

性寒，有毒。能止消渴，除烦热。多吃能使人阴部湿痒生疮。能引发旧有的冷病，引发虚热，使腹泻。又，能使人疲乏虚弱，手脚无力。少量食用能止消渴，利小便，疏通三焦的壅塞之气。还主治口鼻生疮。

甜瓜叶：主治人不生头发，捣出汁来外涂头部头发就能萌生。

胡 瓜[①]

寒。

不可多食，动风及寒热。又发疰疟[②]，兼积瘀血。

案：多食令人虚热上气，生百病，消人阴，发疮疥，及发痃气[③]，及脚气，损血脉。天行后不可食，必再发。

小儿食，发痢，滑中，生疳虫。

又，不可和酪食之，必再发。

又，捣根傅胡刺毒肿[④]，甚良。

叶：味苦，平，小毒。主小儿闪癖[⑤]：一岁服一叶，已上斟酌与之。生挼绞汁服，得吐、下。

其实：味甘，寒，有毒。不可多食，动寒热，多疟病，积瘀热，发痓气，令人虚热上逆，少气，发百病及疮疥，损阴血脉气，发脚气,天行后不可食。小儿切忌,滑中,生痸虫。不与醋同食。北人亦呼为黄瓜,为石勒讳,因而不改。

[注释]

①胡瓜:即黄瓜,为葫芦科植物黄瓜。常用菜蔬,可生食。有除热、利水、解毒之效。

②痁(shān)疟:痁即疟,痁疟即疟疾。一说痁为热无寒之疟。

③痃(xuán)气:脐旁气块。泛指生于腹腔内弦索状的痞块。后世以痃病为脐旁两侧像条索状的块状物。也有将两胁弦急,胁肋胀痛为痃气者。

④胡刺毒肿:即狐刺毒肿。《诸病源候论》认为是野狐在植物棘刺上撒了尿,人手指足趾被刺伤之后,引起局部红肿热痛。《千金翼方》则认为:"凡诸螳螂之类,盛暑之时,多有孕育。游诸物上,必有精汁。其汁干久则有毒。人手触之,不疑之间,则成其疾,故曰狐尿刺。日夜熔痛,不识眠睡。"上二说病因稍异,但均为肢端无名毒肿。

⑤小儿闪癖:中医病名。证见小孩头发竖立,发黄,全身瘦弱,或易生瘰疬,或痢疾时下时停。

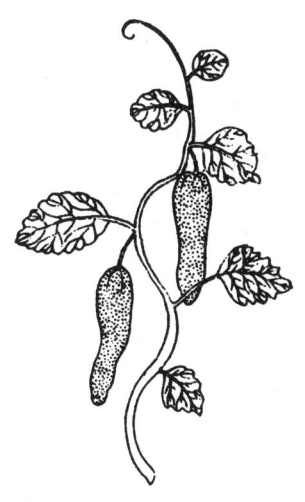

胡瓜

[译文]

性寒。

不可多食，能引发风气和寒热诸病。又能引发痁疟，还会使瘀血积聚。

按：多吃会使人虚热，气滞，生各种疾病，消损性功能，引发疮疥、痎疟、脚气病，损弱血脉。患流行病后不要吃，一定会再发。

小儿吃了，会患痢疾，使中焦滑泻，生疳虫病。

又，不可与乳酪一起吃，吃了必发旧病。

又，胡瓜根捣碎外敷胡刺毒肿，效果很好。

胡瓜叶：味苦，性平，有小毒。治小孩闪癖：一岁的服一片叶，一岁以上的按具体情况决定用量。用新鲜叶片揉搓后绞出汁服用，能呕吐出来，病根就消了。

胡瓜果实：味甘，性寒，有毒。不可多吃，能引发寒热病症，常使人患疟病，使瘀热积聚，引发痓气，使人虚热，气上逆，气短。会引发各种疾病及疮疥，损害人的性功能和血脉气机，引发脚气病。患流行病之后不可吃。小孩特别忌讳吃，吃了易滑中腹泻，生疳虫。不要与醋一起吃。北方人也称它为黄瓜，是因为避石勒（为胡人）的讳，以后沿袭没有再改称。

越　瓜①

寒。

右主利阴阳，益肠胃，止烦渴，不可久食，发痢。

案：此物动风。虽止渴，能发诸疮。令人虚，脚弱，虚不能行立。小儿夏月不可与食，成痢，发虫。令人腰脚冷，脐下痛。

患时疾后不可食。

不得和牛乳及酪食之。

又，不可空腹和醋食之，令人心痛。

[注释]

①越瓜：又名菜瓜、稍瓜。为葫芦科植物越瓜。为南方夏季主要菜蔬之

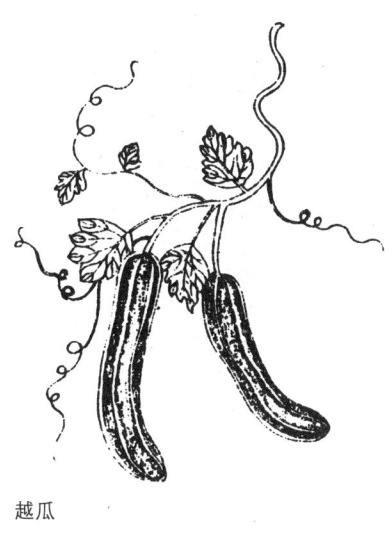

越瓜

一，生食也可。有利小便、解热毒之效。

[译文]

性寒。

能调和阴阳，补益肠胃，止烦渴。不可常食，会患痢疾。

按：这种东西会引发风气。虽然能止消渴，但也能引发各种疮。会使人体虚，腿脚虚弱不能站立行走。小孩夏天不要给他吃，会患上痢疾，腹中生虫。会使人腰部腿发冷，肚脐下疼痛。

患季节性流行病后，不要吃它。

不要和牛奶及乳酪一起吃。

又，不要空腹时与醋一起吃，会使人心口疼。

芥[①]

主咳逆，下气，明目，去头面风。大叶者良。煮食之亦动气，犹胜诸菜。生食发丹石，不可多食。

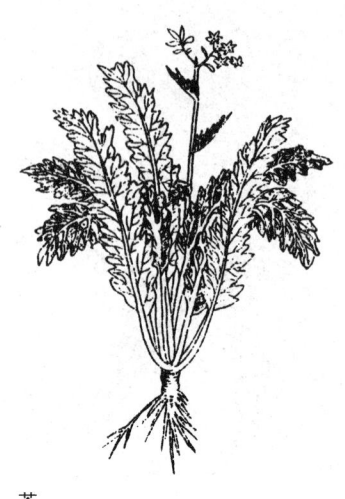

芥

其子：微熬研之，作酱香美，有辛气，能通利五藏。

其叶不可多食。又，细叶有毛者杀人。

[注释]

①芥：为十字花科植物芥菜。茎叶可作蔬菜。种子名"白芥子"，有宣肺豁痰、温中利气之效。

[译文]

治疗咳嗽气逆，能下气、明目、驱散头面部风邪。大叶品种比较好。煮熟食用也会动气，但还是要强过其他蔬菜。生吃会引发丹石药毒，不可多吃。

芥菜子：微熬后研碎，制成酱，味道香美，有辛辣气味，能通顺调养五脏。

芥叶不可多吃。又，叶小而有绒毛的品种，会毒死人。

萝卜①（莱菔）

冷。

利五藏，轻身益气。

根：消食下气。甚利关节，除五藏中风，练五藏中恶气。服之令人白净肌细。

[注释]

①萝卜：为十字花科植物莱菔。根茎有消积滞、化痰热、下气定喘、宽中、解毒之效。种子名莱菔子，有下气定喘、消食化痰之效。

[译文]

性冷。

能调养五脏，轻健身体，补益气机。

萝卜根：能消化饮食，助下气。很能疏通关节，能驱除五脏中的风邪，消散五脏中能致病的恶邪之气。常吃萝卜能使人肌肤细嫩白净。

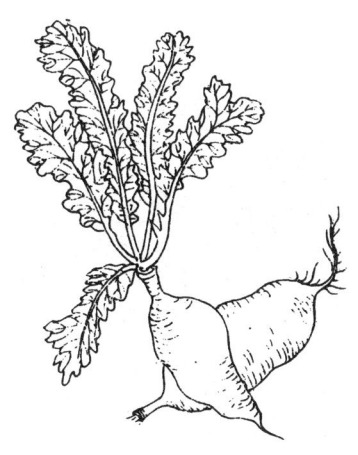

萝卜

食疗本草　303

菘　菜[①]

温。

治消渴。又发诸风冷。腹中冷病者不服。有热者服之，亦不发病，即明其菜性冷。《本草》云"温"，未解。

又，消食，亦少下气。

九英菘，出河西[②]，叶极大，根亦粗长。和羊肉甚美。常食之，都不见发病。其冬月作菹，煮作羹食之，能消宿食，下气，治嗽。诸家商略，性冷，非温。恐误也。

又，北无菘菜，南无芜菁。其蔓菁子，细；菜子，粗也。

[注释]

①菘菜：又名白菜，为十字花科植物青菜的幼株。有解热除烦、通利肠胃之效。

②河西：今甘肃河西走廊一带。位置在黄河上游干流以西。

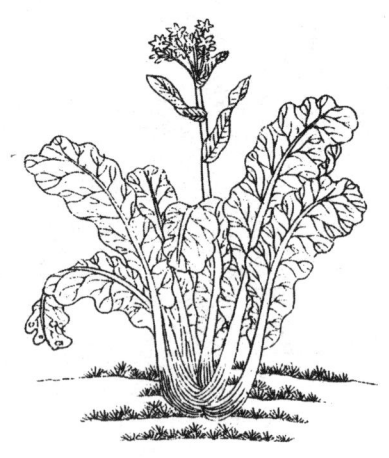

菘菜

[译文]

性温。

能治消渴。能引发各种风冷疾病。腹中有冷病的人不要吃。体内有热的人吃了,不会引发疾病,这说明菘菜性冷。《本草》记载它性温,难以理解。又,菘菜有助于消化食物,也稍有下气作用。

九英菘出产在河西,叶片极大,根也粗长。与羊肉一起烹煮,味道很好。经常食用,也都不见引发什么疾病。冬天把它制成腌菜,煮成羹汤食用,能消化胃中积食,又能下气,治疗咳嗽。许多医家认为菘菜性冷,不是温性,说它性温怕是有误。

又,北方没有菘菜,南方没有芜菁。蔓菁的种子细小,菘菜的种子颗粒较大。

荏 子①

主咳逆,下气。其叶性温。用时捣之。治男子阴肿,生捣和醋封之。女人绵裹内,三四易。

谨按:子:压作油用,亦少破气。多食发心闷。温。补中益气,

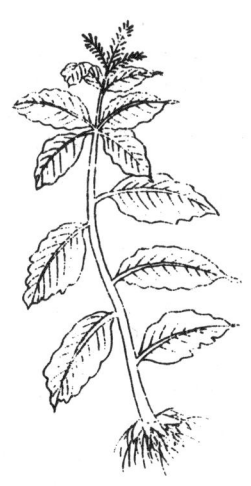

荏子

通血脉，填精髓。可蒸令熟，烈日干之，当口开，舂取米食之，亦可休粮。生食，止渴、润肺。

[注释]

①荏子：一名白苏。为唇形科植物白苏。全草含挥发油。白苏子（荏子）有下气消痰、润肺宽肠之效。白苏叶有解表散寒、理气调脾之效。

[译文]

主治咳嗽气逆，能下气。荏子叶性温，用时捣烂。治疗男子阴囊肿痛，新鲜荏叶捣烂，用醋调和涂封在患部。妇科病用绵包裹后放入女阴，需要换三四次药。

谨按：荏子：榨出油服用，也稍有破气的作用。吃多了会使人心口胀闷。性温，能补脾胃益气力，疏通血脉，填补精髓。可蒸熟，在烈日下晒干，让外壳裂开口，舂出仁食用，可供休粮用。荏子生吃，能止消渴，润肺。

龙 葵①

主丁肿。患火丹疮②，和土杵傅之尤良。

其子疗甚妙。其赤珠者名龙珠，久服变发，长黑。令人不老。

其味苦，皆接去汁食之。

[注释]

①龙葵：为茄科植物龙葵。有清热解毒、活血消肿之效。其浆果即龙葵子。

②火丹疮：丹毒的一种。由肺经热盛，入于荣血，蕴蒸肤腠而成。证见皮肤灼热红赤，微肿疼痛。重者其上有丘疹，或感染成脓包。

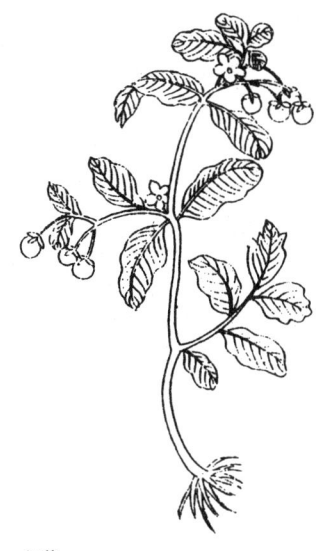

龙葵

[译文]

主治疔肿。患火丹疮，龙葵和上泥土用杵捣碎后外敷，效果尤其好。

龙葵子疗效也很好。果实红色的名"龙珠"。长期服用能改变头发颜色，使之变长而黑，能使人不易衰老。

龙葵味苦，都是揉搓去汁液后再食用。

苜　蓿①

患疸黄人，取根生捣，绞汁服之良。

又，利五藏，轻身；洗去脾胃间邪气，诸恶热毒。少食好，多食当冷气入筋中，即瘦人。亦能轻身健人，更无诸益。

彼处人采根作土黄耆也。

又，安中，利五藏，煮和酱食之。作羹亦得。

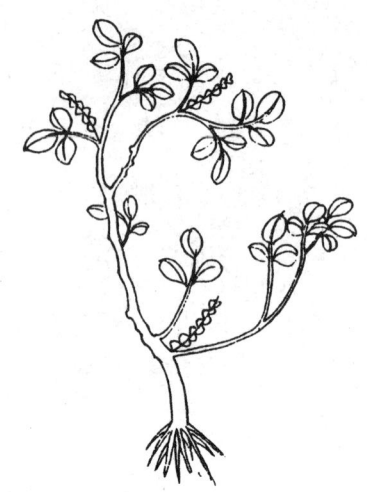

苜蓿

[注释]

①苜蓿：为豆科植物紫苜蓿或南苜蓿的全草。有清利脾胃、利大小肠、下膀胱结石之效。苜蓿根又名土黄芪，有清湿热、利尿之效。

[译文]

黄疸病人，用新鲜苜蓿根捣烂，绞出汁来服用，效果很好。

又，有益五脏，轻健身体。能清除脾胃间的邪气和治疗各种恶邪热毒。少吃为好，多食会使冷气侵入筋脉，使人消瘦。也能使人身体轻捷、健康，此外就没有别的益处了。

苜蓿产地有人采苜蓿根用作"土黄芪"。

又，苜蓿能安定脾胃，调理五脏。可煮熟加酱吃。做成羹汤也可以。

荠①

补五藏不足。叶：动气。

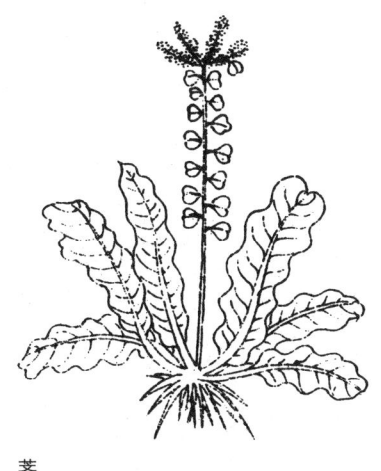

荠

荠子：入治眼方中用。不与面同食。令人背闷。服丹石人不可食。

[注释]

①荠：为十字花科植物荠菜。嫩苗味鲜可食。有和脾、利水、止血、明目之效。

[译文]

能补益五脏不足。荠菜叶：会引发气病。

荠菜子：可入治眼病的药方使用。不要与面粉一起吃，会使人背部胀闷。服丹石药的人不能吃。

蕨①

寒。

补五藏不足。气壅经络筋骨间，毒气。令人脚弱不能行。消阳

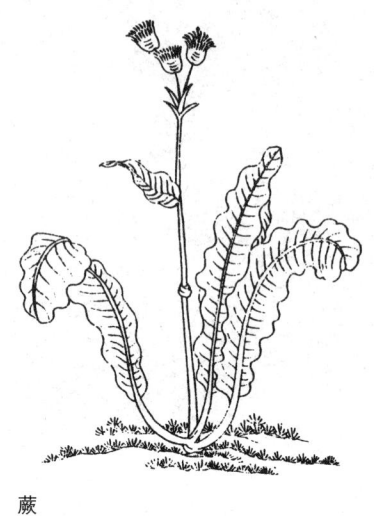

蕨

事，缩玉茎。多食令人发落，鼻塞，目暗。小儿不可食之，立行不得也。

又，冷气人食之，多腹胀。

[注释]

①蕨：为凤尾蕨科植物蕨。嫩苗如拳状，鲜嫩可食。蕨菜有清热、滑肠、降气、化痰之效。蕨根粉有清热、利湿之效。

[译文]

性寒。

能补五脏不足，治壅堵在经络筋骨之间的滞气，消毒气。会使人脚软不能行走，削弱男子性功能，使阴茎萎缩。常食用会使人脱发，鼻塞不通，视力减弱。小孩不能吃蕨菜，会使腿脚无力，不能站立和行走。

又，体内有冷气的人吃蕨菜，多会引起腹胀。

翘摇①（小巢菜）

疗五种黄病：生捣汁，服一升，日二，瘥。

甚益人，和五藏，明耳目，去热风，令人轻健。长食不厌，煮熟吃，佳。若生吃，令人吐水。

[注释]

①翘摇：又名元修菜、野蚕豆、小巢菜、漂摇草、小野麻豌豆。为豆科植物硬毛果野豌豆的全草。嫩茎叶味美可食。有解表利湿退黄、活血止血生肌之效。

[译文]

治疗五种黄疸病：新鲜翘摇捣烂取汁，每次服一升，一日两次，可以治愈。

对人体很有益处，能调和五脏，增强听力视力，消散风热，使人身体轻捷健壮。长吃不会让人厌腻，煮熟吃为好。如果生吃会使人吐水。

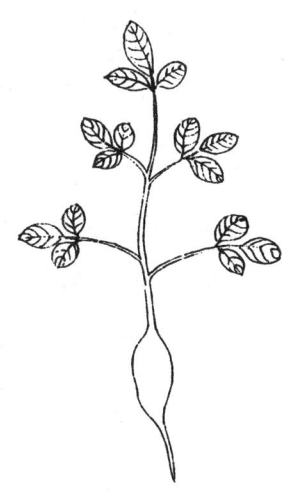

翘摇

蓼子[①]（蓼实）

多食令人吐水。亦通五藏拥气，损阳气[②]。

[注释]

①蓼子：为蓼科植物水蓼的果实。有温中利水、破瘀散结之效。
②阳气：人体器官组织的活力。

[译文]

多吃会使人吐水。能疏通五脏间的壅滞之气，会损耗阳气。

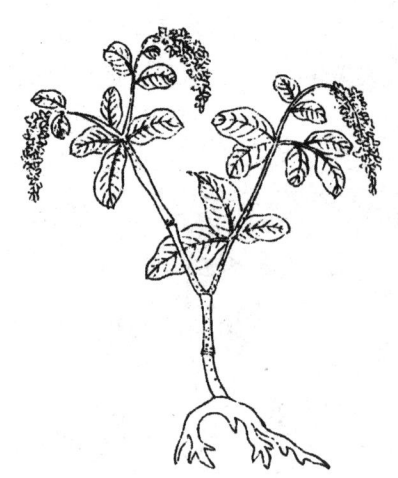

蓼子

葱①

温。

叶：温。白：平。主伤寒壮热、出汗；中风，面目浮肿，骨节头疼，损发鬓。

葱白及须：平。通气，主伤寒头痛。

又，治疮中有风水，肿疼，秘涩：取青叶同干姜、黄檗相和，煮作汤，浸洗之，立愈。

冬葱最善，宜冬月食，不宜多。只可和五味用之。虚人患气者，多食发气，上冲人，五藏闭绝，虚人胃。开骨节，出汗，故温尔。

少食则得，可作汤饮。不得多食，恐拔气上冲人，五藏闷绝。切不可与蜜相和，食之促人气，杀人。

又，止血衄②，利小便。

[注释]

①葱：为百合科植物葱。常用调味作料。叶有祛风发汗、解毒消肿之

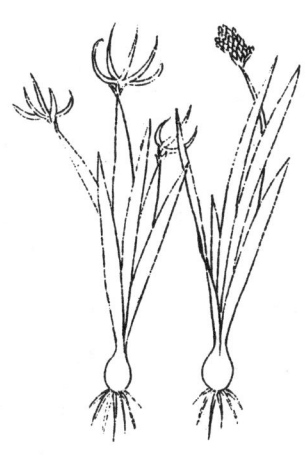

葱

效;葱白有发表、通阳、解毒之效。

②血衄(nǜ):鼻出血。

[译文]

性温。

葱叶:性温。葱白:性平。主治外感寒邪引起的高烧、出汗;也治感染风邪引起的面目浮肿、肢节和头部疼痛。会损害头发和鬓发(引起脱发)。

葱白和葱根须:性平。能疏通气机,治外感寒邪引起的头痛。

又,治疗疮疡感染风邪水毒而肿胀疼痛,疮面闭塞不拔脓:可用葱的青叶,加干姜、黄檗一起煮成汤,浸泡洗浴疮面,很快就可获愈。

冬季收获的葱最好,适合冬天食用。不宜多吃,只适合加上各种调料来吃。身体虚弱的人患有气病的,多吃葱会引起气病发作,逆气上冲,使五脏闭闷,胃气虚弱。能疏通骨节,使人出汗,所以说它性温。

少量吃很相宜,可做成汤饮用。不可多吃,恐怕会提拔气机上冲,使五脏功能闷塞闭绝。切忌不要和蜂蜜调和食用,会使人呼吸急促,甚至丧命。

又,能止鼻血,通小便。

韭①

冷气人,可煮,长服之。

热病后十日,不可食热韭,食之即发困。

又,胸痹②,心中急痛如锥刺,不得俯仰,白汗③出;或痛彻背上,不治或至死:可取生韭或根五斤,洗,捣汁灌少许,即吐胸中恶血。

亦可作菹,空心食之,甚验。此物炸④熟,以盐、醋空心吃一楪,可十顿已上。甚治胸膈咽⑤气,利胸膈,甚验。

初生孩子,可捣根汁灌之,即吐出胸中恶血,永无诸病。

五月勿食韭。若值时馑⑥之年,可与米同功。种之一亩,可供十口食。

[注释]

①韭：为百合科植物韭。其叶、种子、根及鳞茎均可入药。韭叶，有温中、行气、散血、解毒之效。韭子，有补肝肾、暖腰膝、壮阳固精之效。

②胸痹：中医病名。胸部闷痛，甚则胸痛彻背，气短、喘息，不能平卧等，多由痰浊、瘀血等阴邪凝结于心胸，引起气机、脉络不通引起。

③白汗：又名蓇汗，中医指里受邪实，表虚汗出的症状。

④炸：将食物在滚油或沸水里弄熟。此处应指开水煮熟。

⑤咽（yè）：阻塞。

⑥馑（jǐn）：荒年。

[译文]

患冷气的人，可以煮熟了吃，长期食用。

患热病后十天之内，不可吃热韭菜。吃了会使人身体困重。

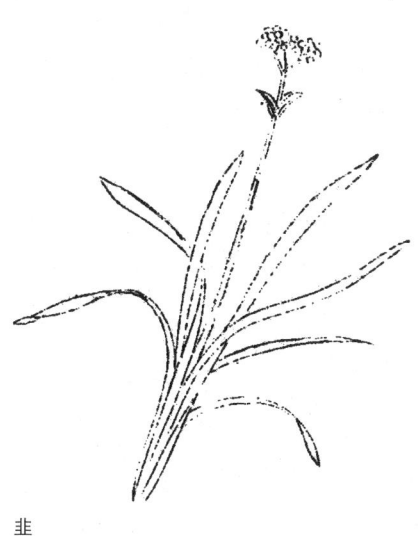

韭

又，患胸痹，心口拘急疼痛如锥刺一样，身体不能俯仰，出白汗；或者心痛牵连到背部，若不治疗可能会致死：可用鲜韭菜或韭菜根五斤，洗净捣取汁液，灌服少许，就会吐出胸中致病的瘀血。

也可做成腌菜，空腹吃下，很有效验。韭菜用滚水焯熟，加盐、醋，空腹时吃一碟，连吃十顿以上，很能除去胸膈中阻塞的气机，疏通胸膈，很灵验。

刚出生的孩子，用韭菜根捣出的汁液灌给他，就会吐出胸中的坏血，永远不会生各种疾病。

五月不要吃韭菜。如果遇上荒年，可跟米一样作粮食吃。种一亩韭菜，可以供十口人吃。

薤①

轻身耐老。疗金疮，生肌肉：生捣薤白，以火封之，更以火就炙②，令热气彻疮中，干则易之。

疗诸疮中风水肿，生捣，热涂上，或煮之。

白色者最好。虽有辛气，不荤人五藏。

又，发热病，不宜多食。三月勿食生者。

又，治寒热，去水气，温中，散结气：可作羹。

心腹胀满，可作宿菹，空腹食之。

又，治女人赤白带下。

学道人长服之，可通神灵，甚安魂魄，益气，续筋力。

骨髓在咽不去者，食之即下。

[注释]

①薤（xiè）：又名藠头、薤白、小根蒜。为百合科植物小根蒜或薤的鳞茎，可食。有通阳散结、理气宽胸之效。

②以火封之，更以火就炙：用火加热后封在疮上，并用火靠近熏烤。

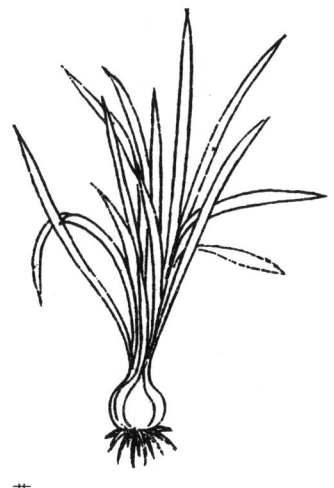

薤

[译文]

能使人身体轻捷,抗衰老。治疗金刃创伤,促进肌肉生长:新鲜薤白捣烂,用火烤热后封在疮口上,再用火靠近熏烤,让热气深入穿透到疮口中。薤白干了再换新的。

治疗各种疮疡感染风邪水毒而肿胀,用新鲜薤白捣烂,加热后涂在疮口上。或者将薤白煮烂也可以。

白色的薤质量最好。虽然有辛辣的气味,但不扰乱人的五脏。

又,薤会引发热性疾病,不宜多吃。三月不要吃生薤。

又,能治恶寒发热,除水液壅积的疾病,温暖脾胃,疏散结气,可做成羹汤服下。

治疗心腹部胀满,可制成隔夜的腌菜,空腹吃下。

又,能治疗妇女赤白带下。

学道术的人长期服用,可与神灵相通,很能安定魂魄,益气,增续筋力。

骨头卡在喉咙里,没法取出的,吃了薤白就能咽下。

荆芥①（假苏）

温。

辟邪气，除劳，传送五藏不足气，助脾胃。多食熏人五藏神。通利血脉，发汗，动渴疾。

又，杵为末，醋和封风毒肿上。

患丁肿，荆芥一把，水五升，煮取二升，冷，分二服。

荆芥一名菥蓂。

[注释]

①荆芥：一名假苏。为唇形科植物荆芥。主含挥发油。入药茎、穗分开，有荆芥、荆芥穗之分。有发表、祛风、凉血之效。

[译文]

性温。

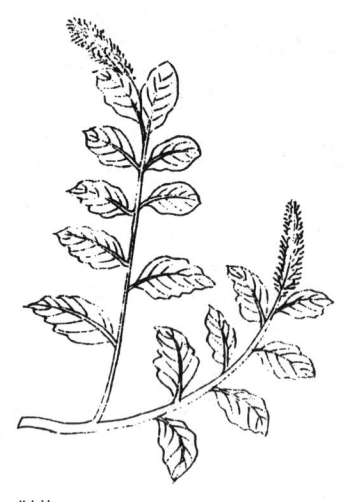

荆芥

能避病邪，消除虚劳，激活五脏不足的气机，健脾胃。过量食用会刺激扰乱人的五脏功能。能疏通血脉，发汗，引发消渴病。

又，可将荆芥捣成末，用醋调和，封盖在风毒疮肿上进行治疗。

患疗疮，用荆芥一把，加水五升，煮取两升，放冷后分两次服用。

荆芥，一名"菥蓂"。

莙 菜①

又，捣汁与时疾②人服，瘥。

子：煮半生，捣取汁，含，治小儿热。

[注释]

①莙菜：即藜科植物叶用甜菜，又名莙荙菜，幼苗和叶片可食。性凉味甘，有清热解毒、行瘀止血的作用。

②时疾：即时病，时令病。指一些季节性多发病，如夏天的中暑、痢疾，秋天的疟疾、秋燥等。

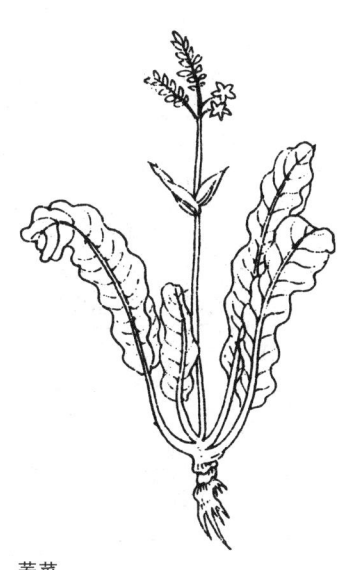

莙菜

[译文]

又,捣烂取汁,给患时疾的人服下,可以痊愈。

蕹菜子:煮到半熟,捣烂取汁,含在嘴里,能治小孩发热。

紫 苏①

除寒热,治冷气。

[注释]

①紫苏:为唇形科植物皱紫苏、尖紫苏。叶、茎(紫苏梗)、果实(紫苏子)均可入药。全草含挥发油。紫苏叶,有发表散寒、理气和营之效。梗有理气、舒郁、止痛、安胎之效。子有下气消痰、润肺宽胸之效。

[译文]

能消除恶寒发热,治冷气病。

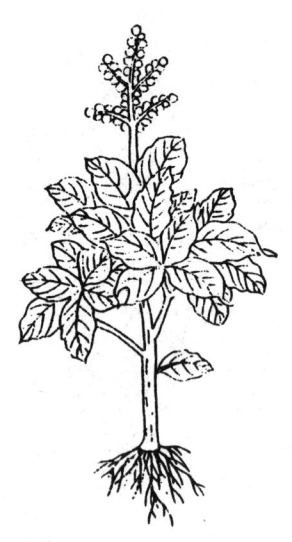

紫苏

鸡苏①（水苏）

一名水苏。熟捣生叶，绵裹塞耳，疗聋。

又，头风目眩者，以清酒煮汁一升服。产后中风，服之弥佳。

可烧作灰汁及以煮汁洗头，令发香，白屑不生。

又，收讫酿酒及渍酒，常服之佳。

[注释]

①鸡苏：即水苏，又名龙脑薄荷、芥蒩、香苏。为唇形科植物水苏的全草。含挥发油。有疏风理气、止血、清热解毒之效。

[译文]

一名水苏。新鲜鸡苏叶捣烂，用绵包裹塞进耳道，能治耳聋。

又，患头风而眩晕的人，可用清酒煮鸡苏汁一升服用。妇女产后感染风邪，服用它效果更好。

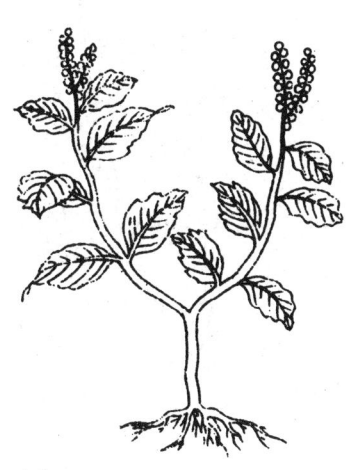

鸡苏

可将鸡苏烧成灰，用水淋取汁液，或用鸡苏煮水洗头发，可使头发生香，不生白色的头皮屑。

又，收获鸡苏后，用它酿酒或泡酒，常喝有好处。

香菜①（香薷）

温。

又云香戎。去热风。生菜中食，不可多食。

卒转筋，可煮汁顿服半升，止。

又，干末止鼻衄，以水服之。

[注释]

①香菜：为唇形科植物香薷和华荠苧的全草。含挥发油。有发汗解表、化湿利水之效。

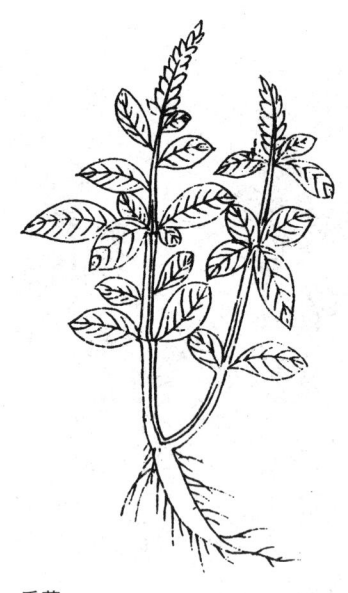

香菜

[译文]

性温。

又名香茙。能去风热。新鲜的香菜好吃,但不可多吃。

突然抽筋的,可用香菜煮汁半升,一顿服下,就可止住。

又,干香菜末,能止鼻出血,用水送服。

薄 荷①

平。

解劳。与薤相宜。发汗,通利关节。杵汁服,去心藏风热。

[注释]

①薄荷:为唇形科植物薄荷或家薄荷。叶中主含挥发油。有疏散风热、清利头目、透疹之效。

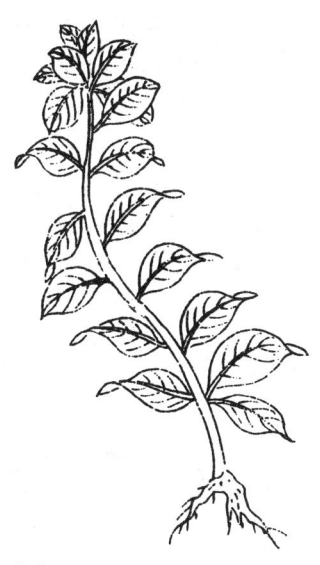

薄荷

[译文]

性平。

能治虚劳。与薤搭配食用很相宜。能发汗，疏通关节。捣取汁服用，能去除心脏风热。

秦荻梨①

于生菜中最香美，甚破气。

又，末之，和酒服，疗卒心痛，悒悒②，塞满气。

又，子：末以和醋封肿气，日三易。

[注释]

①秦荻梨：所指不明。《证类本草》卷二十八载："味辛，温，无毒。主心腹冷胀，下气，消食。人所啖者，生下湿地，所在有之……陈藏器云：五辛菜，味辛，温，岁朝食之去恶气。"按：今蒌蒿，又名芦蒿、藜蒿等，菊科蒿属植物，好生林缘水边湿地，全国分布甚广，植株具辛香气味，耐寒，初春萌芽早，嫩茎秆可生食，味鲜美，有利膈、开胃、行水、解毒之效，可治胃气虚弱、纳呆等证，民间犹有春日食之消寒气之说，似即此物。

②悒悒：忧郁，愁闷。

[译文]

在生食蔬菜中，它的味道最香美，很能破滞气。

又，秦荻梨研成末，以酒调和服用，可治疗突发的心口痛，心情抑郁，胀气满闷。

又，秦荻梨子：可研成末，用醋调和后封涂肿块，一天换三次药。

瓠　子①

冷。

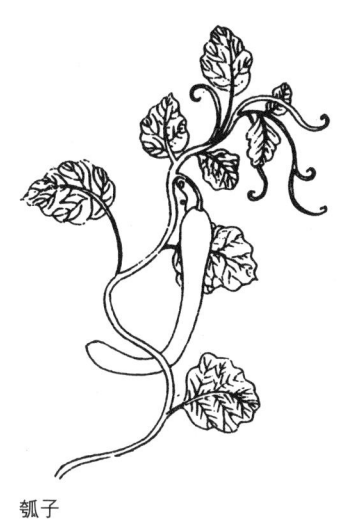

瓠子

右主治消渴。患恶疮，患脚气虚肿者，不得食之，加甚。

案经：治热风，及服丹石人始可食之。除此，一切人不可食也。患冷气人食之，加甚。又发痼疾。

[注释]

①瓠（hù）子：为葫芦科植物瓠子。常见菜蔬。有利水、清热、止渴、除烦之效。

[译文]

性冷。

主治消渴。患有恶疮，或患有脚气病浮肿的，不可吃瓠子，会加重病情。

按经：主治风热。服丹石药的人方可以吃它。除此以外，一切人都不宜食用。患冷气病的人食用，病情会加重。又能引发顽固性旧疾。

大蒜①（葫）

热。

除风，杀虫、毒气。

久服损眼伤肝。

治蛇咬疮，取蒜去皮一升，捣以小便一升，煮三四沸，适②人即入渍损处，从夕至暮。初被咬未肿，速嚼蒜封之，六七易。

又，蒜一升去皮，以乳二升，煮使烂。空腹顿服之，随后饭压之。明日依前进服，下一切冷毒风气。

又，独头者一枚，和雄黄、杏人研为丸，空腹饮下三丸，静坐少时，患鬼气③者，当汗出即瘥。

[注释]

①大蒜：为百合科植物大蒜。别名葫，荤菜。常用调味品，含挥发油。有健胃、驱风、镇静、镇咳、祛痰、强壮等效。

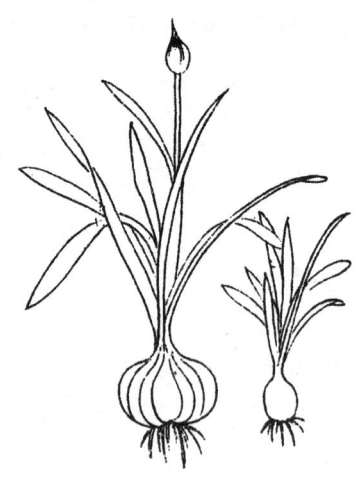

大蒜

②适：底本作"通"。今依意改。

③鬼气：感染鬼怪邪气的疾患，多有精神恍惚一类的症状。

[译文]

性热。

能除风邪，杀虫，解毒。

长期服用会损害眼睛和肝脏。治蛇咬伤，用剥去外皮的大蒜一升，加入小便一升捣烂，煮三四滚，晾到温度适宜后，把伤口放入浸渍，从下午到晚上不停。刚被蛇咬，伤口还没有肿起来的，可迅速用蒜嚼碎封住伤口，一日换六七遍。

又，用蒜头一升剥去皮，加乳汁二升煮烂。空腹一顿服下，随后吃饭压住药气。第二天再依前法服用，可消除一切冷邪毒邪风邪等。

又，独头蒜一颗，加入雄黄、杏仁，研碎制成药丸。空腹用米汤送服三丸，静坐一会儿，患鬼气病的人等汗发出来就可病愈。

小 蒜①

主霍乱，消谷，治胃温中，除邪气。五月五日采者上。

又，去诸虫毒、丁肿、毒疮，甚良。不可常食。

[注释]

①小蒜：为百合科植物小蒜。与大蒜形似，细小如薤，单个鳞球。功效同大蒜。

[译文]

主治霍乱吐泻，助消化，健胃温中，能驱除病邪。五月五日采的小蒜药效最好。

又，能治疗各种虫毒、疔肿、毒疮，效果很好。不可常吃。

胡 葱[①]

平。

主消谷,能食。久食之,令人多忘。根:发痼疾。

又,食著诸毒肉,吐血不止,痿黄悴者:取子一升洗,煮使破,取汁停冷。服半升,日一服,夜一服,血定止。

又,患胡臭[②]、䘌齿人不可食,转极甚。

谨按:利五藏不足气,亦伤绝血脉气。多食损神,此是熏物耳。

[注释]

①胡葱:为百合科植物胡葱。有温中消谷、下气杀虫之效。

②胡臭:中医病名。又名狐臭、腋气。为湿热内郁或遗传所致。证见腋下汗液有特殊臭味,其他如乳晕、脐部、外阴、肛周也可发生。

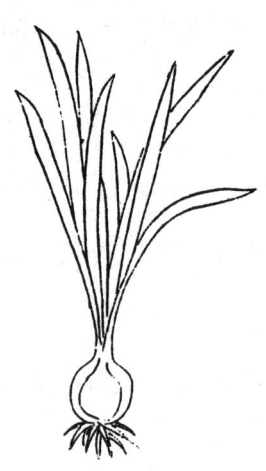

胡葱

[译文]

性平。

能帮助消化五谷，使人多吃饭。长期吃胡葱，易使人健忘。胡葱根：会引发顽固的旧疾。

又，吃到各种有毒的肉类，吐血不止、面色萎黄憔悴的病人，可用胡葱子一升洗净，煮到外壳开裂。取其汤汁放冷，一次服半升，白天服一次，晚上服一次。出血止住后停药。

又，患有胡臭、龋齿的病人不可吃胡葱，会使病情变得特别严重。

谨按：能补益五脏不足之气。也会损伤耗竭人的血脉气机。多吃会损伤神志，因为这是有刺激性的食物。

莼　菜①

和鲫鱼作羹，下气止呕。多食动痔。虽冷而补。热食之，亦拥气不下。甚损人胃及齿，不可多食，令人颜色恶。

又，不宜和醋食之，令人骨痿。少食，补大小肠虚气；久食损毛发。

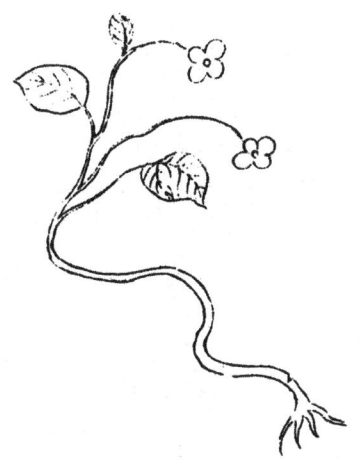

莼菜

[注释]

①莼菜：为睡莲科植物莼菜。嫩时柔滑可作蔬菜。有止呕、止泻痢、消炎解毒之效。

[译文]

与鲫鱼一起做成羹汤，能下气止呕。多吃会引发痔疮。虽然性冷，但能补益。趁热吃下，也会使胃气壅塞不往下行。很能损伤人的胃和牙齿，不可多吃，会使人气色不好。

又，不宜用醋调和吃，会使人骨骼萎缩。少量食用，能增补大小肠的功能；长期食用会损伤毛发。

水 芹①

寒。

食之养神益力，令人肥健。杀石药毒。

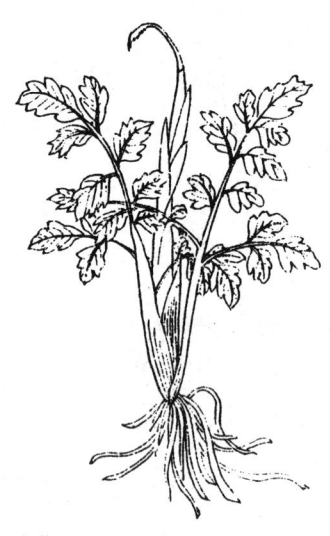

水芹

置酒酱中香美。

于醋中食之,损人齿,黑色。

生黑滑地,名曰"水芹",食之不如高田②者宜人。余田中皆诸虫子在其叶下,视之不见,食之与人为患。高田者名"白芹"。

[注释]

①水芹:为伞形科植物水芹。含挥发油。有清热、利尿之效。
②高田:起高垄进行种植的田地。

[译文]

性寒。

吃了能养精神,益气力,使人肥壮健康。能消除丹石药的毒性。

把水芹在酒、酱中调和,味道香美。加入醋食用,会损伤人的牙齿,使变黑色。

生长在水湿的黑土地上的,名叫"水芹"。不如生长在高田中的对人有好处。其他田中生长的水芹,都有许多虫子藏在它的叶片下,人眼看不见,吃了对人有害。高田出产的芹菜名叫"白芹"。

马齿苋①

延年益寿,明目。

又,主马毒疮,以水煮,冷服一升,并涂疮上。

患湿癣②、白秃③,取马齿膏涂之。若烧灰傅之亦良。

作膏:主三十六种风,可取马齿一硕,水可二硕,蜡三两,煎之成膏。

治疳痢及一切风,傅杖疮良。

及煮一碗,和盐、醋等空腹食之,少时当出尽白虫矣。

又可细切煮粥,止痢,治腹痛。

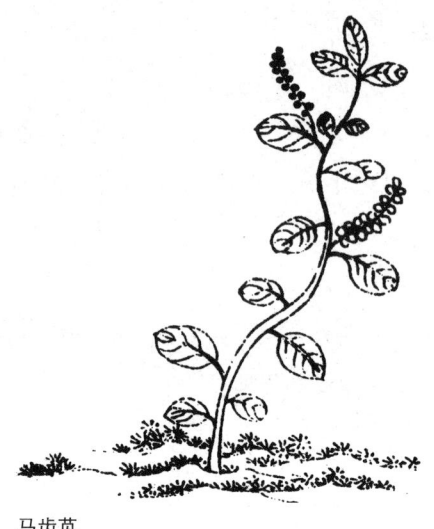

马齿苋

[注释]

①马齿苋：为马齿苋科植物马齿苋。有清热解毒、散血消肿之效。

②湿癣：中医病名。患处皮肤潮红、糜烂、瘙痒不止，搔破后滋水淋漓，且不断扩展。皮内像有小虫爬行似的。多由风湿热邪侵犯肌表所致。相当于今急性湿疹、皮炎之类的皮肤病。

③白秃：中医病名。头皮生白痂，头发脱落不生。多因脾胃湿热内蕴，上攻头皮所致。

[译文]

能延年益寿，增强视力。

又，治马毒疮，用水煮马齿苋，放冷灌服一升，并用其汤液外涂疮面。

患湿癣、白秃疮的，可用马齿苋膏涂抹。用马齿苋烧成灰外敷患处，效果也好。

做马齿苋膏：能治三十六种风病。可用马齿苋一石，水大约二石，蜡三两，煎制成膏。

能治疳痢及一切风病。外敷杖疮效果很好。

煮一碗马齿苋,用盐和醋调和,空腹吃下,一会儿就可排净寸白虫(绦虫)。

又,可把马齿苋切细煮成粥,能止痢疾,治腹痛。

落苏①(茄子)

平。

主寒热,五藏劳。不可多食。动气,亦发痼疾。熟者少食之,无畏。患冷人不可食,发痼疾。

又,根:主冻脚疮,煮汤浸之。

又,醋摩之,傅肿毒。

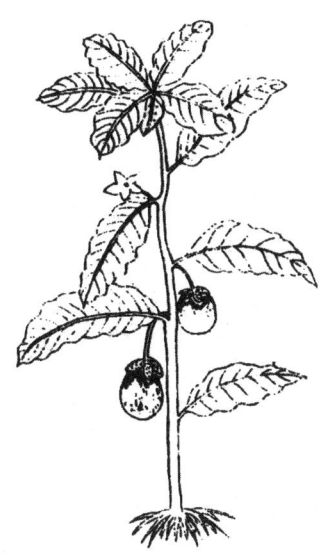

落苏

[注释]

①落苏：为茄科植物茄的果实。有清热、活血、止痛、消肿之效。"落苏"为吴语方言词，普遍通用于江浙以及福建及粤东南一带。传说在战国时期，吴王阖闾有个瘸腿的儿子，一天，瘸腿王子听到有人叫卖"茄子"，误以为叫卖"瘸子"，觉得受人嘲笑，请父王拿那人治罪。晚上吴王去书房睡觉，发觉妃子的孩子帽上的两个流苏，很像要落下来的茄子。他不禁心中一动：就把"茄子"改叫"落苏"吧！于是，他让手下发布告示，告知天下百姓：今后一律将"茄子"叫做"落苏"，一直流传到现在。

[译文]

性平。

治恶寒发热、五脏虚劳。不可多食，会引起气病，也能引发顽固不愈的旧病。做熟的少吃一点，没有什么关系。患冷气病的人不可食用，会引发久治不愈的旧疾。

又，落苏根：主治脚部冻疮，可煮落苏根浸泡患部。

又，加醋磨碎，外敷治肿毒。

蘩蒌①

不用令人长食之，恐血尽。或云：蘩蒌即藤也，又②恐白软草是。

又方，治隐轸疮③，捣蘩蒌封上。

煮作羹食之，甚益人。

温。作灰和盐，疗一切疮及风丹④遍身如枣大、痒痛者：捣封上，日五六易之。

亦可生食，煮作菜食之，益人，去脂膏毒气。

治一切恶疮，捣汁傅之，五月五日者验。

又，烧傅疳䘌。亦疗小儿赤白痢，可取汁一合，和蜜服之甚良。⑤

[注释]

①蘩蒌（fán lóu）：又名蔜、鹅肠菜、滋草，为石竹科植物繁缕的茎、叶，有活血去瘀、通乳催生之效。

②又：底本作"人"。《本草纲目》引此条为"诜曰：繁缕即藤也。又恐白软草是"，今依此改。

③隐轸疮：即风搔隐疹。皮肤表面出现风团，瘙痒剧烈，时隐时现。

④风丹：俗名风疹块，中医称瘾疹或发风丹。表现为时隐时现的边缘清楚的瘙痒性风团。即今荨麻疹。

⑤温。……和蜜服之甚良：此段文字底本在"（鸡肠草）"条下，与今鸡肠草即石胡荽功用有异，而与"鹅肠菜"即蘩蒌同，故今删去"鸡肠草"条目，正文并入"蘩蒌"条。

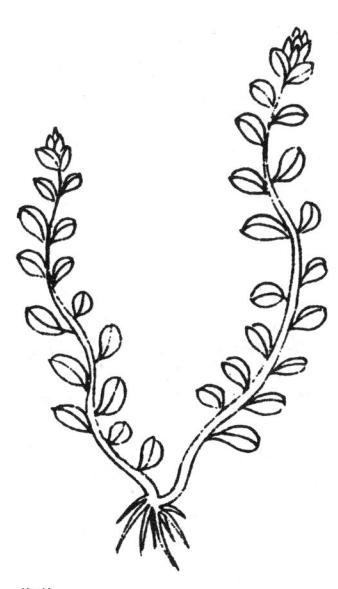

蘩蒌

[译文]

不要让人常吃蘩蒌,怕它会耗尽人的血气。有人说蘩蒌就是藤萝,还有人怀疑它就是白软草。

又,治隐疹疮,可用蘩蒌捣烂外敷。

煮成羹汤食用,对人体很有益处。

性温。鸡肠草烧成灰,用盐调和,可治疗各种疮及遍身起枣大的风团疙瘩,又痒又痛的:将鸡肠草捣烂封涂,一天换五六次药。

鸡肠草也可生吃。煮熟做菜吃,对人有益,能消除油脂肥肉的毒性。

治疗各种恶疮,用鸡肠草捣汁涂敷,五月五日采的效果很灵验。

又,烧成灰,可涂敷治疗痔瘘。也能治疗小儿赤白痢,可用蘩蒌汁一合,加蜂蜜调和服用,效果很好。

白 苣①

寒。

主补筋力。

利五藏,开胸膈拥塞气。通经脉,养筋骨,令人齿白净,聪明,少睡。可常常食之。有小冷气人食之,虽亦觉腹冷,终不损人。

又,产后不可食之,令人寒中②,少腹痛。

[注释]

①白苣:为菊科植物莴苣的栽培种。即叶淡绿、茎皮淡绿白色的白莴苣,茎、叶可食。有清热解毒、补筋骨、生津止渴、解酒毒之效。

②寒中:指邪在脾胃而成里寒的病证。证见脘腹疼痛,肠鸣腹泻等。

[译文]

性寒。

能强筋骨补气力。

有益五脏,疏解胸膈间壅滞闭塞的滞气,通经脉,养筋骨,使人牙齿白净,视力听力灵敏,不嗜睡。可经常食用。有轻微冷气病的人吃了,虽然也会觉得腹中发冷,但终究不会损伤身体。

又,妇女产后不可吃,会脾胃受寒,稍有些腹痛。

落 葵①

其子悦泽人面,药中可用之。

其子令人面鲜华可爱。取蒸,烈日中曝干,按去皮,取人细研,和白蜜傅之,甚验。

食此菜后被狗咬,即疮不瘥也。

[注释]

①落葵:为落葵科植物落葵。嫩苗作菜蔬。全株均可入药。有清热、滑肠、凉血、解毒之效。

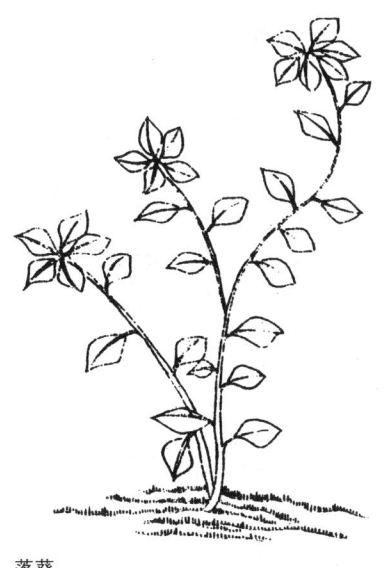

落葵

[译文]

落葵子能润泽人的面部皮肤,润面药中会用到它。

落葵子能使人面部皮肤娇嫩、鲜艳可爱。将落葵子蒸熟,在烈日下晒干,搓去外皮,取出种仁研细,用白蜜调和涂敷面部,很有效验。

吃了落葵菜后,若被狗咬,伤口不易愈合。

堇 菜①

味苦。主寒热鼠瘘,瘰疬②生疮,结核③聚气。下瘀血。

久食,除心烦热,令人身重懈惰。又令人多睡,只可一两顿而已。

又,捣傅热肿良。

又,杀鬼毒④,生取汁半升服,即吐出。

叶:主霍乱。与香茙同功。蛇咬:生研傅之,毒即出矣。

又,干末和油煎成膏,摩结核上,三五度便瘥。

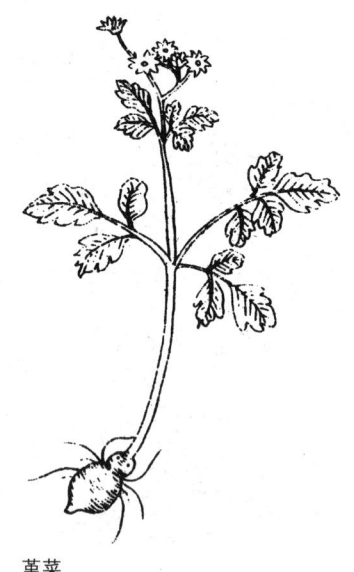

堇菜

[注释]

①堇菜：为堇菜科植物堇菜等。有清热解毒、凉血消肿之效。

②瘰疬：好发于颈部及腋下等处的淋巴结核，因结核在皮肉间，互相连累不断，故称瘰疬，又称老鼠疮。结核大者为疬，统称瘰疬。瘰疬是鼠瘘的根源，破溃后形成瘘管或窦道，旧时称鼠瘘。

③结核：中医病名。证见人体皮里膜外生肿块，形如果核，坚而不痛。多因风火气郁，或湿痰气郁凝结而成。相当于淋巴结炎、淋巴结结核及部分皮下肿物。

④鬼毒：能致病的无名毒气。

[译文]

味苦。主治恶寒发热，鼠瘘、瘰疬溃烂成疮，结核，气滞郁结。消瘀血。

常吃能消除心中烦热，但会使人身体沉重、懈怠懒惰，又会使人嗜睡，只可偶尔吃一两顿。

又，捣烂外敷热性毒肿，效果很好。

又，治鬼毒，可取新鲜堇菜捣烂取汁半升服下，就会把鬼毒吐出来。

堇菜叶：主治霍乱吐泻，与香薷有相同的功效。治蛇咬，鲜堇菜研碎涂敷伤口，毒液就会排出来。

又，堇菜干燥后研末，加油煎成膏，涂抹在结核上。治疗三五次就可痊愈。

蕺菜（鱼腥草）①

温。

小儿食之，便觉脚痛，三岁不行。久食之，发虚弱，损阳气，

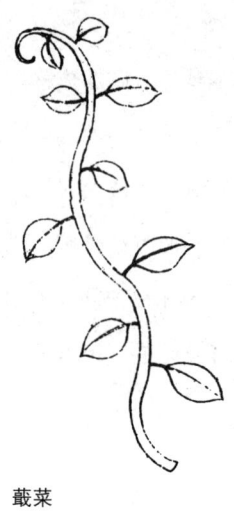

蕺菜

消精髓,不可食。

[注释]

①蕺(jí)菜:一称鱼腥草。为三白草科植物蕺菜。含挥发油,可泡茶饮用。有清热解毒、利水通淋之效。

[译文]

性温。

小孩吃了,会感到脚痛,三年不能行走。长期食用,会使人患虚弱症,损伤阳气,消耗精髓,故不可常吃。

马芹子①

和酱食诸味良。根及叶不堪食。卒心痛:子作末,醋服。

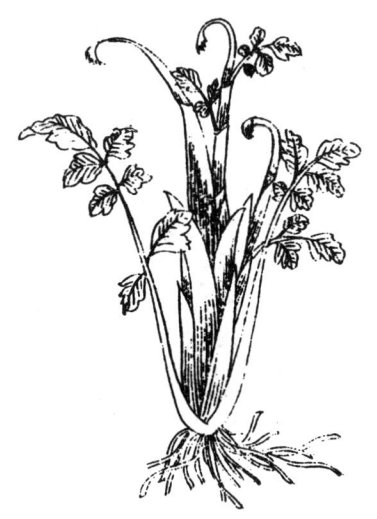

马芹子

[注释]

①马芹子：又名安息茴香，即孜然。富有油性，气味芳香浓烈，是常用调味剂。具有醒脑通脉、祛寒除湿、理气开胃、祛风止痛的功效。

[译文]

马芹子用酱调和吃，味道很好。根和叶不能食用。治疗突发心痛，可用马芹子研成末，以醋调服。

芸薹①（油菜）

若先患腰膝，不可多食，必加极。

又，极损阳气，发口疮，齿痛②。

又，能生腹中诸虫。道家特忌。

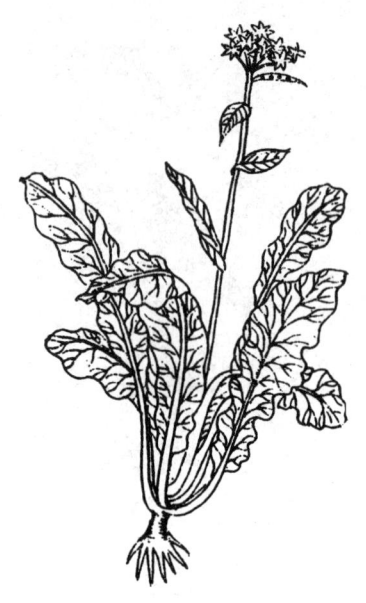

芸薹

[注释]

①芸薹：底本作"台"。芸薹为十字花科植物油菜。嫩茎、叶可食，有散血、消肿之效。种子也可入药，名芸薹子，有活血散瘀之效。

[译文]

如果原来患有腰膝病的，不可多吃，吃了必会加剧病情。

又，特别损伤阳气，能引发口腔溃疡，牙齿疼痛。

又，能使腹中生出多种寄生虫。道家特别忌讳。

雍　菜①

味甘，平，无毒。主解野葛毒，煮食之；亦生捣服之。岭南种之，蔓生，花白，堪为菜。云南人先食雍菜，后食野葛，二物相伏，自然无苦。

又，取汁滴野葛苗，当时菸②死，其相杀如此。张司空云：魏武帝啖野葛至一尺，应是先食此菜也。

[注释]

①蕹菜：一名空心菜，为旋花科植物蕹菜。南方夏季常食蔬菜。有清热解毒之效。

②菸（yū）：枯萎。

[译文]

味甘，性平，无毒。能解野葛毒，可煮熟食用。也可用新鲜蕹菜捣碎取汁服用。岭南种植，蔓生，花白色，可作蔬菜。云南人喜欢先吃蕹菜，再吃野葛，二物互相制约，就没有妨害了。

又，用蕹菜汁滴在野葛苗上，野葛当时就会枯萎死去。它们之间"相杀"能到这样的程度。张司空说，魏武帝一顿能吃野葛到一尺长，看来他应该是先吃了蕹菜。

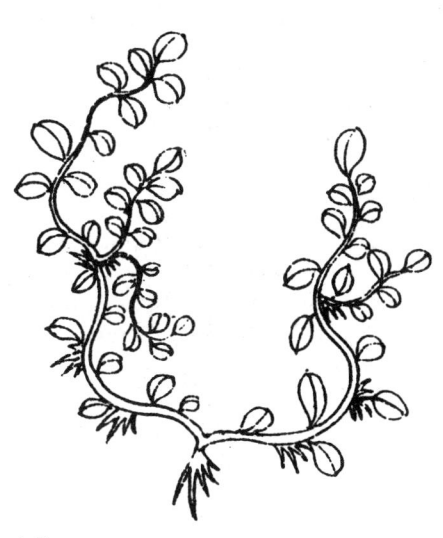

蕹菜

菠薐①（菠菜）

冷。微毒。

利五藏，通肠胃热，解酒毒。服丹石人食之佳。北人食肉面即平，南人食鱼鳖水米即冷。不可多食，冷大小肠。久食令人脚弱不能行。发腰痛，不与蛆鱼②同食，发霍乱吐泻。

[注释]

①菠薐：为藜科植物菠菜的带根全草。有养血、止血化瘀、敛阴润燥、解热毒、通利肠胃等效。

②蛆鱼：鳝鱼。蛆即"鉏"，鳝鱼的一种。

[译文]

性冷。有小毒。

补益五脏，能消肠胃邪热，解酒毒。服丹石药的人食用很好。北方人常吃肉、面，再吃菠薐就显得性平。南方人常吃鱼、鳖、大米，再吃它就会显得性凉。菠薐不可多吃，会使大小肠受冷，常吃使人腿脚软弱，不能行走。还会引发腰痛。不可与鳝鱼同食，会患霍乱呕吐腹泻。

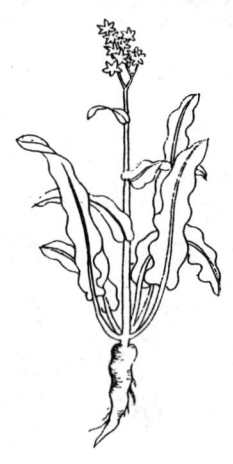

菠薐

苦荬①

冷。无毒。

治面目黄，强力，止困，傅蛇虫咬。

又，汁傅丁肿，即根出。蚕蛾出时，切不可取拗，令蛾子青烂。蚕妇亦忌食。野苦荬五六回拗后，味甘滑于家苦荬，甚佳。

[注释]

①苦荬：即苦菜。为菊科植物苦苣菜的全草。有清热、凉血、解毒之效。可作菜蔬食用。

[译文]

性冷。无毒。

主治面目发黄，能增强气力，止困乏，外敷能治蛇虫咬伤。

又，苦荬汁涂敷疗肿，会把疗肿根部的毒气拔出来。蚕蛾出茧时，切记

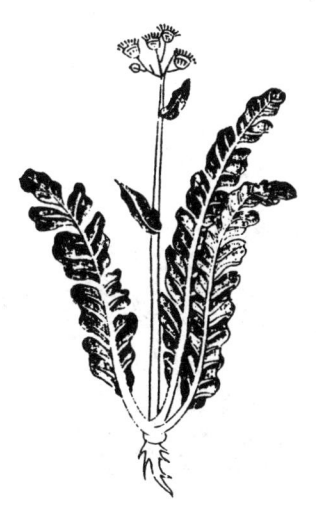

苦荬

不要采摘苦荬,其药性会使蚕蛾发青烂死。养蚕的妇女亦要忌食苦荬。野苦荬经过五六次采摘后,味道变得比家养的苦荬还要甘美滑润,非常好吃。

鹿角菜①

大寒。无毒,微毒。

下热风气,疗小儿骨蒸热劳。丈夫不可久食,发痼疾,损经络血气,令人脚冷痹,损腰肾,少颜色。服丹石人食之,下石力也。出海州,登、莱、沂、密州并有,生海中。又能解面热。

[注释]

①鹿角菜:为海萝科植物海萝的藻体。有消痰散结、清热下食之效。

[译文]

性大寒。无毒,或有小毒。

能消除热邪风邪,治疗小孩骨蒸劳热。成年男子不能长期食用,会引发顽固难愈的疾病,损伤经络气血,令人腿脚寒冷痹痛,损伤腰肾,使人气色

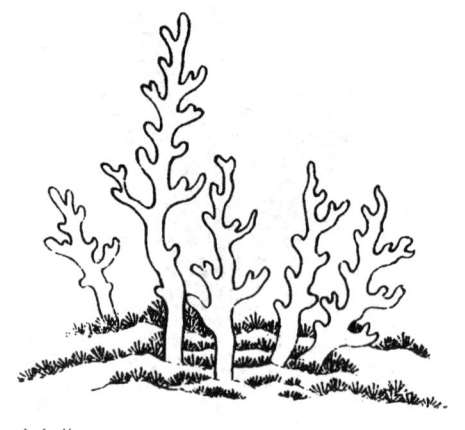

鹿角菜

不好。服食丹石药的人吃了它，会消减丹石的药效。出产于海州（今江苏连云港一带），登州（今山东蓬莱一带）、莱州（今山东掖县一带）、沂州（今山东临沂一带）、密州（今山东诸城一带）也有出产。都生长在海水中。鹿角菜又能解面食的热性。

莙荙①（甜菜）

平。微毒。

补中下气，理脾气，去头风，利五藏。冷气不可多食，动气。先患腹冷，食必破腹②。茎灰淋汁，洗衣白如玉色。

[注释]

①莙荙：又名甜菜，为藜科植物莙荙的茎叶。常食蔬菜。有清热解毒、行瘀止血之效。

②破腹：腹大泻不止。

[译文]

性平。有微毒。

有补中下气之效，能调理脾脏功能，驱除头风，补益五脏。患有冷气病的人不能多吃，会发病。已经肚腹受冷的，吃了它必定会腹泻不止。莙荙茎烧灰用水淋取汁液，洗衣能使衣服洁白如玉。

附　馀①

孟诜方：治产后血运心闷气绝方，以冷水噀②面即醒。

孟诜《食经》方：鱼骨鲠方，取萩③去皮，着鼻中，少时瘥。

孟诜《食经》云：柠茎④单煮洗浴之。又方，芫蔚⑤可作浴汤。又方，煮赤小豆取汁停冷洗，不过三四。又方，捣蘩蒌封上。

白鸽肉：诜曰暖。调精益气，治恶疮癣疥、风疮白癜、疠疡风。炒熟酒服，虽益人，食多恐减药力。孟诜。

[注释]

①附馀：这部分内容为《医心方》所引，明言与孟诜有关，但难以判定是否为《食疗本草》内容。

②噀（xùn）：喷水。

③萩（qiū）：古书上说的一种蒿类植物，具体所指待考。

④拧茎：所指不详。或有拧取茎秆之意。

⑤茺蔚：即唇形科植物益母草。味辛、苦，性凉。有活血、祛瘀、调经、消水之效。

[译文]

孟诜方：治妇女产后血运心中烦闷昏厥，用冷水喷面部即可醒来。

孟诜《食经》方：治鱼骨哽喉，用萩除去皮后，塞在鼻孔里，一会儿鱼骨就出来了。

孟诜《食经》说：拧茎单独煮水洗浴。又方，茺蔚可制作洗浴用的药汤。又方，赤小豆煮水放冷洗浴，洗三四次就可以了。又方，用蘩蒌捣碎封上。

白鸽肉：孟诜说性暖。能调精益气，治疗恶疮疥癣、风疹、白癜风、疠疡风（花斑癣）。可炒熟用酒送服。虽能补益人，多吃怕会消减药效。孟诜。